Carl-Auer

Agnes Kaiser Rekkas

Im Atelier der Hypnose

Entwurf, Technik, Therapieverlauf

Vierte Auflage, 2016

Mitglieder des wissenschaftlichen Beirats des Carl-Auer Verlags:

Prof. Dr. Rolf Arnold (Kaiserslautern)
Prof. Dr. Dirk Baecker (Friedrichshafen)
Prof. Dr. Ulrich Clement (Heidelberg)
Prof. Dr. Jörg Fengler (Alfter bei Bonn)
Dr. Barbara Heitger (Wien)
Prof. Dr. Johannes Herwig-Lempp (Merseburg)
Prof. Dr. Bruno Hildenbrand (Jena)
Prof. Dr. Karl L. Holtz (Heidelberg)
Prof. Dr. Heiko Kleve (Potsdam)
Dr. Roswita Königswieser (Wien)
Prof. Dr. Jürgen Kriz (Osnabrück)
Prof. Dr. Friedebert Kröger (Heidelberg)
Tom Levold (Köln)
Dr. Kurt Ludewig (Münster)
Dr. Burkhard Peter (München)
Prof. Dr. Bernhard Pörksen (Tübingen)
Prof. Dr. Kersten Reich (Köln)

Prof. Dr. Wolf Ritscher (Esslingen)
Dr. Wilhelm Rotthaus (Bergheim bei Köln)
Prof. Dr. Arist von Schlippe (Witten/Herdecke)
Dr. Gunther Schmidt (Heidelberg)
Prof. Dr. Siegfried J. Schmidt (Münster)
Jakob R. Schneider (München)
Prof. Dr. Jochen Schweitzer (Heidelberg)
Prof. Dr. Fritz B. Simon (Berlin)
Dr. Therese Steiner (Embrach)
Prof. Dr. Dr. Helm Stierlin (Heidelberg)
Karsten Trebesch (Berlin)
Bernhard Trenkle (Rottweil)
Prof. Dr. Sigrid Tschöpe-Scheffler (Köln)
Prof. Dr. Reinhard Voß (Koblenz)
Dr. Gunthard Weber (Wiesloch)
Prof. Dr. Rudolf Wimmer (Wien)
Prof. Dr. Michael Wirsching (Freiburg)

Umschlaggestaltung: Uwe Göbel
Bild: Adrian van der Spelt: Blumenstilleben mit Vorhang
Satz: Drißner-Design u. DTP, Meßstetten
Printed in Germany
Druck und Bindung: CPI books GmbH, Leck

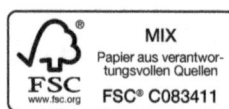
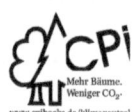

Vierte Auflage, 2016
ISBN 978-3-89670-498-6
© 2005, 2016 Carl-Auer-Systeme Verlag
und Verlagsbuchhandlung GmbH, Heidelberg
Alle Rechte vorbehalten

Bibliografische Information der Deutschen Nationalbibliothek:
Die Deutsche Nationalbibliothek verzeichnet diese Publikation
in der Deutschen Nationalbibliografie; detaillierte bibliografische
Daten sind im Internet über http://dnb.d-nb.de abrufbar.

Informationen zu unserem gesamten Programm, unseren Autoren
und zum Verlag finden Sie unter: **www.carl-auer.de**.

Wenn Sie Interesse an unseren monatlichen Nachrichten aus der Vangerowstraße haben,
können Sie unter http://www.carl-auer.de/newsletter den Newsletter abonnieren.

Carl-Auer Verlag GmbH
Vangerowstraße 14
69115 Heidelberg
Tel. +49 6221 6438-0
Fax +49 6221 6438-22
info@carl-auer.de

Inhalt

Einleitung 8
Hypnose ist leicht 8

1. **Hypnose ist süß – mit guten Nebenwirkungen** 10

1.1 Zielsetzung 10
1.2 Der Stoff, aus dem die Hypnose ist –
    Entwurf der hypnotherapeutischen Intervention 14
1.3 Die Ressourcen immer im Blick –
    »Gelbes Hemd und blaue Hose« 21
1.4 Reframing – In einen anderen Rahmen setzen 25
1.5 Traumhaft träumen – Therapie im Schlaf 27
1.6 Ideomotorik: Kommunikation mit dem Unbewussten –
    Die Inbetriebnahme des unbewussten Systems 29
1.7 Die Wahl der Intervention – Der Wüstenprinz 31
1.8 Eine Diagnose ist eine Diagnose ist eine Diagnose 35
1.9 Der persönliche Stil: Hauptsache authentisch 39
1.10 Hypnose, nur von Fachleuten –
    Hinter der Lernstörung 40
1.11 Der systemische Aspekt der Hypnotherapie 42
1.12 Von unschätzbarem Wert: die klassische Suggestion 46
1.13 Das Motto der Sitzung – Die sex-te Stunde 47
1.14 Das Unbewusste: eigenwillig, unberechenbar,
    unschlagbar – Coming-out 49
1.15 Warum Hypnose wirkt –
    Ein Zusammenspiel auf feinstem Niveau 51
1.16 Der Erfolg mit Hypnose –
    Wie die Margerite der Verliebten 53

2. **Techniken, einfach und elegant** 56

2.1 Die Hypnoseeinführung:
    Hypnose zum Kennenlernen – Das erste Mal 57
2.2 Selbstwert, Stabilität und Stärke 62
2.2.1 Hypnose-Einleitung 62
2.2.2 Ruhe und Gelassenheit 67
2.2.3 Ich-Stärkung 69
2.2.4 Selbstwert und Selbstsicherheit 72
2.2.5 Schutz und Abgrenzung 76
2.2.6 Flexibilität und Mobilität 84

2.2.7 Handlungsfähig bleiben und Kraft tanken 89
2.2.8 Fit für die Prüfung 90
2.3 Veränderung, Entwicklung und Integration **96**
2.3.1 Überschreiben einer alten Szene 96
2.3.2 Der Zeitsprung 100
2.3.3 Die Wunderübung – Der Zeit voraus 102
2.3.4 Der Kompetenztransfer 107
2.3.5 Die »Fernhypnose« 111
2.3.6 Musterunterbrechung 113
2.3.7 Entwurf einer neuen Lebensperspektive 118
2.3.8 Eine festgefahrene Therapiestunde? – Ortswechsel! 126
2.3.9 »Auflösen der Symptomtrance« –
Auflösen der Symptomatik in Mikroschritten 127
2.3.10 Die abgepolsterte Konfrontation 133
2.3.11 Die Integration des Ich 137
2.3.12 Familien- oder Paar-Skulptur in Trance 143
2.3.13 Den richtigen Partner finden 144
2.4 Schmerz (Juckreiz), Chemotherapie und andere
Herausforderungen **153**
2.4.1 Schmerzen/Juckreiz lindern 154
2.4.2 Schmerzbefreiung 157
2.4.3 Hilfe für die Chemotherapie 158
2.5 Von der Direktive zum Unbewussten, je nach
Patient – Therapieren heißt Begegnen **170**
2.5.1 Die Wunschhypnose 170
2.5.2 Das Unbewusste engagieren 180
2.5.3 Psychotherapie indirekt 185
2.6 Rückfall und Notfall **187**
2.6.1 Rückfall versus Vorfall 187
2.6.2 Notfall 192
2.7 Selbsthypnose, Hynoseausleitung und Auffrischungshypnose . . **193**
2.7.1 Autohypnose, das A und O –
Das Hypnosetauchbad: kurz und fündig 193
2.7.2 Die Hypnoseausleitung 194
2.7.3 Die Auffrischungshypnose 195

3. Live dabei **197**
3.1 Die Minimalintervention, klassisch-suggestiv **197**
3.1.1 Pickel, Warze, Mückenstich – »Makellos schön« 197
3.1.2 Spinnenphobie 199
3.1.3 Ekzem 203
3.2 Die einmalige Intervention **204**
3.2.1 Pollinosis. Hypnose und Akupunktur in Kooperation 204
3.2.2 Depressive Stimmung? Szenenwechsel! 214

3.3	Exemplarische Therapieverläufe	218
3.3.1	Bulimie	218
3.3.2	Anorexia nervosa – 37 Kilo auf zarten Füßen	244
3.3.3	Colon irritabile	251
3.3.4	Posttraumatisches Stresssyndrom – Vom LKW überfahren und neugeboren	261
3.3.5	Intraoperatives Trauma – Von der eiskalten Hand des Todes berührt	265
3.3.6	Sexuelle Gewalt in der Kindheit – Das Ich, das den Täter liebt	269
3.3.7	Herzrhythmusstörungen – Der Herz-Rasen	275
4.	**Richtlinien der hypnotherapeutischen Behandlung**	**279**
4.1	**Hypnose in der Raucherentwöhnung**	**279**
4.1.1	Aufbau der drei Hypnoseeinheiten	280
4.1.2	Raucherentwöhnung nach Stählin	283
4.2	**Die Behandlung der Angst mit Hypnose**	**287**
4.2.1	Kriterien, die in der Hypnosebehandlung zu beachten sind	287
4.2.2	In typischer Weise veränderte Hypnosephänomene bei Ängsten	288
4.2.3	Behandlung der Angstsymptomatik mit klinischer Hypnose und Hypnotherapie	291
4.2.4	Konzept für eine rein symptomatisch orientierte Hypnoseanleitung bei Angst ohne Berücksichtigung einer eventuellen Hintergrundfunktion der Symptomatik	292
4.2.5	Weitere allgemein gehaltene Übungen zur symptomorientierten Behandlung	293
4.2.6	Behandlung von Panikattacken	293
4.3	**Asthmatherapie in Trance**	**295**
4.4	**Hypnotische Imagination bei neurologischen Krankheitsbildern**	**301**
4.5	**Hypnotherapie bei Frauen mit Missbrauchserfahrungen in der Kindheit und Jugend**	**308**
	Nachwort: Spektakulär?	312
	Rätsel	314
	Literatur	**318**
	Über die Autorin	**320**

Einleitung

Hypnose ist leicht

Hypnose vereinfacht und erleichtert die Therapie für Patienten wie Therapeuten. Vergleichbar mit dem Fahren per Untergrundbahn, wird der Oberflächenverkehr vermieden, und man bewegt sich ohne unnötige Aufenthalte zügig vorwärts. Dabei sind die Techniken unkompliziert, schnell zu erlernen und erfolgreich einzusetzen, wenn gewusst wird, wann, wie und in welcher Kombination sie die besten Früchte der physischen Heilung oder psychischen Entwicklung tragen. Diese Kenntnis möchte vorliegendes Buch, das auf meinen zwei schon publizierten Fachbüchern zur Hypnotherapie aufbaut, erweitern.

Zu Beginn werden Voraussetzungen für hypnotherapeutisches Vorgehen dargelegt, wonach – an der Chronologie eines therapeutischen Ablaufes orientiert – ein Manual von miteinander kombinierbaren Hypnosetechniken und Tranceanleitungen, zum Teil im Wortlaut, für die möglichen therapeutischen Zielsetzungen folgt. Live dabei ist der Leser bei der einmaligen und Minimalintervention. Tatsächlich kann in einer einzigen Sitzung bei guten Bedingungen ein klar umrissenes Problem zufrieden stellend bewältigt werden. Die Wiedergabe ganzer Therapieverläufe veranschaulicht im praktischen, beispielhaften Einsatz die dargestellten Techniken. Wenn es sich in der Therapie um größere Aufgabengebiete handelt, braucht es, auch wenn sich der Prozess durch die »Kommunikation mit dem Unbewussten« mithilfe der ideomotorischen Signale dynamisiert, selbst in der Behandlung mit Hypnose eine Anzahl von Sitzungen und Zeit für Veränderung, Bewältigung, Heilung. Dabei wird immer wieder der Wert der klassischen Hypnose mit ihren klaren Suggestionen deutlich. Im letzten Kapitel findet der Leser Grundlagen der hypnotherapeutischen Behandlung für spezielle Anwendungsgebiete.

Alle hier aufgezeichneten Entwürfe, Techniken und Verläufe stammen aus dem unmittelbaren Eindruck, den andere Menschen bei mir hinterließen, seien es diejenigen, mit denen ich arbeite, oder diejenigen, die ich ausbilde. Die häufig frappierende Entwicklung der Ersteren aus der Krise berührte mich oftmals so tief, dass ich mich abends hinsetzte und alles niederschrieb. Andererseits macht mir meine

Lehrtätigkeit deutlich, was derjenige, der Hypnose verfeinert anwenden will, benötigt. Mit Dankbarkeit für das, was ich von beiden Seiten lernen darf, möchte ich hiermit meine Erfahrungen weitergeben.

Hypnose ist leicht, doch auch eine Kunst. Zur Kunst wird sie durch die Intuition und den Reichtum der beruflichen Erfahrung des Therapeuten, aber auch durch die Liebe zu seiner Arbeit. Die Beobachtung, welch erstaunliche Fortschritte durch den Einsatz hypnotherapeutischer Techniken erzielt werden können, erweitert kontinuierlich sein Repertoire und erhöht somit die Suggestivkraft seiner Hypnoseanleitung. Diese wird reich sein an dem, was die Schönheit und Verzauberung ausmacht: Esprit, Spiritualität, Humor, Phantasie, Pragmatik, Bodenständigkeit.

Agnes Kaiser Rekkas
München und Kastro/Griechenland, Mai 2005

1. Hypnose ist süß – mit guten Nebenwirkungen

Wie jede andere gute Therapie blüht auch die Hypnose nur auf nährstoffreichem Boden, im natürlichen Spiel von Sonnenlicht, Wind und Schatten und mit dosierter Bewässerung; für ein gutes Ergebnis müssen verschiedene Faktoren zusammenwirken. Das eine ist die Methodik, versteht sich. Sie aber ist unfruchtbar ohne das Zutun zweier Menschen, Patient und Therapeut. Diese zwei Menschen interagieren jeweils auf zwei Ebenen, der bewussten und der unbewussten, wobei wir hier den systemischen Lebenskontext mal außer Acht lassen. Und, wie so oft, ergibt sich auch in diesem Zusammenspiel ein Vielfaches mehr als die Summe der Teile.

Je tiefer man in die Kunst der Hypnose eintaucht, umso komplexer, aber auch tiefgründiger zeigt sich die Dynamik der unbewussten Prozesse: quirlig vorwärts stürmend oder ruhig bewahrend, immer mit tiefem Sinn. Der unbewusste Bereich treibt sein Eigenleben, eigenwillig, eigensinnig. Nur im Entgegenkommen und Sich-frei-Machen von jedem Dünkel des Besserwissens können wir von den Schätzen der unbewussten Kräfte profitieren.

Ich werde versuchen, das Erlernte zu erhaschen und auf Papier zu bannen.

Beginnen wir mal mit der Zielsetzung ... nicht ohne unbewusste Zustimmung!

1.1 Zielsetzung

Was ist der Unterschied zwischen dem Besuch einer Schule und dem einer Hypnotherapie?

In der Hypnotherapie darf man träumen – denn es sind die neuen Bilder in uns, die Veränderung bewirken –, und man lernt förmlich im Schlaf.

Gleich ist allerdings, dass es Lernziele gibt, ja sogar einen Lehrplan. Aber wir sammeln nicht Wissen an, sondern nutzen Wissen, von dem wir vielleicht nicht einmal wussten. So kreieren wir im inneren Entwurf Bilder der Heilung und Entfaltung. Und schon immer waren es ja die Visionen, die uns Menschen weitergebracht haben.

1.1 Zielsetzung

Die erste Therapiestunde organisieren wir nach folgendem Schema:

- Exploration, Anamnese und psychologische Diagnose (auf dem Hintergrund des medizinischen Befundes)
- Aufklärung über Hypnose
- Darstellung des hypnotherapeutischen Therapieansatzes und -Konzeptes
- Gewinnen und Engagieren des Patienten mit der Bildung von Rapport
- erste Einweisung in Hypnose (sicherer Ort, Installation von Handlevitation und Fingerzeichen)
- »therapeutische Hausaufgabe« in Form einer einfachen Selbsthypnose
- Arbeitskontrakt und Verabredung für die nächsten Sitzungen.

Das Wichtigste und Hervorragendste ist aber:

- die Formulierung des (vielleicht zuerst vorläufigen) Therapiezieles.

An diesem Ziel müssen wir uns orientieren, es bei jeder Sitzung erneut überprüfen und eventuell modifizieren. Ohne klare Zielsetzung schwimmt die Therapie. Wir registrieren, was der Patient schon erreicht hat und ob sich damit vielleicht ein weiteres Thema eröffnet.

Der Wunsch des Patienten an die Therapie klingt oft harmlos und unkompliziert. Er möchte eine Prüfung bestehen, eine Entscheidung fällen, einen Schmerz loswerden, einen Partner finden oder sexuell auf die Höhe kommen. Aber nur in der Akutmedizin, Chirurgie und oft schon nicht mehr in der Zahnmedizin liegt die Zielsetzung wirklich eindeutig und klar vor. Meist ist der vom Patienten deklarierte Wunsch vordergründig, weshalb es für uns Therapeuten oft um andere Kriterien geht.

Kompetenz, kritische Selbstreflexion, die Fähigkeit zum sozialen Verhalten, autonomes Denken und Handeln und das Betrachten der Dinge aus unterschiedlichen Perspektiven sind Kriterien für ein erfolgreiches und selbst bestimmtes Leben. In der Therapie geht es im Weiteren im Prinzip immer um die gleichen Zielsetzungen, die wir als Standard für jeden längeren Therapieprozess ansetzen können. Da Diagnostik und Therapie Sitzung um Sitzung Hand in Hand gehen, wird jeweils erneut geprüft, ob folgende Kriterien erfüllt sind oder ob sie entwickelt werden müssen:

1. Hypnose ist süß – mit guten Nebenwirkungen

- Basis für Ich-Stärke und Selbstregulation sind Ruhe und Gelassenheit (so steht das Erlernen von Tiefenentspannung im Vordergrund, weil es sich aus der Entspannung heraus leichter handelt)
- Ich-Stabilität, Regulation von Nähe und Distanz und Selbstschutz als wichtige Faktoren für das Verhalten im sozialen Feld und somit auch für die physische Gesundheit (Stierlin, Matussek 1998)
- Selbstequilibrierung, Flexibilität und Mobilität
- Erkennen von Fähigkeiten und ihre Übertragen in andere Kontexte
- innere Korrektur von alten, schlechten Erfahrungen
- Ich-Integration
- Entdecken von sinnvollen Varianten der Erlebnis- und Reaktionsweise
- Musterunterbrechung
- Auflösen einer manifestierten Symptomatik, die einer pathologischen Selbsthypnose entspricht, ebenso wie der phantasierte Sprung in die Zukunft, mit dessen Hilfe man sich vertraut macht mit dem neuen (Lebens-)Gefühl
- Auffinden und Bearbeiten einer tiefen Problematik
- Akzeptanz von Fehlern und Rückfällen während der Therapie, was dem Ertragen von Misserfolgen im täglichen Leben entspricht
- eine mögliche depressive Devise »Es war immer so schlimm und wird immer so sein« variieren in »Die Vergangenheit an sich ist nicht veränderbar, aber sie muss nicht die Zukunft bestimmen«
- Entwerfen von Lebensperspektiven und eine positive Zukunftsorientierung.

Bei den von mir geleiteten Supervisionen für Hypnotherapeuten stelle ich immer wieder fest, dass der Fluss der Therapie dann versackt, wenn das Therapieziel nicht mehr klar ist. In meinen Anfängen mit Hypnose habe ich dahin gehend eine saftige Lehre erteilt bekommen:

Ein Herr Mitte fünfzig, der beim Militärischen Abschirmdienst (MAD) arbeitete, suchte mich zur Behandlung seiner Schlafstörung auf. Nachdem er mir in der ersten Stunde ausschweifend seine schlaflosen Nächte ausgemalt hatte, kam er in den nächsten Sitzungen immer recht schnell zur Sache. Mein Therapieziel hieß naiv, ihm zu gutem Schlaf zu verhelfen und dafür meinen bis dahin erworbenen Schatz an hypnotischen Raffinessen einzusetzen. Er aber hatte ganz andere Pläne. Er wollte bei mir reinkarnieren. Das war und ist auch heute noch nicht meine Spezialität, und ich habe dazu keinen rechten Bezug. Aber ich war schon immer neugierig. Deshalb dachte ich, etwas lernen zu können. Er erschien immer nach der Arbeit mit seiner Aktentasche, die nicht nur Arbeitsutensilien beinhaltete, sondern auch eine beachtliche Sammlung von Teebeuteln. Als Erstes zog er am Anfang der Stunde jedes Mal seine Teebeutelchensammlung – wohlgemerkt Schwarztee – hervor und zählte den Verbrauch des Tages, um quasi unter Zeugen den Beweis seines Schlafmankos zu bemessen. Wie ein südländischer Krämer den Umsatz des Tages vermutlich am Verbrauch von Plastikbeuteln bemisst, hieß es für ihn: Je mehr Teebeutel verbraucht, umso schlechter der Schlaf der vergangenen Nacht. (Der Gedanke, dass der immense Konsum des Schwarztees ihn in der kommenden Nacht am Schlafen hindern könne, war ihm fremd.) Danach folgte die eigentliche Eskapade. Kaum war die Hypnose induziert, befand sich der alte Recke schon im Schlachtgetümmel eines historischen Krieges. Ohne Vorwarnung wälzte er sich stöhnend in seinem Blut, schrie nach seinem sterbenden Kameraden, hielt entweder keck eine Fahne in die Luft oder jammernd sein abgeschossenes Bein.

Mir stellte es gruselnd die Nackenhaare auf, aber der Herr war nicht mehr zu bremsen. Genussvoll exhibitionierte er sich vor mir. Und ich, ich hielt tapfer mit ihm durch. Mal kämpfte ich gegen die Husaren, mal die Türken, mal die Franzosen. Wenigstens war ich immer auf der richtigen Seite, an seiner nämlich, und wartete mit ihm auf die Erlösung in friedlichem Schlaf, nachdem alle Kämpfe durchgestanden sein würden.

Ziemlich bald aber hatte ich das Kampfgetöse satt, und der Teekonsum sank nicht, im Gegenteil, stieg. Ich gab ihm alle möglichen guten Ratschläge, abends besser zur Ruhe zu kommen, auch sollte er Selbsthypnose praktizieren. Aber mit mir war es natürlich schöner.

Ich setzte außer Hypnose meine ganze Energie ein, bis ... ja, bis ich eines Tages einen Anruf erhielt. Eine freundlich klingende Dame machte sich mir als Ehefrau des Herrn vom MAD bekannt. In müdem Ton ließ sie mich wissen, dass sie unter der Psychotherapie ihres Mannes litt. Nach den wilden Gefechten in meiner Therapiestunde musste sie nämlich abends der ausführlichen Kriegsreportage beiwohnen, während der er – meiner Empfehlung nach – Wechselbäder machte, die Beine baumeln ließ, sich bürstete oder sonst wie für die Nacht vorbereitete. Was mich aber nun wirklich umhaute und veranlasste, Fehler einzugestehen und die Therapie zu beenden, war die vollkommen klaglos ausgesprochene Information: »Und wissen Sie, Frau Kaiser, Sie sind ja nicht die erste Therapeutin meines Mannes. Sie sind die dreizehnte!«

Erscheint die Therapiestunde diffus und schwammig, finden wir uns im »Plauderstündchen«, in Argumentiererei oder in der Schlacht gegen Napoleon wieder, haben wir entweder wie in dem beschrieben Fall ein falsches oder kein Ziel oder die Zielsetzung aus dem Auge verloren. Oder vielleicht sogar schon erreicht? Wichtig ist erst mal, dass wir uns überhaupt dessen gewahr werden, wenn der Sitzung die (therapeutische) Dynamik fehlt. Dann lehnen wir uns zurück und nehmen jede Möglichkeit wahr, aus dem System zu steigen. Wie? Ein Glas frischen Wassers trinken, ein wenig auf Distanz gehen, d. h. den Stuhl, auf dem wir sitzen, etwas vom Patienten wegrutschen oder sogar fünf Minuten das Zimmer verlassen und eine Pause machen. Wir bitten den Patienten, einen Moment still zu sein und zu überlegen – ebenso wie wir –, wozu die heutige Stunde dienen soll.

1.2 Der Stoff, aus dem die Hypnose ist – Entwurf der hypnotherapeutischen Intervention

Betreff: Sehr genossen

Hallo Frau Kaiser,
heute ausnahmsweise eine kurze Mail an Sie, nur gute Punkte:
Habe jetzt eine superschöne und helle Wohnung gefunden, wo alles passt. Ich hatte unheimliches Glück gehabt. Ich bin heute sehr gut drauf und habe schon Pläne für meine Zukunft hier in München gemacht.
Die Stunde bei Ihnen habe ich sehr genossen und hatte mich hinterher so gut gefühlt, eine Stunde geschlafen zu haben. Die Übung war sehr schön.
Wünsche Ihnen noch eine schöne Woche. Bis Montag.
Liebe Grüße, Petra

So kann unsere ausgetüftelte, filigrane Hypnoseintervention beim Patienten ankommen: »eine Stunde geschlafen« – und ich darf nicht mal beleidigt sein. Nein, natürlich bin ich froh über die guten Nachrichten. Die zwei Tage vorher erhaltene Mail hatte nämlich so gelautet:

Betreff: Heutige Stunde

Liebe Frau Kaiser,
ich freue mich so auf unseren heutigen Termin, auch aufgrund der Tatsache, dass es mir wieder schlechter geht und ich fühle, dass mir vieles einfach wieder zu viel wird (Umzug/Job). Außerdem weine ich sehr viel seit Tagen.

1.2 Der Stoff, aus dem die Hypnose ist – Entwurf der hypnotherapeutischen Intervention

Irgendwie hoffe ich, nicht gleich wieder eine mittlere Depression aus der Angst heraus zu bekommen. Ich hatte die Nacht aufgrund der Gedanken wieder nicht geschlafen.
Vielleicht können wir etwas machen, was mir die nächsten Tage helfen wird, mich wieder zu entspannen oder mich abzuhärten. Auf keinen Fall mehr möchte ich Antidepressiva nehmen.
Vielen lieben Dank für Ihre Geduld.
Bis heute Abend um 17.15 Uhr
Petra

Was ist geschehen in dieser Hypnose? Wie ist es geschehen?

Was überhaupt macht gute Hypnose aus? Wie entwirft man eine hypnotherapeutische Intervention, um den Patienten jedes Mal einen Schritt weiterzubringen?

Viele stellen sich eine Therapie mit Hypnose so vor, dass sie in die Sitzung kommen, sich hinlegen und hypnotisiert werden, um dann befreit aus der Praxis zu spazieren. Ja, aber was soll denn dann der Inhalt der Hypnose sein? Da fehlt ja der Stoff für die Geschichte. Und das ist auch die Frage von Hypnoseanfängern: »Der Patient ist in Trance und was nun?«

Das Gespräch vor der Hypnose liefert den Nährboden für die Intervention. Es dient nicht nur der Prähypnose, die natürlich auch schon suggestiv wirkt – denn alles, was ich als Therapeut sage und für möglich halte, bereitet das innere System des Patienten auf –, sondern sammelt Details für Struktur und Inhalt der Sitzung. Ich achte dabei natürlich auf Lichtblicke, aber besonders auf rigide Standpunkte, fixe Ideen, Ängste und absurde Ansichten, um diese dann in der Hypnose umzudeuten oder aufzulösen.

In dem Gespräch vor der Hypnose erhalte ich Information, was seit dem letzten Mal geschehen ist und wie die letzte Stunde gewirkt hat. Dabei ist es enorm wichtig, sich nicht mit einer lapidaren Antwort »So lala« abspeisen zu lassen.

Patient, seufzend: »Ach, die Woche war nicht so gut.«
Therapeut: »Oh, lassen sie mich das doch mal genauer wissen. Wie war es denn am Nachmittag nach unserer letzten Sitzung?«
Patient: »Ach, da! Da habe ich mich wundervoll gefühlt, ich bin das erste Mal wieder ins Kino gegangen.«
Therapeut: »Und wie war das für Sie?«
Patient: »Das war schon schön, mal wieder rauszukommen.«
Therapeut: »Und das Wochenende, wie haben Sie das dann verbracht?«

Patient: »Da bin ich in die Berge gefahren.«
Therapeut: »Ach so? Ist denn das nicht ein Fortschritt?«
Patient: »Doch, stimmt, das war toll. Auch meine Freundin war richtig froh.«
Etc.
Patient: »Na ja, richtig schlecht geht es mir eigentlich erst, seitdem das bei der Arbeit passiert ist. Das war vorgestern.«
Therapeut: »Das ist ja interessant. Sie haben wohl gar nicht so richtig registriert, wie gut es schon läuft, oder? Und jetzt wissen wir konkreter, womit wir uns heute beschäftigen müssen. Erzählen Sie mir doch mal ausführlicher, was da bei der Arbeit war!«

Lässt man andererseits den Patienten ausschweifend von seinen Problemen, Schmerzen, Konflikten reden, erhalten wir klagende »Stabilitätserzählungen« (de Shazer 1998), die die Probleme eher manifestieren als lösen. Es geht um Veränderung, und das schon in der ersten Stunde. Und vielleicht hat sich sogar schon vor der ersten Therapiestunde, allein durch den Willen, etwas zu verändern, einiges in Bewegung gesetzt. Nachdem man sich einen Überblick (fallweise mit medizinischem Befund) im Erstinterview verschafft hat, sollte man zur Tat (Hypnose) schreiten. Jede Stunde beinhaltet nun einen diagnostischen Part und die therapeutische Folge. Jede Stunde erscheint unser Patient in anderer Verfassung, haben sich ihm neue Dinge erschlossen. Niemals ist er der Gleiche. Die Diagnostik fließt in Therapie über und diese wiederum in Diagnostik, die Feststellung von neuen Entwicklungen.

Folgende Fragen sind hilfreich und regen gleichzeitig zu vermehrter Mitarbeit an:

- Was hat Ihnen gut getan?
- Was hat sich von alleine ereignet?
- Welche Suggestionen bzw. Bilder empfanden Sie als wirksam oder sinnvoll?
- Wie hat die letzte Therapiestunde gewirkt?
- Wie lange hat der Effekt angehalten?
- Was würden Sie heute verändern wollen?
- Was haben Sie für Vorschläge, Anregungen oder Wünsche für die heutige Hypnose?

Während des Gespräches sitze ich auf einem Sessel, der eigentlich zu breit für mich ist. Dafür haben rechts neben mir die Karteikarte

1.2 Der Stoff, aus dem die Hypnose ist – Entwurf der hypnotherapeutischen Intervention

des Patienten und Schreibzeug Platz, sodass ich – ohne die Kommunikation zu stören – Notizen machen kann. Ich halte stichpunktartig die Vorkommnisse und Entwicklungen fest, auch die Reaktion des Systems (der Familie, des Partners). Was aber am wichtigsten für die Gestaltung der Hypnose ist, sind Aussagen des Patienten, die mir auffallen, wie: »Ich fühle mich wie Falschgeld«, »Immer bin ich der Depp vom Dienst«, »Bei mir ist der Zug immer schon abgefahren«, »Ich glaube, ich brauch da 'nen Zaubertrank«, »Bei mir steht die Welt auf dem Kopf«. Diese Redewendungen schreibe ich wörtlich mit, um sie dann in der Hypnose zu verwenden. Ich wiederhole sie meistens und wandle dann die Aussage in eine mögliche Lösung um.

- »... damit aus dem Falschgeld eine gute Währung wird ...« (S. II.2.27 Das Spiel mit der Stimme.)
- »... Depp vom Dienst ... DVD... da spielen wir doch mal was anderes ... das Unbewusste hilft ... ein neuer Sound, ein neuer Film ... warum nicht jetzt schon dazu träumen ...«
- »... Sie meinen, der Zug sei für Sie schon abgefahren, aber vielleicht war es der falsche Zug ... und der richtige wartet woanders?«
- »... einen Zaubertrank brauen ... probieren wir mal ...«
- »In der Hypnose ist vieles möglich. Die Welt auf die Füße stellen, warum nicht?«
- »Sie haben gesagt: ›Ich möchte dreißig Kilo abnehmen.‹ Das ist ein gutes Ziel. Ja, tun Sie das. Eins nach dem anderen!«
- »Ich werde das nie schaffen, so Ihre Worte. Man könnte von den vielen Buchstaben drei weglassen ...«

In der Phase vor der eigentlichen Hypnose höre ich die Klagen und Wünsche des Patienten, erfahre aber auch seine momentane Befindlichkeit und die Gedanken über sich und die Welt. Ist der Schmerz, die Krankheit oder die Schwierigkeit ausführlich beschrieben und in der ganzen Dimension verstanden, spreche ich in der Hypnose dann nur noch indirekt davon, um den Schmerz nicht wieder aufzuwecken und damit die Krise festzuschreiben. Abstand ist wichtig. Während der Trance wird nur noch von »Symptom«, »Symptomatik«, »Problem«, »Frage«, »Thema«, »Aufgabe« geredet. Das nüchterne Umschreiben hilft, die therapeutische Dissoziation vom Problem weg zur Lösung zu fördern. Die neutrale Betrachtungsebene ist der Aussichtsturm für Neuentwicklung. Während ich im Stillen abwäge, welche Intervention (von Ruhehypnose über die ideomotorische Arbeit mit dem Kindheitstrauma bis zur aktiven Auflösung der Symptomtrance im Stehen und

Gehen) heute den meisten Fortschritt bringt, behalte ich die für das therapeutische Reframing wörtlich notierten, auffallenden Aussagen im Sinn. Vergleichbar mit einem Künstler betrachte ich das Sujet, wähle einen Ausschnitt und die Arbeitsmaterialien wie Leinwand, Farben und Pinsel oder auch Marmor und Meißel. Noch viel wichtiger aber ist die tiefe Kontaktaufnahme, die unbewusste Vernetzung, die in dieser Zeit zwischen Therapeut und Patient stattfindet. Es ist die Einschwingung, die uns später in der Hypnose intuitiv, ja spirituell werden lässt. Wir erspüren den anderen und geben ihm Angebote, die für seine Veränderung passend sind. M. H. Erickson drückte das so aus: »Viel besser als das Bewusste versteht das Unbewusste des Therapeuten das Unbewusste des Patienten.«

Dafür braucht es Zeit. Ich persönlich bestelle meine Patienten im 90-Minuten-Takt. Vielleicht bin ich in kürzerer Zeit am Ziel, aber ich muss weder den Patienten noch mich jagen und erschöpfe mich nicht. Ich finde es sehr wichtig, den psychischen Prozessen, die in der Hypnose ablaufen, Zeit zu lassen.

Der Patient kann sein Symptom nur dann aufgeben, wenn er sich stark genug fühlt. Zu dieser Stärke müssen wir ihn befähigen. Nachdem wir ihn in eine gewisse Aufnahmebereitschaft, in der er sich geschützt und gehalten weiß, gebracht haben, ermöglichen Suggestionen, Bilder und Metaphern eine innere Reorganisation. Dabei dürfen wir uns nicht irritieren lassen. Es gibt nicht nur Menschen, die meinen, sie hätten – während sie innere Dinge revidierten – geschlafen, sondern auch welche, die in der Hypnose ganz unruhig sind. Aber sie verändern sich. Andere negieren schlichtweg die Trance.

Beispiel: Eine Mutter, die vor etwa vier Jahren wegen einer depressiven Verstimmung bei mir gewesen war, empfahl mir – nach Beendigung ihrer Behandlung – ihren erwachsenen Sohn, der Medizin studierte, in die Therapie. Der sympathische und schöne junge Mann war sehr depressiv und hatte Dutzende von wohlmeinenden Helfern um sich herum. Eigentlich startete unsere Arbeit gut. Aber die vielen guten Helferfreunde stürzten sich mit einer solchen Verbissenheit auf die Depression und ihre mögliche Gefährlichkeit, dass er ohne Absprache mit mir plötzlich in der Sicherheit einer psychiatrischen Klinik verschwand. Er wurde entlassen, dann wieder aufgenommen, entlassen, kam dann zur Abwechslung in eine psychosomatische Klinik, und so ging es weiter. Das Studium läpperte unter Psychopharmaka vor sich hin. Weil er aber klug und ehrgeizig war, schaffte er dennoch seine Prüfungen und begann eine anspruchsvolle Doktorarbeit.

Jahre später erhielt ich auf einmal wieder Krisentelefonate von seiner Mutter. Hypnose bei mir sei wahrscheinlich doch das Einzige, das jetzt noch helfen könne.

Die Depression saß fest und die Krise manifestierte sich an seiner Dissertation, in der er sich völlig verheddert hatte. Er blickte nicht mehr durch, konnte nicht mehr schreiben, schlief nicht, hatte Angst.

Weil ich diesen Menschen gern hatte und vage das Drama erahnte, in dem er sich drehte, aber auch überzeugt war, dass er es meistern könne, nahm ich ihn wieder auf. Es tat mir weh, ihn zu sehen. Ein römischer Jüngling, aber still und schmerzlich. Sich die Augenbrauen zupfend, berichtete er zögernd, wie ihn alle für unheilbar krank hielten, die Doktorarbeit zum Albtraum geworden sei und seine Liebe, eine kapriziöse Tänzerin, ihn zu verlassen drohe.

Ich sagte ihm, ich sei überzeugt, dass er wieder auf die Beine komme. Er dagegen zweifelte.

Ich erklärte, weshalb ihm Hypnose helfen könne. Er zweifelte.

Ich machte ab dem ersten Termin mit ihm Hypnose. Er bezweifelte, überhaupt in Hypnose gewesen zu sein.

Ich verfolgte mein Ziel. Mein Ziel war, ihn zu stärken. Mehr als mit ihm, der immer brav zur Stunde kam, obwohl er an einem möglichen positiven Effekt der Hypnotherapie Zweifel hegte, hatte ich aber mit den anderen Beteiligten zu kämpfen. Mit der kontrollierenden Mutter, die mich empört anrief, dass er immer noch bis spät in den Vormittag im Bett liege, mit Freunden, die ihm wieder eine erneute Klinikeinweisung schmackhaft machen wollten. Natürlich schwächte ihn das. Wenn es dir schlecht geht, und andere schütteln besorgt den Kopf, musst du schon sehr stark sein, um diesem Unheilssog zu trotzen.

Die Mutter fing ich ab, indem ich ihr eine hypnotherapeutische Hausaufgabe erteilte, womit ich sie systemisch in die Therapie einband und somit beschäftigte. Nach der vierten Sitzung verpflichtete ich sie, ein bestimmtes von mir vorgeschriebenes therapeutisches Ritual alleine zu Hause und ohne das Wissen ihres Sohnes zu machen.

Ritual: »Mache fünf Tage pro Woche eine kleine Selbsthypnose-Übung. Du gehst dabei in deine Vergangenheit und malst dir jeweils eine Station deines Lebens mit deinem Kind [Name] neu und schön aus, immer ein neues Fragment zur alten Geschichte. Am besten, du gehst chronologisch vor, fängst also in der am weitesten zurückliegenden Zeit an.

Zum Beispiel erlebst du in der ersten Hypnose: Du hältst ihn liebevoll als Baby im Arm, er strahlt dich selig an.

Beim zweiten Mal: Er läuft seine ersten Schritte auf dich zu. Du empfängst ihn mit ausgebreiteten Armen.

In der dritten Selbsthypnose: Zweijährig balanciert er auf einem Mäuerchen, deine Hand hält ihn sicher.

Danach: Du machst ihn auf die Blumen einer Sommerwiese aufmerksam.

[Name] wird größer: Ihr lasst einen Drachen steigen.

Er wächst heran: Du tröstest ihn über eine schlechte Note hinweg.

In vielen weiteren Hypnosen: Du erlebst [Name] als kräftigen, stabilen und belastungsfähigen jungen Mann.

Besonders viel du solltest aber in die Phase investieren, in der eure Beziehung zu kurz kam. So, als ob du in dein Familienalbum neue, farbenfrohe Fotografien von deinem Sohn und dir einfügst. Die alte Geschichte kann man nicht verändern, aber man kann Neues hinzufügen.«

Aber ausgerechnet jetzt fing seine Freundin ein längeres Praktikum in Afrika an. Er redete davon, dass er keinen Sinn mehr im Leben sehe. Ich war alarmiert. Ich musste feststellen, dass er suizidal war. Nun machte auch ich mir Sorgen, zumal ich zehn Tage im Salzkammergut ein Seminar zu halten hatte. Ich überdachte meine Strategie und kam zu dem Schluss, dass ich ihm etwas zumuten musste. Dabei wusste ich, dass er große Stücke, wenn auch nicht auf die Hypnose, so doch auf mich hielt. Das war ein großes Plus. Nach Induktion einer tiefen Hypnose plante ich massive positive Suggestionen im klassischen Stil und danach, in der Trance der posthypnotischen Phase, ein Angebot als Assistent und Hypnoseexperte innerhalb meines Seminars. Entweder er akzeptierte seinen Status als Fachmann (immerhin ist er Mediziner und hatte – zumindest unbewusst – einschlägige Erfahrung in Hypnose), und ich kriegte ihn unter Bewachung und ohne Klinik über die Runden, zumal mit viel therapeutischer Hypnose innerhalb des Seminars, oder er warf seine Depression ab.

Nach einer Multi-Power-Red-Bull-Hypnose erhielt er von mir also das exklusive Angebot. Er war völlig perplex, aber auf eine gute Art und Weise. Als ob ihm die Augen aufgingen. Ich ließ ihn noch bei der

Neurologin und Psychiaterin in der Nachbarpraxis mit einem leichten Antidepressivum versorgen. Er sollte mich in dem Seminarhotel in Österreich (das tatsächlich »Zum Jungen Römer« heißt) dann benachrichtigen, ob er das Angebot annehme. Zum abgemachten Zeitpunkt sagte er ab mit der Meldung, er organisiere jetzt die Doktorarbeit neu, er habe leider keine Zeit. Schöne Grüße und viel Spaß beim Skifahren!

Als ich zurückkam, war er verändert. Es ging bergauf. Er verkraftete die Abwesenheit seiner Freundin, nutzte die Zeit, um die Dissertation zu Ende zu bringen. Wir machten jede Therapiestunde Hypnose. Ich kam mir etwas komisch vor, denn er sagte jedes Mal, er sei nicht in Trance gewesen und glaube nicht an Hypnose. Aber jedes Mal ging es ihm ein Stückchen besser.

Heute, fast ein Jahr später, arbeitet er als Arzt in der Schweiz und hält nach einer längeren Funkstille – für die er sich sehr entschuldigt, die man aber als Abstandnehmen von einem Lebenskapitel verstehen muss – sporadischen Kontakt. »Für alle Fälle« und für Hypnose.

Ich gebe zu, ich weiß auch nicht ganz genau, was ihn heilte, und ich nehme an, dass man das nie genau sagen kann. Ein Faktor war wahrscheinlich mein unerschütterlicher Glaube an ihn. Aber die Triebkraft für die Heilung lag sicher im Erlebnis Hypnose, auch wenn er es auf der bewussten Ebene nicht wahrhaben wollte. Ich nahm in der Anleitung alle seine Zweifel auf und reformulierte sie. »Und für Sie ist alles so schwer ... aber vielleicht erscheint es nur so ...?« Alle Anleitungen waren kräftigend und aufbauend und mit eindeutigen, klaren, positiven Suggestionen gespickt.

Das »Neue« als Bild und Gefühl ist das Wesentliche der Therapiestunde, aber nicht jede Therapiestunde muss ein Hypnose-Highlight bieten. Manchmal ist sogar weniger mehr. Überfüttern wir den Patienten nicht, machen wir das Angebot der Hypnose in der Therapie kostbar, das engagierte Ausüben der Selbsthypnose dagegen selbstverständlich.

1.3 Die Ressourcen immer im Blick – »Gelbes Hemd und blaue Hose«

Beispiel: Markus geht nicht zur Schule.
Markus geht schon ein halbes Jahr nicht zur Schule.
Er hat Angst. Und die wird immer größer.

Irgendwann fing es an. Ein kleiner Anlass. Dann zwischenzeitlich der Besuch eines Internates. Das war keine gute Lösung für ihn. Dann ein gebrochener Zeh. Auf einmal diese wahnsinnige Angst, die ihn lähmt. Er kann das Haus nicht verlassen. Die Eltern verzweifelt, schicken ihn in Verhaltenstherapie. Die macht es nicht besser. Die Sommerferien sind toll, der Gedanke an Schule ferner als fern. Ein fremder Kontinent wird bereist, ein wahres Abenteuer voller Schlangen und Krokodile.

Zum Beginn des Schuljahres steht der 14-Jährige geschniegelt und gepackt in der Haustür, um die neue Schule zum ersten Mal zu besuchen. Aber es ist wie verhext, er kann nicht losgehen. Auch er ist verzweifelt, will die bestürzten Eltern nicht zusätzlich belasten und weint im Verborgenen. Was soll aus ihm werden? Es besteht doch Schulpflicht. Muss er in ein Heim, in die Psychiatrie? Die Eltern wälzen Gedanken hin und her, beraten sich hier und dort. Die Schule läuft schon wieder drei Tage, drei Tage ohne ihn.

Die Mutter fragt bei mir an, ob ich vielleicht Hypnose ...

Mutter und Sohn erscheinen. Er ein sympathischer, hübscher Junge und nicht doof. Nachdem sie mir ihre Sichtweise noch ein wenig geschildert hat und ich ausführlich die springenden Schlangen (halb giftig) auf unserem griechischen Burgberg beschrieben habe, lässt sie uns – wie verabredet – allein.

Ich frage ihn platt, ob er überhaupt zur Schule gehen will. Doch, er will. Es könnte ja sein, er kann, aber will nicht. Nein, er will, aber kann nicht.

Was wäre, wenn er könnte? Das wäre gut.

Na prima, denke ich mir. Da kann doch gar nicht viel fehlen. Da müssen wir einfach Ressourcen ausgraben, damit er morgen den ersten Tag gut schafft, dann wird es schon weitergehen. Ich spitze die gesamte Problematik auf den Schulweg zu. Wenn der nicht wäre, könnte alles o. k. sein, oder? Also, wie wäre es, die gesamte Klasse nach Hause einzuladen und dort den Unterricht abzuhalten? Er lacht.

Ressourcen? Er ist gesund, schaut nett aus, kann zuhören, ist mindestens normal intelligent, sitzt konzentriert am PC, was heißt, er ist trancefähig, kriegt keine Panik bei Schlangen und Krokodilen und hat liebevolle, zugewandte Eltern. Seine kräftigen Beine können ihn ohne weiteres zur Schule tragen.

Dass er laut Aussage der Mutter nicht liest, bis 24 Uhr auf ist und vor dem PC oder TV sitzt, der Zuckerkonsum hoch ist und ein paar andere Sachen schief liegen, lassen wir vorläufig weg. Das ist ein systemisches Problem. Die Hierarchie ist auf den Kopf gestellt. Als Kind machen zu können, was man will, kann Angst auslösen. Aber das ist Thema für eine andere Sitzung. Jetzt ist schnelles Handeln angesagt, damit er keine weiteren Schultage verliert. Er sollte morgen fähig sein, zur Schule zu gehen.

Dafür muss er

- sich auf Positives konzentrieren
- etwas Überraschendes erfahren
- ein Geheimnis haben
- und sich durch die Hypnose einfach bärenstark fühlen.

Mein Sohn ist fast gleichaltrig, was ich ihm auch sage. Nach zehn Minuten Gespräch mit ihm halte ich den Kontakt für tief genug, dass ich ihn bitte, mir einen Ort aus den Ferien zu nennen, der ihn besonders beeindruckt hat: Ein Wasserfall mit einem gigantischen Wasserbecken lebt in seiner Erinnerung auf. Da er computerbegeistert ist, bitte ich ihn, die Augen zu schließen und diese Erfahrung ganz präzise wieder abzurufen. »Alles ist auf der inneren Festplatte gespeichert und jederzeit zu öffnen. Schau mal unter der Datei ›Wasserfall‹ nach, öffne sie!«

Schon hört er das Tosen des stürzenden Wassers, riecht die grüne Üppigkeit der Natur, entdeckt die glitzernden Perlen wieder, spürt die Spritzer auf den Lippen – die ganze Szenerie ist ihm gegenwärtig. Er nickt. Ja, alles ist präsent. Auf meine Anregung hin lässt er das Wasser nun langsamer fallen, langsamer ..., langsamer ..., so langsam, bis die Tropfen wie eingefroren in der Luft stehen ... eine perfekte Fotografie mit kurzer Belichtung. Auch die Geräusche stehen still. Höchste Konzentration!

Danach lässt er die Wasserflut wieder rauschend in den riesigen Pool stürzen.

Ich verfolge die Bewegung seiner Augen unter den geschlossenen Lidern, wenn er sich orientierend umschaut oder innehaltend Details betrachtet. Prima, er kann visualisieren und das Visualisierte beeinflussen. Das wird ihm helfen.

Um ihn noch mehr zu fokussieren und die Trance für die Suggestionen zu vertiefen, führe ich die berühmten Luftballons ein, die auf einmal übers Wasser auf ihn zutanzen. Ja, antwortet er mir, er sieht sie, es sind neun, und sie haben alle Farben und spiegeln sich sogar im Wasser.

Nun schweben sie über seinen Handgelenken, ihre Bändchen binden sich um sie herum, die Hände heben sich leicht von seinen Schenkeln ab, eine perfekte Handlevitation beidseitig.

Nun taucht er – ganz in seinem Bild – ins Wasser des Pools, spürt die Frische. Keine Angst vor Krokodilen. Bärenstark.

Nach einer Weile bitte ich ihn, auf einmal einen Jungen in der Ferne zu entdecken, der »wie tausende und abertausende von Jungs« morgens zur Schule geht und unterwegs seine Freunde trifft. Ganz normal, ganz alltäglich. Ja, er sieht ihn. Nach einer Weile fordere ich ihn auf, selber dieser Junge zu sein. Er nickt. Ich denke, wenn ich jetzt noch Fingerzeichen (im Folgenden mit FZ bezeichnet) erhalte, ist die Sache schon halb gewonnen. »... und wenn du auf einmal selber dieser Junge bist, der da so vollkommen selbstverständlich auf seinem Weg zur Schule ist, dann hebt sich ein Finger ganz von alleine.« Und tatsächlich, ein Finger bestätigt.

Ich male den Schulweg, soweit er ihn mir beschrieben hat, ein wenig aus, immer mit den Suggestionen der Festigkeit, der Sicherheit und Selbstverständlichkeit. Nach einer Weile frage ich ihn, wo er denn inzwischen angelangt sei.

Im Sekretariat.

Das hatte ich ja gar nicht erwähnt, er ist also vollkommen absorbiert, sehr gut. Ich fordere ihn auf, nun zum Klassenraum zu gehen, hineinzuschauen und einzutreten.

»Und in jeder Klasse gibt es blöde Jungs, aber auch nette, mit denen man Freundschaft schließen kann. Guck dich mal gut um! Und wenn du einen ganz netten Jungen findest, der dir auf Anhieb sympathisch ist, kann sich wieder dein Finger heben.« Der Finger hebt sich.

»Jetzt präge dir das Aussehen des Jungen sehr gut ein, Haarfarbe, Gesicht und was er anhat!« Nach weiteren handfesten Suggestionen des Inhalts, dass er morgen ganz selbstverständlich und mit ausschließlich positiven Gefühlen und in der Vorfreude, mindestens einen netten Jungen kennen zu lernen, in die Schule gehen wird, frage ich nochmals über die Fingersignale ab, ob er morgen in die Schule gehen wird.

FZ: »Ja.«

Zur Absicherung: »Könnte dich irgendetwas hindern, zur Schule zu gehen?«

FZ: »Nein.«

Ich orientiere ihn wieder in die Realität und frage ihn neugierig: »Na, wie hat denn der Junge ausgeschaut?«
»Eigentlich ähnlich wie ich. Braune Haare, gelbes Hemd und blaue Hose.«
Er muss mir versprechen, dass er das mit dem Jungen vorerst niemandem verrät.

Eine halbe Stunde ist vergangen, neben meiner Praxis wird wie wild eine Wohnung renoviert, ein ohrenbetäubendes Gebohre und Geklopfe. Markus hat die ganze Zeit nichts gehört, er ist sprachlos, als er es bemerkt. Er fühlt sich wohl, wirkt sehr gelöst.

Am nächsten Tag erhalte ich nur einen kurzen Anruf der Mutter, in fast ungläubigen Ton.

Markus geht zur Schule.

Nach vier Tagen geht er immer noch. Und was war mit dem Jungen?

Am ersten Tag führte ihn die Sekretärin zur Klasse 7b. Er schaute sich um. Kein Junge, wie er ihn in Hypnose gesehen hatte. Die leichte Enttäuschung verflog bald, er stellte sich vor, wurde in die Klasse eingeführt. Nach einer halben Stunde kreuzt die Sekretärin wieder auf. Sie hat sich vertan, seine Klasse sei doch die 7a! Und klar, dort ist auch der Junge. Dass der nun heute mal ein rotes Hemd trägt, tut ja nichts zur Sache.

Markus geht zur Schule.

Vier Wochen später bestätigt mir die glückliche Mutter: »Markus geht mit wachsender Begeisterung in die Schule.«

Über die Nutzung der Ressourcen in der Hypnose ist viel geschrieben. Tatsächlich, es ist die Fähigkeit, die wir im anderen voraus- und freisetzen. Die klassische Hypnose hatte das längst erkannt, wenn sie sagte: »Der Schmerz hört auf!« (Kleinsorge und Klumbies 1961). Und er kann ja nur aufhören, wenn der andere über Potenziale zum Stoppen des Schmerzes verfügt.

Das Augenmerk der Hypnose liegt auf den Fähigkeiten und Talenten. Wir spüren sie auf und transplantieren sie in die schwachen und inkompetenten Persönlichkeitsgebiete.

1.4 Reframing – In einen anderen Rahmen setzen

Er sagt ernst: »Ich habe *ein sexuelles Problem*.«
Ich antworte ernst: »Das glaube ich nicht.«

Er sitzt vor mir. In der Blüte seiner Manneskraft, breitschultrig, langlockig. Seine Frau hat ihm vor anderthalb Jahren die sexuelle Beziehung aufgekündigt, nur die Elternebene funktioniert. Seine Sexualität ist trockengelegt. Das ist nicht gut, gesund schon gar nicht.
Ich sage: »Sie sind seelisch und geistig gesund.«
Er schaut verblüfft.
Ich hole aus: »Was Sie brauchen, ist *mehr Glaube an sich* und eine Prise Hypnose. Sie kennen doch den Satz: ›Ich brauche nichts Besonderes zu tun, ich brauche nichts zu verstehen.‹
Sexualität ist einfach. Das konnten doch schon die Neandertaler!«
Er schmunzelt und ist offen für das, was jetzt die Hypnose bringen wird.

Das sexuelle Problem verwandelt sich in einen mangelhaften Glauben an sich, und das ist doch viel harmloser und leichter zu behandeln.

Natürlich gehe ich in einer späteren Sitzung auf seine Ängste während der Liebe ein. Er soll ja befähigt werden. Wir lösen sie mit ideomotorischer Arbeit auf der Symptomebene (s. 1.7) und Überschreiben einer alten Szene (s. 2.3.1) auf, nachdem der Glaube schon mal da ist. Und: In Hypnose kann man einfach üben. Üben, im Hier und Jetzt zu sein, ohne an das Nachher zu denken. Jetzt das Kissen zu spüren und nicht an das Nachher zu denken, in dem man eine akkurate Vorstellung glaubt abgeben zu müssen. Nein, vielleicht macht man nachher sogar was ganz anderes, keinen Akt, sondern eine Kissenschlacht? Das Halten im Hier und Jetzt kann eine phänomenale Auswirkung haben. Ich bitte um eine kleine schriftliche Aufzeichnung seines diesbezüglichen Erlebnisses in dieser Hypnose.

> Liebe Frau Dr. Kaiser, diesmal tue ich mir mit dem Rekapitulieren sehr schwer, und so weiß ich wirklich nicht, ob Ihnen meine doch sehr fragmentarische bewusste Erinnerung an die letzte Hypnose überhaupt Aussagekräftiges zu bieten hat.
> Zentral und gut erinnere ich mich nur an die Phase, als ich versuchte, alles mit meinem Körper zu »erspüren«. Wie Sie es genau formuliert haben, weiß ich nicht mehr, aber zumindest habe ich es so verstanden und in Erinnerung. Ich hatte daraufhin den Eindruck, alle Punkte, an denen mein Körper mit dem Außen in direktem Kontakt ist, sehr intensiv fokussieren zu können: den Boden unter den Füßen, das Polster in meinem Nacken, die Kissen unter meinen Armen, das Sofa an

meinem Rücken. Ich hatte für einen kurzen Moment den Gedanken, etwas wirklich Neues zu erleben, allerdings nur einen ganz kurzen Augenblick lang. Jedenfalls war dies, so erinnere ich mich, dann auch der Auslöser, dass ich ein wenig weinen musste. So intensiv auch diese Hypnose war, finde ich – so mein Eindruck bislang – nur ganz schwer Zugang im Bereich »körperliche Wahrnehmung, Reflektieren oder besser Geschehenlassen von körperlichen Empfindungen«. Aber das merken Sie ja, und ich werde mit Ihrer Unterstützung daran weiterarbeiten. Meinen Sie – realistisch –, ich werde erfolgreich sein? Ich bin mir eigentlich ganz sicher.

Herzliche Grüße schickt Ihnen – in Vorfreude auf unsere nächste Sitzung am ....
Ihr [Name]

Ja, ich meine, er wird. Hypnose ist einfach, oder?

Kommen Patienten mit knallharten Diagnosen, die ihnen gegeben wurden oder die sie sich selber auferlegten, es erfordert unser Feingespür, aus dem offiziellen Befund, der obendrein oft auch so hilflos macht, etwas zu kreieren, was logisch klingt und was man anfassen und verändern kann.

Markus hatte nicht »Schulangst«. Er hatte Kniezittern und Brustenge in einem bestimmten Moment, und zwar, wenn er an den Schulweg dachte.

1.5 Traumhaft träumen – *Therapie im Schlaf*

Als Umformulierung tieferer Fragestellungen, Widersprüche, Probleme, aber auch Kompetenzen und Botschaften in eine Bildersprache sind Träume von unschätzbarem Wert und liefern reichlich Material für die Trancearbeit. Deshalb bitten wir den Patienten von Anfang an, auf seine Träume zu achten und sie aufzuschreiben. Das gerade Geträumte empfehlen wir, nach dem Erwachen, ob während der Nacht oder am Morgen, sogleich schriftlich festzuhalten. Auf dem Nachttisch sollten Papier – vielleicht sogar ein Traumbuch – und Stift bereitliegen. Man darf nicht darauf bauen, dass man sich später an den Traum erinnern wird. Auch wenn er noch so lebendig war, verlischt er doch meistens während des Tagesablaufes in unserer bewussten Erinnerung und entschwindet für immer, oder es gehen wichtige Details verloren. Also, den Traum im Geiste Revue passieren lassen und ihn in lebendiger Zeichnung in der Gegenwartsform (!) niederlegen.

Wenn möglich, ist bei der ersten Sitzung, die überhaupt stattfindet, der Traum der vorausgegangen Nacht zu erfragen. Er besagt viel über die Erwartung, aber auch die Ängste hinsichtlich der Therapie.

Therapeutisch wertvoll sind vor allem sich wiederholende Träume, Träume im Sinne eines Fortsetzungsromans, besonders beeindruckende Träume und Albträume. Viele Impressionen unserer Träume bilden sich aus den so genannten Tagesresten, Vorfällen vom Tag, die im Traum nochmals ventiliert werden. Bedeutsame Sequenzen mit stärkeren gefühlsmäßigen Inhalten vervollständigen dann das Traumerlebnis.

Der Traum sollte, damit er atmosphärisch wieder aufleben kann, auch in der Gegenwartsform beschrieben werden. Bei der Nacherzählung eines Traums ist von uns dabei sorgfältig auf den nonverbalen Ausdruck (Atmung, Stimmlage, Mimik, Gestik) zu achten. Beim Handlungsablauf interessieren uns Vermeidungen, Widersprüche, Redundanzen, Gegensatzpaare, abgebrochene Handlungen oder Pattsituationen. Wir finden heraus, in welchen Traumabschnitten welche Gefühle vorherrschen und wo das emotionale Zentrum liegt.

Besitzen die im Traum erscheinenden Personen die Gesichter bekannter Menschen oder Familienangehöriger, handelt es sich vermutlich um die innere Auseinandersetzung speziell mit diesen Menschen. Haben die Personen nicht identifizierbare oder fremde Gesichter, kann man davon ausgehen, dass sie Teile des Träumenden selber repräsentieren, auch wenn das bei unsympathischen Figuren nicht so gerne angenommen wird.

In Hypnose können wir nun in die gefühlsmäßige Stimmung des Traumes wieder einsteigen und ihn vervollständigen, sozusagen weiterträumen. Dabei können wir Unerledigtes erledigen, die Gefahr bezwingen, »die Gestalt schließen« (nach Fritz Perls), Vermiedenes näher betrachten. In der Traumarbeit geht es immer um Klärung, um das Begreifen der Aussage des Traumes und bestenfalls um eine positive Bewältigung. Somit wird jeder Traum zur inneren Weiterentwicklung, denn nach unserer Arbeit kann er sich nicht mehr in der gleichen Weise darstellen.

Nach den Prinzipien der Gestalttherapie kann man auch den verschiedenen Elementen im Traum eine eigene Stimme geben, sie sprechen lassen. In Hypnose lässt man die Gegensatzpaare Dialoge führen. So erfahren wir mehr über die Belange der verschiedenen Persönlichkeitsteile. Dabei werden unsere Schatten, unsere nicht gesehenen und ungewollten Anteile integriert, und ihre Kraft wird positiv freigesetzt.

Albträume können mit ideomotorischer Arbeit gut aufgelöst und in eine positive Wende überführt werden.

Ein großer Vorteil der hypnotischen Arbeit ist, dass sich therapeutische nächtliche Träume initiieren lassen, was der Therapie im Stillen enorm Kraft gibt. So sollte in keiner Hypnose versäumt werden, als posthypnotische Suggestion Anstöße für lösungsorientierte Träume zu geben. »Auch wenn Sie sich vielleicht nicht daran erinnern werden, können Sie in den nächsten Nächten davon träumen, wie Sie das Problem lösen werden.«

Oder mit ideomotorischer Bestätigung (was zu bevorzugen ist): »Und wenn das Unbewusste bereit ist, heute Nacht und in den nächsten Nächten zu diesem Thema hilfreich zu träumen, kann sich jetzt der ›Ja-Finger‹ heben!«

1.6 Ideomotorik: Kommunikation mit dem Unbewussten – Die Inbetriebnahme des unbewussten Systems

Die ideomotorische Technik in der Arbeit mit Hypnose habe ich in Kaiser Rekkas (2001a, b) ausführlich beschrieben, weshalb ich mich an dieser Stelle nur mit der Anregung begnügen möchte, das von Le-Cron, Cheek (Cheek a. Rossi 1988; David Cheek 1994) und Erickson initiierte autonome Antwortsystem der so genannten Fingersignale so viel wie irgend möglich zu nutzen. Mit der direkten Kommunikation der unwillkürlichen Körpersprache unter Umgehung kognitiver Leistungen steht der oftmals bewusst nicht zugängliche schöpferische Reichtum des Patienten im Zentrum der Aufmerksamkeit, womit das hypnotherapeutische »Prinzip der Kooperation« (Gilligan 1997) auf höchster Ebene verwirklicht wird.

Sobald klare Fingersignale gebahnt sind, besteht eine perfekte Voraussetzung für die therapeutische *Inbetriebnahme des unbewussten Systems*. Mithilfe der ideomotorischen Befragung werden nun psychische Leistungen für die Bewältigung und Heilung angesprochen. Die in den Fragen implizit enthaltene Annahme, dass das Unbewusste eine besondere Intelligenz und Kraft birgt, wirkt natürlich schon suggestiv und setzt innere Suchprozesse in Gang. Die angegebene *Reihenfolge der Fragen* leitet den Patienten behutsam, aber stringent in die therapeutische Zielrichtung (siehe auch 3.1.1).

1. Wissen über die Lösung des Problems bzw. den Hintergrund des Symptoms: »Weiß das Unbewusste schon, wie das Problem zu lösen bzw. das Symptom zu heilen ist?«
   Frage des Therapeuten: »Weiß Ihr Unbewusstes schon, was zu tun ist, kennt es einen Ausweg aus der Problematik?«
2. Bereitschaft, dieses Wissen preiszugeben
   Frage des Therapeuten: »Ist Ihr Unbewusstes bereit, dieses Wissen mitzuteilen?«
3. Abruf der (vielleicht noch verschlüsselten) Information
   Aufforderung des Therapeuten: »Lehnen Sie sich nun zurück, und seien Sie vollkommen offen für einen Hinweis, der aus Ihnen selbst kommt und der Ihnen weiterhelfen wird. Und da der Hinweis etwas Neues beinhalten wird, wird der Finger für ›das Neue‹ ein Zeichen geben.«
4. Fähigkeit, diese Information zu nutzen und Schritte der Veränderung zu vollziehen
   Frage des Therapeuten: »Gut. Wo Sie jetzt wissen, was zu tun ist, sind Sie auch fähig, es zu tun?«
5. Bereitschaft, diese Schritte zu gehen
   Therapeut: »Und sind Sie (nicht nur bewusst, sondern auch unbewusst) willens, das zu tun?«
6. Psychische Erlaubnis für Veränderung
   Therapeut: »Gibt es hierfür auf tieferer Ebene die Erlaubnis?«
7. Möglichkeit, »jetzt« damit zu beginnen, jetzt den ersten Schritt zu tun
   Therapeut: »Sind Sie bereit, damit anzufangen, und zwar jetzt, mit aller inneren Erlaubnis?«
8. Aufforderung, dieses jetzt zu tun und mit dem ideomotorischen Signal des »Fingers für das Neue« zu bestätigen
   Therapeut: »Na, wunderbar! Nutzen Sie diese Chance *jetzt*. Bleiben Sie ganz bei sich und beobachten aufmerksam, was sich von alleine in den nächsten Minuten in Ihnen abspielen wird. Der ›Neue Finger‹ wird deutliche Zeichen geben, um den Fortschritt/den ersten Schritt in die Genesung/den Erfolg anzuzeigen.«

Die Fingersignale bzw. Fingerzeichen können aber auch einfach zur Suche und Bestätigung eingesetzt werden. Der Therapeut leitet den Prozess, gibt aber die Verantwortung für den Inhalt der Arbeit an das Unbewusste ab. Die Standardaufforderung lautet: »Sehr schön! Dann lehnen Sie sich gemütlich zurück, gehen tiefer in Trance, und wenn Sie einen Hinweis bekommen, zeigt der ›Ja-Finger‹ das an. Das können Sie mir dann bitte erzählen.«

Wie unbewusste therapeutische Vorgänge gelenkt werden, zeigt sich in *Fit für die Prüfung* (s. S. 90), *Musterunterbrechung* (s. S. 113) und *Den richtigen Partner finden* (s. S. 144). Ausführlich wird die Technik in Abschnitt 3.3.1 aufgezeigt.

Der Gebrauch der ideomotorischen Technik wirkt fast verspielt und verleiht der Hypnose Eleganz. »Ist das Unbewusste bereit, heute auf Abenteuer zu gehen, damit Sie gesund werden?«

1.7 Die Wahl der Intervention – *Der Wüstenprinz*

Behandle ich heute in der Sitzung das Symptom, die Ursache oder beides?

Bei der Auswahl der Intervention spielen folgende Faktoren eine Rolle:

- Wie ist der Patient heute am besten ansprechbar?
- Wie steht es um die Motivation des Patienten? Will er einfach nur versorgt werden oder etwas auflösen?
- Ist der Patient für eine tiefere Arbeit schon stabil genug, oder muss erst einmal die Symptomatik (Schmerz, Atemnot u. Ä.) reduziert werden, damit er genug Kraft für eine Hintergrundarbeit hat?
- Wie viel Zeit steht zur Verfügung, d. h., ist genügend Zeit für eine größere Arbeit?
- Entspannung und Symptombearbeitung brauchen wenig, Ursachenbearbeitung und eventuelle Traumabearbeitung viel Energie. Wie hoch ist das Energieniveau?
- Ist das innerpsychische System des Patienten offen und zugänglich oder rigide und verhärtet, sodass man langsam und vorsichtig arbeiten muss?

Meistens gibt es diverse Möglichkeiten der Behandlung, was ich hier am Beispiel einer Patientin mit Appetenzstörung – das Ergebnis einer Supervisions-Fallbesprechung bezüglich einer Teilnehmerin meines Ausbildungscurriculums – darstellen möchte, entscheiden muss ich mich dann für eines der oben angegebenen Kriterien.

1. Hypnose ist süß – mit guten Nebenwirkungen

Der Wüstenprinz
Gehe als Therapeut nie davon aus, dass etwas klar ist!

Neben der Anamneseerhebung ist vor der Hypnose im Gespräch zu eruieren, wie sich genau die Sexualität zwischen dieser Frau und ihrem Partner abspielt. Was hat sie für Erwartungen, was verlangt sie von ihm, wie offen kann sie ihre Wünsche äußern? Wie weit weiß er über ihr Befinden? Ist er erfahren oder nicht? Wie weit ist sie wirklich aufgeklärt? Was läuft rein technisch ab? Ist es von den äußeren Bedingungen her überhaupt möglich, dass sie zu ihrem Höhepunkt kommt? Oft besteht ja – ganz im Widerspruch zu den heute zugänglichen Informationsquellen – ein äußerst mageres Wissen über Anatomie und Physiologie der Liebesorgane.

Wir erklären, dass Hypnose der *Erhöhung der inneren Kontrolle* und somit dem Therapieziel dient. Zum Beweis kann die Patientin erfahren, wie sie gelassen und entspannt auf dem Sessel in der Praxis sitzen und gleichzeitig in Trance auf einer Schaukel schwingen kann. Sie ist beider Situationen vollkommen gewahr und steuert sich auch dabei selber, fliegt auf der Schaukel mehr oder weniger hoch, erlaubt sich eine Handlevitation. Das geht schon mal von alleine, ein Vorgeschmack!

Arbeit auf der Symptomebene

1. Kognitive Reproduktion in Trance – Suche nach störenden gedanklichen Vorgängen

In Mikroschritten wird in Hypnose eine der letzten sexuellen Begebenheiten durchlaufen. Dabei achtet die Patientin unter Anleitung des Therapeuten detailliert auf ihre kognitiven Prozesse während des Liebesaktes. Was denkt sie, wie hört sich ihr innerer Dialog an? Wann stört sie sich wodurch? Wann lenkt sie sich ab, unterbricht sich, stellt sich unter Beweis oder denkt, etwas Besonderes leisten zu müssen? Funkt etwa eine andere Stimme, die tadelt und maßregelt, in die Szene herein? Wenn ja, wem gehört sie?

2. Die ideomotorische Arbeit ist zu bevorzugen, wenn das Störungsmuster bewusst nicht greifbar ist

Bei der ideomotorischen Suche nach Störungsmustern wird eine betreffende Szene aus der jüngeren Vergangenheit von Beginn an in

Hypnose wie ein Film abgespielt. Dabei erhält das unbewusste Kommunikationssystem der Fingerzeichen die Aufforderung, dass der Finger für »Ich will nicht antworten« anzeigt, wenn sich eine Störung einschleicht, welche die Lust abbricht. Wenn das Zeichen erfolgt, wird die Patientin aufgefordert, auf der Fährte zu bleiben und unter Anleitung des Therapeuten genau hinzuschauen, was die Störung auslöst. Daraufhin kann die Szene erst wieder ein wenig »zurückgespult« und dann im Langsamlauf wiederholt und verbessert werden. Dies geschieht so oft, bis ein im wahrsten Sinne des Wortes befriedigendes Resultat erhalten wird (s. 2.3.1).

3. Anregung nächtlicher Träume, in denen das Problem gelöst wird oder in denen es das Problem erst gar nicht gibt

4. Im hypnotischen Rollenspiel »so tun, als ob« alles o. k. wäre.
Im Fantasiespiel ist sie eine andere, natürlich eine ohne dieses Problem. Vielleicht ist sie in der fernen Wüste eine Wüstenprinzessin, die bei Vollmond auf ihren Prinzengeliebten wartet: Alles muss absolut heimlich sein. Nur das Schnaufen der Kamele ist zu hören, das Säuseln des Nachtwindes. Da steht er plötzlich vor ihr, wie aus dem Nichts, der Einzige, der Geliebte, bringt Geschenke, Naschwerk, spricht mit schönen Worten, berührt sie zart und einfühlsam. Er verwöhnt sie mit der Wärme seines geschmeidigen Körpers, sie spürt seinen Atem. Mit Erstaunen vernimmt sie ihr eigenes genussvolles Stöhnen. Na, und so weiter ... (das ist ja kein Sexroman), schließlich gibt sie sich ihm hin und erlebt die vollste Lust – natürlich inklusive Höhepunkt. Zufrieden und satt wird sie von seinen starken Armen gehalten. Sie fühlt sich vollkommen.

Die Probe auf der inneren Bühne übt den wirklichen Auftritt ein.

5. Arbeit mit der Zeitprogression
Im Spiel mit der Zeit wird der Fokus auf das Ziel gesetzt. In Trance wird – im Sinne der Zeitprogression – durchlebt, was anders ist, wenn das Problem gelöst sein wird. Vor allem das Durchspielen und Entdecken der sekundären Auswirkungen ist außerordentlich aufschlussreich. Wie wird sie im Leben stehen? Wird sich ihr Verhältnis zu ihrem Körper ändern? Was wird es für Veränderungen von weiter reichender Auswirkung geben, wenn sie sich mehr als Frau fühlen wird? Wie wird sich die derzeitige Partnerschaft entwickeln? Wird sie Kontakte zu anderen Männern eingehen wollen?

6. Übung »Die Nacht mit dem Wunder« (s. 2.5.3)
Auch hier wird das Ziel vorweggenommen. Das Wunder wird während der Hypnose detailgetreu einen Tag lang durchlebt. Den Weg dorthin überlässt man schließlich den unbewussten Kräften, der tieferen Intelligenz.

7. Selbsthypnose – Fitness für Entspannung, Selbstvertrauen, Selbstwert, Fantasie, Hingabe
Eigeninitiative ist immer wichtig. Das Training, der Gewöhnungseffekt helfen. Oftmals ist die eingeschlichene Störung einfach eine Konditionierung. Durch das Training mit Selbsthypnose wird eine neue Konditionierung gebahnt: hingeben, fallen lassen und dabei die Kontrolle erhöhen. Na, wenn das nichts ist.

Die Arbeit auf der Ursachenebene

Die Arbeit auf der Ursachenebene geschieht durch Metaphern und Fantasiereisen, mithilfe von inneren Bildern (Skulptur), Vorstellungen und des ideomotorischen Systems:

1. *indirekt* z. B. mit Metaphern und Märchen (etwa *Die kleine Seejungfrau*) seelische Hintergründe des Symptoms ansprechen und beeinflussen
2. in Hypnose eine *Paarskulptur* oder – wenn die Störung vermutlich aus früherer Zeit herrührt – auch Skulptur der Ursprungsfamilie stellen lassen (s. 2.3.12)
3. Der *ideomotorische Fragenkatalog* lässt sich zum Finden der Ursache auf der unbewussten Ebene verwenden. Er beinhaltet Fragen, die sich beziehen auf Sinn und Funktion des Symptoms:

- Organsprache, d. h., der Körper weist mit dem Symptom auf ein tieferes Dilemma hin
- aktueller Konflikt
- Identifikation mit einer wichtigen Person
- frühe Prägung
- mögliches Schuldgefühl und unbewusste Selbstbestrafung
- Traumatisierung in der Kindheit, z. B. Bloßstellung des Kindes, als es bei der Erforschung seines Körpers ertappt wurde
- frühere Entscheidung

4. Die Befundaufnahme aus 3. kann gleichzeitig in Lösungs- und Heilungsprozesse übergeleitet werden und/oder *Arbeitshypo-*

thesen verfolgen, die bestimmte psychische Konstellationen beleuchten:

- Nähe-Distanz-Problem
- frühe Verluste
- Macht-Ohnmacht-Komplex
- Objektivierung der Persönlichkeit: Die Patientin ist als Kind nicht um ihrer selbst willen geliebt worden, sondern als Objekt zur Erfüllung der elterlichen Träume und Wünsche. Das Kind ist wie in eine Form gegossen, lieb, süß, aber nicht es selbst.

Bei aller Abwägung dessen, wie ich meine Arbeit in der heutigen Sitzung gestalte, ist eines aber nicht zu übergehen: Was mache ich als Therapeut jetzt *gerne*?

Die Freude an der Arbeit macht sie erfolgreich.

1.8 Eine Diagnose ist eine Diagnose ist eine Diagnose

»Was wäre anders, wenn ...?«

Die Festlegung auf eine Diagnose ist eventuell wichtig für die Krankenkasse, nicht aber für unsere Arbeit. Im Gegenteil, oft ist eine Diagnose kontraproduktiv, weil sie uns die Sicht verstellt und zur sich selbst erfüllenden Prophezeiung werden kann. Lösen wir uns von der Diagnose, entdecken wir Stärken, formulieren sogar die Schlafstörung in eine unbewusste Suche nach anderen Lebensinhalten um. Während wir in der Hypnose neutral vom »Symptom« oder »Problem« reden, beschäftigen wir uns mit der Fantasie: »Was wäre anders, wenn ...?«

Das Planetensystem

Um auch ohne systemische Vorbildung Systemisches besser zu verstehen, kann man den Patienten auffordern, sich und seine ihm wichtigen Personen in Hypnose als eine Art Planetensystem zu visualisieren und es danach aufzuzeichnen. Er in der Mitte (und falls nicht, ist das ein wichtiger Hinweis) und in Abstand um ihn herum seine Planeten, Monde, Fixsterne und Sonnen, seine Milchstraße, so, wie das Ganze sich gegenwärtig darstellt. Daneben kann das Zielbild gemalt werden, eine Ordnung, die ihm besser und sinnvoller erscheint. Während der Therapie kann immer wieder eine Korrektur mit dem derzeitigen Standpunkt gemalt werden und zum Ende der Therapie die erreichte Situation, die vielleicht erstaunlich anders ist als die Zielvorstellung am Anfang. Während der Therapie kann in Hypnose immer wieder auf das innere Sonnensystem Bezug aufgenommen werden.

Kreieren Sie für jeden Patienten seine eigene Therapie
Für Hypnose gibt es kein Kochbuch mit Standardrezepten. Jeder Mensch ist einzigartig und auch seine Entwicklung während der Therapie. Deshalb sind die (u. a. von den Kassen angeforderten) Therapiepläne therapeutisch widersinnig. Klemme ich einen Menschen in einen schematischen Ablauf, verhindere ich oft unerwartete Wachstumsmöglichkeiten. Eine Struktur und ein Angebot im Kopf zu haben, aber immer willens zu sein, sie über den Haufen zu werfen und etwas ganz anderes in der Stunde zu tun oder sogar eine neue, ganz individuelle Intervention zu erfinden ist die flexible Antwort auf die momentane Anforderung. Auch die hier beschriebenen Hypnoseanleitungen sind nur ein grobmaschiges Gewebe, in das sich persönliche Vorlieben, Daten, Stärken und Erfahrungen des Patienten einflechten lassen.

»Moment mal!«
Der Patient ist bei seinen Erzählungen immer wieder zu stoppen und auf den Moment zu fokussieren. »Was fühlen Sie gerade innerlich, wenn Sie mir das berichten?«, »Was empfinden Sie im Moment?«, »Schließen Sie bitte mal kurz Ihre Augen und fühlen nach, was sich gerade in Ihrem Körper tut/was Ihr Herz dazu sagt/wie die Atmung geht/was mit Ihrer Energie passiert/was für ein Bild Ihnen dazu erscheint!« Berichtet er mit geschlossenen Augen, ist er mehr bei sich. Die Trance hält schon Einzug.

»Zwei Seelen, ach, in meiner Brust ...«
Ambivalent zu sein bedeutet nur, dass zwei sich widersprechende Seiten in einem kämpfen und einen letztendlich lahm legen. Dann ist es sinnvoll, jeder Seite eine Stimme zu geben. (Dafür kann sich der Patient – wie in der Gestalttherapie – jeweils in einen anderen Sessel begeben.) Oder es kann der Teil gehört werden, der ansonsten eher verstummt: »Lassen wir nun mal den anderen Teil in Ihnen zu Wort kommen.« Oder: »Nun habe ich so viel über Ihre Entmutigung und Ihren Schmerz gehört. Ich möchte mich jetzt gerne mit dem Teil von Ihnen unterhalten, der Sie die ganze Strecke hierher in meine

Praxis gebracht hat und offensichtlich an eine Veränderung glaubt und Hoffnung hat.«

Meine eigenen Gefühle

Manchmal ist es förderlich, über eigene Gefühle oder Reaktionen zu reden, um die Situation zu klären und dem Prozess einen herzhaften Schubs zu geben. Z. B.: »Ich merke, wie ich langsam mehr und mehr Kopfweh kriege/Abstand zu Ihnen empfinde/Langeweile entwickele, obwohl ich normalerweise nicht darunter leide. Kennen Sie dieses Symptom zufällig von sich selber oder von anderen Menschen, die mit Ihnen zusammen sind?« Dabei gebe ich nur meine Beobachtungen bezüglich dessen, was sein Verhalten bei mir persönlich auslöst, wieder. Ich äußere keine Vermutungen darüber, was er mit seinem Verhalten eventuell bezwecken will, und bewerte auch nicht.

»Ich frage mich, was ...

... in Ihnen vorgehen mag, dass Sie so lange zögern, etwas zu tun, das Sie längst als richtig eingeschätzt haben ...!« *(Pause!!!)* Diese Formulierung verursacht einen fokussierten Zustand, denn fragt sich der Therapeut, fragt sich auch der Patient.

»Was haben Sie mich sagen hören?«

Dies ist eine wunderbare Formulierung, die eine Schuldzuweisung vermeidet. Sie kann auf eine Aussage des Patienten hin über eine Intervention oder ein Statement des Therapeuten erfolgen, die oder das offensichtlich eine Missdeutung ist. Anstatt zu erwidern: »So habe ich Ihnen das aber nicht gesagt!«, kann ich mit der obigen Redewendung herausfinden, was der Patient aufgenommen hat und das Missverständnis klären, wenn nicht sogar in tiefere Arbeit einsteigen. Vielleicht offenbart sich eine typische (unbewusste) Missinterpretation von Wahrnehmungen, so wie sie der Patient auch in anderen Lebenskontexten vollzieht und womit er in Schwierigkeiten gerät.

»Ich sehe eine Träne kullern.«

Tränen können vielerlei Bedeutung haben. Sie können einfach Ausdruck von Entlastung und Lösung sein und sollten, vor allem während der Hypnose, nicht interpretierend (»Das muss ja gerade sehr traurig für Sie sein!«) kommentiert werden, damit ungewollte Effekte vermieden werden. Der Patient sollte eine Weile mit seinem Gefühl – welchem auch immer – in Kontakt bleiben. Vielleicht schlägt er auf einmal ganz zufrieden die Augen auf, und man kann ihn bitten zu berichten. Andernfalls können wir nach geraumer Zeit einfühlsam nach den inneren Vorgängen fragen. Ist es für den Patienten schwierig, sich zu äußern, halte ich eine Redewendung von Yalom (2002) für sehr schön: »Wenn Ihre Träne eine Stimme hätte, was würde sie uns sagen?« Falls die Tränen durch Gefühle der Rührung, Trauer, Einsamkeit oder des Schmerzes hervorgerufen werden und das Weinen eine tiefere Bewegung andeutet, lautet unsere Aufforderung, im Prozess zu bleiben (»Bleiben Sie dabei, Sie kommen gerade ein Stück weiter!«), und wir geben die Zusicherung, dass wir ihn begleiten. Hiermit wird der Zugang zu tieferen Schichten ermöglicht. Das, was im Alltag übergangen und vermieden wird oder worüber man sich selber oder mithilfe anderer hinwegtröstet, darf hier durchlebt werden. In der Hypnose darf das Gefühl ausgedrückt und bewältigt werden.

Akzeptanz und Unterstützung
Wir sind oft der einzige Zeuge sowohl für die innere Qual unseres Patienten als auch für seine Leistung, die er aufbringt, um sich davon zu befreien. Deshalb ist unsere Einstellung ihm gegenüber von großem Einfluss. Dass wir sein Leid, ja seine Tragödien verstehen, ihn als Menschen anerkennen, stärkt und ermutigt ihn. Unsere Unterstützung für und unser Glaube an ihn motivieren ihn, und unser Applaus für gelungene Fortschritte macht ihn stolz und bewegt ihn, noch weiter zu gehen. Wenn er zudem noch lernt, seine eigenen Ressourcen anzuzapfen, wird er mit der Zeit imstande sein, sich selber die nötige Akzeptanz und Unterstützung zu gewähren.

Fitness auch für den Körper
Nach dem Motto »Die Seele wohnt gerne in einem attraktiven Körper« sollte es nicht bei der wachsenden mentalen und psychischen Fitness durch die Therapie bleiben. Wie wird der Körper gepflegt, trainiert, gesund gehalten und gekleidet? Schicken wir den Patienten auf die Waage, ins Fitnessstudio, in den Kosmetiksalon! (Und denken an unser eigenes Aussehen ☺)

Chronik der Therapie
Mit einer kurzen Aufzeichnung jeder Sitzung führen wir eine Chronik der Therapie. Wichtige Fragen, Entwicklungen, Rückmeldungen von anderen, der Inhalt von Träumen, während der Hypnose erlebte

Bilder und Gefühle, aber auch die Gefühle von uns als Therapeuten ebenso wie Unerledigtes sind zu notieren. Die Notizen dienen der Einstimmung auf den Patienten vor der nächsten Sitzung, aber genauso der Rekapitulation der ersten Sitzung mit den Eingangsklagen bzw. -wünschen an die Therapie, damit man feststellen kann, wie weit die Entwicklung gediehen ist. Meist hat der Patient schon so viel Abstand zu seinen Eingangsbeschwerden, dass er ganz erstaunt über den Berg seiner geleisteten Arbeit ist.

Oftmals empfiehlt es sich, auch den Patienten zum Schreiben aufzufordern. Die Aufzeichnungen zu vergleichen kann noch mal viel zur therapeutischen Bewegung beitragen, vom Feedback für den Therapeuten ganz abgesehen.

Vertrauen

Gibt man zu lange und zu viele therapeutische Angebote, schwächt man den Patienten. Besser, Vertrauen in seine Handlungsfähigkeit auszusprechen und zurückhaltend in der Hilfestellung zu sein. Unser Patient ist oft viel kompetenter ist, als er meint.

1.9 Der persönliche Stil: Hauptsache authentisch

Milton H. Erickson war eine Größe. Wir können viel von ihm lernen, das heißt von dem, was uns an Literatur und Videos vorliegt. Aber wir können ihn nicht imitieren, genauso wenig wie die vielen anderen hervorragenden Persönlichkeiten auf dem Gebiet der Psychotherapie. Es wäre auch kontraproduktiv. Jeder muss seinen eigenen Stil finden, und das tut er meiner Erfahrung nach ab einem gewissen Zeitpunkt der Ausbildung auch. Dabei werden die anfänglich kritischsten Teilnehmer meist die überzeugtesten Hypnoseanhänger (Kaiser Rekkas 2004). Insgesamt entwickeln sich die Therapeuten aber völlig unterschiedlich zu guten Hypnotherapeuten. Manchmal dauert es lang. Anleitungen werden immer noch von den Seminarunterlagen oder Büchern abgelesen, aber plötzlich ist der Durchbruch da, die Begeisterung geweckt. Das hängt oft mit der Erfahrung eines eher überraschenden Erfolges durch Hypnose zusammen. Ein Kollege wurde erst dann zum engagierten Hypnosetherapeuten, nachdem er aus schierer Verzweiflung seinen geliebten Hund, der gefährlich erkrankt war, hypnotisiert und ihm dadurch geholfen hatte zu überleben.

Hypnose macht auf einmal Spaß. Und dabei wird sie völlig unterschiedlich ausgeführt.

Ein bestimmter Unfallchirurg aus Niederbayern ist eine Kapazität (s. 4.1). Wie arbeitet er? Steril, nüchtern, klar. Seine Hypnoseanweisungen? Präzise, unemotional, strategisch gut. Nach Marathonsitzungen kommt der Patient am Ziel an. Die Pfunde purzeln, die Zigarette ist out, der Schlaf in. Mit kühlem Messer der kühle Schnitt, absolut authentisch und sehr erfolgreich. Wie bereitet er sich vor? Es gibt kein Hypnosebuch aus den letzten zwei Jahrhunderten, das er nicht gelesen hätte. Die Urlaube verbringt er an einsamen Plätzchen, »Safe Places«. Sein Picknickkorb? Gepackt mit Büchern. Er hat Freude an der Hypnose. Und er führt sie, im Gegensatz zu seinem großen Wissen, fast minimalistisch aus.

Meist weiblicher Natur dagegen ist die Blümchen-Schmuse-Hypnose, die nicht jedem steht, aber mit der entsprechend warmherzigen Person auf der Hypnose-Watte-Wohlfühlwolke einmalige Wirkung zeigt. Sie ist mit dem *Kleinen Tiger* (Janosch) auf Du und besucht mit ihren Patienten die *Häschenschule*.

Der eine schwört auf die magischen Objekte aus dem Zauberhut *Harry Potters*, der andere holt sich seine Anregungen aus der Vielfalt der Technik im *Deutschen Museum* in München.

Alles ist erlaubt, wenn es hilft.

Ich persönlich liebe poetische Anleitungen und arbeite konsequent mit ideomotorischen Signalen, selbst wenn sie nur zur Bestätigung innerer Vorgänge dient: »Und wenn Sie in dem Park einen Springbrunnen entdecken, wird sich Ihr ›Ja-Finger‹ automatisch heben.« Allerdings muss ich gestehen, dass mich einige Patienten mehr inspirieren als andere, und diese prima Anleitungen habe ich dann gerade nicht aufgezeichnet. Pech!

Jeder wird über kurz oder lang – zumal wenn er dem anderen Menschen, der zufällig gerade sein Patient ist, achtsam entgegenkommt – seinen höchst persönlichen Stil entwickeln. So ist jede Hypnose einmalig.

1.10 Hypnose, nur von Fachleuten – Hinter der Lernstörung

Beispiel: Gina studiert Germanistik. Aber sie kann nicht lernen. Sie findet keine Ruhe. Sie setzt sich hin, aber konzentriert sich nicht. Vor einer wichtigen Prüfung gerät sie in Panik und will alles hinschmeißen. Ich empfehle sie an meine Kollegin Regina Birlinger. Regina arbeitet intensiv mit ihr. Sie lehrt sie, sich zu entspannen, mithilfe von Hypnose, mit Techniken aus der Verhaltenstherapie und auch mit lustigen Übungen wie der Augenachterbahn. Dazu malt Gina bei ausgestrecktem Arm mit einer Hand eine große, liegende Acht in Augenhöhe in die Luft. Ohne den Kopf zu bewegen, verfolgt sie die Achterbahn mit den Augen und entspannt gleichzeitig Augen und Hirn.

Immerhin, die erste Prüfung ist geschafft und nicht einmal schlecht. Aber Gina hat weiterhin Probleme, sich konsequent in die Materie zu vertiefen. Als ob sie etwas zurückhielte.

Zur Abklärung der Sachlage leitet Regina Hypnose ein. Als Gina sich in einer guten Trance befindet, fragt Regina über Fingerzeichen ab, ob es da noch etwas gebe, was das Lernen behindert. Ohne Vorankündigung findet sich Gina nach der ideomotorischen Bejahung als Dreizehnjährige an ihrem Schülerschreibtisch wieder. Als ob es heute wäre, sieht sie alles genau vor sich: Ihr Schreibheft, das Buch, die braune Schreibtischplatte aus Holz, sie spürt die Finger den Füller halten, riecht die Apfelschnitze auf dem kleinen Teller am Tischrand. Sie ist in die Hausaufgabe vertieft, Mathe. Doch auf einmal überfällt sie ein eigenartiges Gefühl. Ihr wird unheimlich. Sie zwingt sich weiterzuarbeiten. Aber die Beunruhigung lässt sie nicht los. Sie fängt an zu zittern, ihr Hals wie zugeschnürt, die Beine rutschen ihr weg, alles verschwimmt. In diesem Moment erinnert sie sich, dass sie ihren Vater wecken soll. Er gönnt sich – wie es seine südländische Art ist – ein Mittagsschläfchen. Sie geht ins andere Zimmer. Da liegt er auf der Couch. Sie ruft: »Papa, aufwachen!« Er reagiert nicht. Sie ruft noch mal, ihre Stimme ohne Laut. Er reagiert nicht. Sie geht zu ihm, berührt ihn leicht. Er reagiert nicht. Er wirkt sehr ruhig, zu ruhig. Sie erschrickt. Er schläft nicht, er ist tot. Wie versteinert bleibt das Mädchen an der Seite des Vaters. Zeit steht still.

Und hier, in der Hypnose, gerät Gina in eine Krise, durch die spontane Altersregression mit dem plötzlich wieder belebten Trauma vollkommen dissoziiert. Sie hält den Atem an, zittert am ganzen Körper, ist nicht ansprechbar. Sie ist nicht mehr die Erwachsene, die selber schon ein Kind hat. Sie ist dreizehn. Der Papa, mit dem sie gerade noch wegen eines Lippenstiftes einen heftigen Kampf ausgefochten hatte, hat sein Leben ausgehaucht. Alle Gefühle, die sie sich damals nicht erlauben konnte, weil sie die kränkelnde Mutter schonte, sind entfesselt. Angst überflutet sie. Sie vermeint zu ertrinken, sie bricht zusammen.

Regina handelt richtig und kompetent. Sie behält vor allem Ruhe und ist präsent. Sie strahlt aus: »Sie sind nicht alleine, und alle Gefühle sind erlaubt.« Sie sagt:

»Atmen Sie nun wieder ruhig und langsam! ... Ich bin bei Ihnen! ...
Sie sind bei mir in der Praxis.
Sie werden jetzt wieder eine erwachsene Frau.
Sie sehen das Mädchen Gina dort aus drei Meter Abstand.
Es ist wichtig, dass wir gemeinsam diese schlimme Situation bearbeiten. Und das werden wir auch tun!«

Gina meinte immer, den Tod des Vaters gut »weggesteckt« zu haben. Auch den Angehörigen fiel damals auf, dass das Mädel eigentlich nicht richtig traurig war. Aber der schwere Schock und die belastete familiäre Situation verwehrten dem Kind, seinen Gefühlen freien Lauf zu lassen. Und so versteckten sie sich und tauchten erst allmählich wieder auf, hinter einer Lernstörung.

Gut, dass sie in fachfraulichen Händen war!

Regina arbeitete mit ihr an ihrer Trauer und dem, was aus dem Verlust des Vaters resultierte.

Heute hat Gina eine gute Anstellung als Germanistin.

Die Hypnose vermag Tore in die Vergangenheit zu öffnen und starke Gefühle zum Fließen zu bringen. Die Reaktion ist vorher nicht absehbar. Der Patient kommt wegen Zähneknirschen oder Nägelkauen, und plötzlich steht eine ganze Familientragödie im Raum.

Andererseits kommen aber auch viele Menschen, die eine ganze Laufbahn an therapeutischer (medizinischer oder/und psychotherapeutischer) Behandlung hinter sich haben. In Verzweiflung wenden sie sich an den Hypnotherapeuten, weil sie spüren, dass etwas in der Tiefe zu lösen – oder zusammenzufügen – ist.

Hypnose als hochgradig effiziente, aber auch tief greifend bewegende Intervention gehört in fachkundige medizinisch-therapeutische Hände. Jeder muss dabei seine Grenzen kennen und den Patienten eventuell an einen Kollegen weiterleiten, wenn sein Fachgebiet oder sein persönliches Vermögen überschritten wird.

1.11 Der systemische Aspekt der Hypnotherapie

Orientierung an Ressourcen, an Lösungen und am Ziel, die Sinnhaftigkeit des Symptoms, »So-tun-als-ob«-Vorschläge, positives Umdeuten und »in einen positiven Rahmen setzen«, Rituale, Metaphern und die Betrachtung von Interaktion als prozesshaft und zirkulär sind Grundlagen nicht nur der systemischen, sondern auch der Hypnotherapie. Trancephänomene treten in beiden Therapieformen gleichermaßen auf. Besser nutzen kann man diese aber bei Kenntnis der besonderen Möglichkeiten der Hypnose. Widerstand wird weitgehend vermieden und Entwicklung spielerisch und leichthändig initiiert. Die unbewusste Kommunikation der ideomotorischen Arbeit gibt der Therapie den Pfiff.

Wenn wir die systemtherapeutischen Modelle im Überblick betrachten, fällt uns das große Angebot auf, das die einzelnen Ansätze für die Arbeit in Trance bieten. Dabei können wir gleichermaßen mit einem System, einem Paar oder einer Familie oder dem inneren System eines Menschen arbeiten. Immer zeigt sich Fortschritt, wenn wir in Hypnose beispielsweise Skulpturen bilden oder das »Thema« finden (s. S. 143).

Die strukturelle Familientherapie (Minuchin 1977), die auf dem Strukturalismus basiert, arbeitet mit Grenzen, Strukturen, Hierarchien und dem Herausfordern dieser Grenzen und dem Stabilisieren der Subsysteme

Das Mehrgenerationenmodell (Boszormenyi-Nagy u. Spark 1981; Stierlin 1978) hat seine Quelle in der Psychoanalyse. Sein Fokus liegt auf den unsichtbaren Bindungen über Generationen hinweg, und sein Arbeitsthema ist die Klärung der »Konten« und der Vermächtnisse.

Die sympathische und spielerische, aus der humanistischen Psychologie entsprungene erlebnisorientierte Familientherapie (Satir 1990; Whitaker 1991) fokussiert auf dem Selbstwert und arbeitet an einer Optimierung der Kommunikation. Die (Familien-)Skulptur und das positive Reframing sind wichtige Techniken auch der Hypnose.

Die strategische Familientherapie (Haley 1977), gründend auf der Kybernetik, betrachtet die Familie als kybernetischen Regelkreis. Ausgeklügelte paradoxe Verschreibungen, Ordeals und Hausaufgaben bewirken hier therapeutische Veränderung, ähnlich wie die systemisch-kybernetische Familientherapie (Selvini Palazzoli et al. 1977), die dem so genannten Familienspiel mit Neutralität, zirkulärem Fragen, paradoxen Verschreibungen – aufgrund von Hypothesen zum Sinn der Symptomatik – begegnet.

Zu den Modellen der Kybernetik 2. Ordnung zählt die systemisch-konstruktivistische Therapie (Boscolo et al. 1988; Stierlin 1988), die auf dem Konstruktivismus gründet und mit Sprachspielen wie zirkulären und hypothetischen Fragen die alten Denkmuster durchbricht.

Von den narrativen Ansätzen interessiert uns die Therapie als Rekonstruktion (White 1992) aus der postmodernen Philosophie, nach der die Systeme aus Geschichten (Derrida 1988; Foucault 1991) bestehen. Sie betrachtet Menschen als Erzähler, sucht nach Externalisierung und arbeitet mit Ausnahmen.

Große Verwandtschaft mit der Hypnose zeigt die lösungsorientierte Kurztherapie (de Shazer 1989). Der Solution-Talk (Metaphern), die »Wunderfrage« und therapeutische Hausaufgaben sind Inbegriff der modernen Hypnotherapie.

Die Wunderfrage ist eine im wahrsten Sinne umwerfende Strategie. Nach Berichten von Ausweglosigkeit, unentrinnbarem Schmerz und undurchschaubarer Komplikation im Leben erfolgt ein geradezu frecher Denkanstoß: »Stellen Sie sich vor, heute Nacht, im tiefen Schlaf, tiefer als tief, geschieht ein Wunder, und ihr Problem ist gelöst!«

Manche Patienten und manche Klientensysteme wissen ja tatsächlich keine Ausnahmen vom Problem (also keine Situationen, in denen ihr Problem vorübergehend mal nicht vorhanden war) zu berichten. Da hilft allenfalls noch ein Wunder.

In der systemischen Therapie klingt es ganz nüchtern im Gespräch:

- »Wenn das Problem durch ein Wunder über Nacht weg wäre, woran könnte man erkennen, dass es passiert ist?«

Um allerdings diese Frage beantworten zu können, geht auch hier der Patient, wenn er sich das vorstellt, automatisch in eine leichte Trance.

Weiterhin erfragen die systemischen Therapeuten akribisch und recht sachlich, was *nach* dem Wunder geschieht, um die Reaktion des ganzen Systems aufzuzeigen und hiermit gleichzeitig einen Impuls für Veränderung zu setzen:

- Wer würde als Erster erkennen, dass das Wunder über Nacht geschehen ist. und woran?
- Was würden Sie danach als Erstes anders machen, was als Zweites?
- Was würden die Menschen um Sie herum danach anders machen?
- Wenn Sie etwas anders machen würden, wie würden die Menschen um Sie herum darauf reagieren?
- Wer wäre am meisten überrascht davon?

- Wie sähe die Beziehung zwischen Ihnen und Ihrer Frau und Ihrer Umwelt einen Monat (ein Vierteljahr, ein Jahr, fünf Jahre) nach dem Wunder aus?

Die Wunderfrage erzeugt zwei Effekte. Zum einen ist sie so unverbindlich (für ein Wunder kann man ja nichts), dass man Veränderungen phantasieren kann, ohne sich gleich schon für ihre Herstellung verantwortlich fühlen zu müssen. Zum anderen stellt man häufig fest, dass das, was man nach dem »Wunder« tun würde, nichts Übernatürliches ist, sondern recht schlichte, handfeste Tätigkeiten sind. Hat man zuvor schon über Ausnahmen vom Problem gesprochen, entdeckt man oft, dass man nach dem Wunder einfach mehr von dem tun würde, was man heute schon bei Ausnahmen hier und da macht, dass also sozusagen das Repertoire für die Zeit nach dem Wunder heute schon vorhanden ist. Je nach Situation ist es dann denkbar, beispielsweise mit einem Klienten abzusprechen, sich für einen bestimmten Zeitraum einmal so zu verhalten, als sei das Wunder bereits passiert (z. B. für zehn Minuten am Tag) (vgl. von Schlippe u. Schweitzer 1998).

Hypnotherapeutisch kann man die Wunderfrage in der schon eingeleiteten Trance stellen und sie zu einer Reise mit vielen Anregungen ausweiten. Die im Laufe der Hypnose sich vertiefende Trance ermöglicht, das Wunder schon zu erleben, live, jetzt, prototypisch für die hypnotherapeutische Arbeit an sich. Das Wunder wird schon Fleisch und Blut, man trägt es in sich, nicht nur als Idee, sondern als Erfahrung. Durch Hypnose wird das Wunder zum momentanen Erlebnis mit anhaltendem Bild. Neuem Bild.

Ausschnittweise könnte ein Beispiel folgendermaßen lauten:

Der Natur entsprechend, wandern die Sterne übers Firmament ... und es ist, was Sie noch nicht wissen, eine besondere Nacht ... es ist die Nacht – und ich verrate es Ihnen jetzt –, es ist die Nacht mit dem Wunder, die Nacht, in der sich ein Wunder vollzieht ...

Und die Tram läuft in ihr Depot ein ... die Glocke schlägt ... und auf dem Dach badet ein Kätzlein im Mondlicht. Später, wenn es auf samtenen Pfoten über den Dachfirst streift, passiert ein Wunder, ganz in der Stille der Nacht ... und ganz im Verborgenen.

Der Konflikt klärt sich ... die Fessel, die die Brust umgurtet, löst sich ... das Symptom fällt ab wie eine alte Haut, die sich abpellt ... Schmerz schwindet ... die Wunde heilt ... auf wundervolle Weise ... und was hinter dem Symptom lag ... reinigt und klärt sich und heilt auf besondere Art.

In II.2.12 ist die hypnotherapeutische Wunderversion im vollen Wortlaut zu lesen (oder auch vorzulesen). Aber auch alle weiteren oben aufgelisteten systemtherapeutischen Techniken werden sich in diesem Buch im Hypnosekontext wieder finden. Da wir aber jetzt sozusagen am Anfang stehen, erst einmal die mobilisierenden Anfangsfragen. Fragen zu Anfang und Abschluss der Therapiestunde haben einen stark suggestiven Charakter und beeinflussen den Therapieverlauf. Die *systemischen Fragen am Anfang* sind sehr nützlich, denn sie lenken gleich zu Beginn der Stunde in die gemeinsame Suche nach Lösungen, es werden die Weichen für eine ergebnisreiche Sitzung gestellt; z. B.:

- Was macht die Therapie?
- Was ist seit unserer letzten Sitzung geschehen, das Sie überrascht hat?
- Wie war die Zeit, seit wir uns das letzte Mal gesehen haben?
- Was hat sich bis heute schon an Positivem verändert?
- Wem aus der Familie ist es in der letzten Zeit am besten gegangen?
- Was soll heute hier passieren, damit dies eine gute Therapiestunde wird?
- Welche Idee haben Sie im Kopf, was heute hier passieren soll oder wird?
- Was haben Sie für einen Wunsch an die heutige Sitzung, die heutige Hypnose?
- Was denken Sie, dass ich für Sie heute tun kann?

1.12 Von unschätzbarem Wert: die klassische Suggestion

Und du wirst jetzt gut lernen, sinnvoll lernen, gut arbeiten, um diese Prüfung auf deine ganz persönliche Art und Weise erfolgreich zu absolvieren. Irgendwelche schlechten Gefühle haben keinen Raum mehr. Zuversicht und Ruhe füllen dich aus. Nachts schläfst du gut und tief, gut, tief und erholsam und wachst erst morgens auf, wenn es an der Zeit ist. Das Gehirn arbeitet klar und logisch. Alles, was du nicht brauchst, kannst du vergessen, alles, was nützlich ist, ist dir präsent. Jedes Mal, wenn du am Schreibtisch sitzt oder wo auch immer du lernst, wirst du das Gefühl bekommen, dass ein zweites »Ich« hinter dir steht. Die Hände hinter dir – das kannst du jetzt spüren – legen sich an die Wirbelsäule, rechts und links, wo das Kraftzentrum liegt, zwischen den Schulterblättern, da fließt ganz viel Kraft in dich hinein, richtet dich auf, lässt die Atmung sich vertiefen, klärt deinen Kopf, und du wirst dich wundern, wie einfach alles geht und wie du die Dinge aufnimmst und auch behalten kannst, dich an sie erinnern kannst: klar, strukturiert und zum richtigen Zeitpunkt abrufbar.

Und du nutzt deine Zeit sinnvoll, um dich genügend lange pro Tag hinzusetzen, um deine Arbeit zu erledigen, damit du froh und erleichtert sein wirst nach allem. Und vielleicht kannst du jetzt in der inneren Vorstellung einen Sprung in die Zukunft wagen, wo du *die* Anita triffst, die alles gut geschafft hat. Du schaust sie an, schüttelst ihr die Hand und sagst ihr: »Kompliment, mein Mädchen!«

Anita hat inzwischen ihre Prüfungen im Fach Jura hinter sich, erfolgreich. Über die ganze Zeit hinweg ging es ihr gut, sie war voller Selbstvertrauen.

So phantasievoll und metaphorisch wir die Hypnose auch anleiten mögen, versäumen wir nie, kräftige klassische Suggestionen zu geben, und zwar wenn der Patient am tiefsten in Trance ist, was meistens gegen Ende der Hypnose der Fall ist. Diese Suggestionen geben Halt, sie wirken wie eine Leitplanke, die schützend den Weg begleitet. »Und jedwedes unangenehme Gefühl fließt ab! Wohlbefinden nimmt Raum ein!«

Wie klassische Suggestionen in den Gesamttext einer Hypnoseanleitung eingebaut werden können, ist u. a. in 2.2.8 *Fit für die Prüfung*, aufgezeigt. Dabei wird man feststellen, dass auch einfache Behauptungen, solange sie zur therapeutischen Zielrichtung passen, vom Unbewussten positiv angenommen werden.

1.13 Das Motto der Sitzung – Die sex-te Stunde

Wie erhält die Therapie Prägnanz?
Vorher der Wunsch an die Hypnose ... nachher das Motto.

Therapeut: »Wozu speziell soll Ihnen die Hypnose heute dienen?«
Patient: »Ich möchte heute etwas machen, wodurch sich das, was ich schon erreicht habe, stabilisiert.«

Der vor der Hypnose abgefragte Wunsch an die heutige Sitzung engagiert den Patienten zum Mitdenken und Mitarbeiten. Er fühlt sich in der Mitverantwortung für die Therapiestunde, ein wichtiges Kriterium der modernen Hypnose. Man beschließt also gemeinsam, wozu die heutige Hypnose dienen soll.

Erst innerhalb der Trance aber ergibt sich durch die vorher geäußerten Beschwerden und Aussagen (»Ich fühle mich wie Falschgeld«) und ihre therapeutische Korrektur während der geradezu medialen

Interaktion zwischen Therapeut und Patient die Essenz der Sitzung. Die wird zum Motto für die geleistete Stunde, womit das Ergebnis besser in Erinnerung behalten werden kann. Bei einer eventuellen Tonaufzeichnung erhält der Tonträger die Beschriftung des Mottos, die Stunde ist unauslöschlich charakterisiert. Beispiele:

- Es heißt dann: »Vom Falschgeld zur guten Währung.«
- Einer Patientin mit Colitis ulcerosa, die sich zähklebrig über ihren unperfekten Ehemann beklagte, kam innerhalb der Hypnose eine vor Jahren erlebte unbeschwerte Fahrt ins Blaue mit diesem ihrem Mann in Erinnerung. Motto: »Fahrt ins Blaue.«
- Einer jungen Frau, der ihre sexuellen Probleme bis zum Hals standen, die sich aber an das heiße Thema nicht herantraute, versprach ich, bis zur sechsten Sitzung zu warten und dieses Thema auch nicht im Geringsten zu berühren. Das Unbewusste war also zu diesem Termin bestens in Schwung, sie hatte in der Nacht vorher sogar schon mal heftig vorgearbeitet, nein, vorgeträumt. Motto: »Die sex-te Stunde.«
- »Die Sonne von Mexiko« scheint ihm auf den Blähbauch. Na, das muss ja helfen!
- Das Unbewusste einer Frau mit Urticaria bekam klare Suggestionen für Beruhigung und Heilung der Haut. Auf einer besonderen Stelle aber hatte sich während der Hypnose ein Lindenblatt niedergelassen. Da durfte die Hauterkrankung nach der Devise »Vom Symptom zum Signal« weiter bestehen und aufflackern, sobald die Patientin sich – wie früher so oft – übernehmen würde. Wir benannten die Sitzung »Das Lindenblatt«.
- Der ängstlichen Jurastudentin Anita verpasste die Hypnose ein Löwenherz. Ja, Power! »Nicht Hasenfuß, Löwenherz«'
- Wieso als Frau von Format nicht nach einem gleichwertigen Partner Ausschau halten? Siehe »Mann von Format« (2.3.13).
- »Fliegen macht Laune« lässt Sofie neuerdings ihre Flüge genießen.
- Der uns schon aus 1.2 bekannte junge Mediziner erzählte noch während seiner Depression, wie er als Kind einfallsreiche und komplizierte Flugobjekte bastelte, aber zum Schluss – wie bei seiner Dissertation – am Bau des kleinen Cockpitfensterchens scheiterte und vor lauter Verzweiflung und Wut sein Kunstwerk zertrümmerte. In der Hypnose machte er unter Suggestion diesen Akt rückgängig und vervollständigte sein Werk, ebenso wie daraufhin seine Doktorarbeit. Motto jener Stunde: »Das Cockpitfensterchen.«
- In ihrem gesunden Leben war sie immer für andere da. Selbst die Straßenhunde warmer Mittelmeerinseln sollten – wie der treue Mr. Bones (Auster 1999) im amerikanischen Vorstadtgarten – entzeckt

und kastriert ein menschenwürdiges Leben im bayerischen Voralpenland fristen, und so organisierte sie unzählige Transporte mit Hundeladung an Bord. Durch einen Hirntumor bricht alles zusammen. Sie fängt an, sich etwas zu gönnen. Der schönste Apfel vom Baum im Garten ist ihrer. Und seit neuem genehmigt sie sich sogar einen Bienenstich, etwas, was sonst nur die anderen essen durften. Und nicht nur das, sondern einen: »Bienenstich mit Negerkuss.«

Das Geschehene wird präzisiert und im Gedächtnis eingraviert.

1.14 Das Unbewusste: eigenwillig, unberechenbar, unschlagbar – Coming-out

Meine Kollegin Cordula Leddin, Friedrichshafen, aus meinem Ausbildungscurriculum IX der DGH fasst ihren Bericht einer »Raucherentwöhnung« zusammen:

Der 30-jährige in der Gastronomie tätige Mann hatte schon jahrelang keine feste Beziehung mehr. Er gab an, mit 17 Jahren das Rauchen angefangen zu haben, weil er »kultig« sein und von anderen bewundert werden wollte. Er wollte endlich nicht mehr der »brave X« sein, sondern zu einer angesagten Clique gehören. Bald rauchte er automatisch, sowohl im Stress als auch in der Entspannung, in Gesellschaft und allein, zum Genuss und Stressabbau, bis zu drei Schachteln am Tag. Aufhören wollte er, weil es nicht mehr schmeckte, weil er sich mehr Fitness und Gesundheit wünschte. Als Entspannungsszene für die Hypnose schilderte er eine kürzlich erlebte Situation, in der er mit einem Freund Katamaran gefahren war. Die Hypnose beinhaltete daraufhin folgende Bilder und Suggestionen:

»Du fährst auf dem Katamaran, sitzt auf der Kufe, die durchs Wasser streicht, das Segel rauscht im Wind. Ein Wind, ganz warm und tragend, den man auf der Haut spüren kann und der durch das Haar streicht. Die Sonne scheint, wärmend und hell. Du spürst die frische, warme Luft, diesen Geruch von Wasser und der Erde des Ufers, der Bäume, die nach frühem Sommer riechen, angenehm frisch und gesund.

Der Katamaran fährt, *fährt neuen Ufern entgegen*, du spürst die angenehme Geschwindigkeit der Bewegung, der Fortbewegung, *fort von dem Alten, was belastet hat, wo man funktionieren, gefallen musste, hin zu neuer Freiheit und Selbstbestimmtheit!!*

Der Katamaran segelt, du hältst die Füße ins Wasser, sie werden vom Wasser warm und erfrischend umspült, man hört das Plätschern des Wassers, sieht die Wassertropfen perlen, glitzernd und verheißungsvoll,

frisch, gesund. *Du fühlst dich zufrieden mit dem, was ist, wie du bist,* atmest die frische Luft tief ein, die die Lungen weitet, den ganzen Körper reinigt und kräftigt.
Kräftig, frei und unbeschwert!
Du fühlst dich abenteuerlustig und frei, mal sehen, wohin es dich steuert, wohin du (!) steuern magst!
Zu Abenteuer und Freiheit, Wohlbefinden. Was für ein Gefühl, auf dieser Kufe zu sitzen, die Beine der Strömung zu überlassen und zu spüren, wie du ganz eins bist mit dem Wasser, mit der Luft, mit der Natur, frei, selbst bestimmt!

Und langsam senkt sich die Sonne, werden die Farben sanfter, rosiger. Orange- und Rottöne spiegeln sich im Wasser, wie ein Versprechen. Der Wind lässt nach, wird ein angenehmes Streicheln, und du lehnst dich ganz entspannt zurück und betrachtest den Himmel, wo jetzt die ersten Sterne *wie neugeboren* am Himmelszelt erscheinen, leuchtend, glitzernd, verheißungsvoll. Und vielleicht, lass dich überraschen, siehst du bald eine Sternschnuppe, die *wie auf dich gewartet hat,* die gleißend und hell in einem Bogen den Himmel durchzieht und *dir den sehnlichsten Wunsch erfüllt.*

Und so kannst du diesen Moment genießen, so lange du willst, mit aller inneren Freiheit und Zeit, getragen, zufrieden, frei, unbeschwert.
Du bist richtig, so wie du bist!! Und nur das zählt. Und wann immer du möchtest, kannst du tief einatmen und diese innere Freiheit und Selbstbestimmtheit fühlen.«

Wer weiß, was er sich bei der Sternschnuppe gewünscht hat? Auf jeden Fall hatte er danach keine Zeit mehr für die Vervollkommnung der Antiraucherhypnose, weil er einige Tage später sein Coming-out hatte. Erst stand er zu seiner Homosexualität im kleinen Kreis seiner Freunde, bald verkündete er sie auch offiziell. Einige Wochen später lernte er einen jungen Mann kennen, mit dem er seitdem eine gute Beziehung und inzwischen auch ein gemeinsames Lokal führt. Nur rauchen tut er immer noch, aber weitaus weniger und in einem zufriedenen und ausgefüllten Leben.

Offensichtlich hat sich das Unbewusste seine Freiheit genommen, aber auf ganz andere Art und Weise als beabsichtigt. Ist die Hypnose gut, die Atmosphäre geschützt, der Rapport tragend, werden die positiven Suggestionen positive Wirkung zeigen, und zwar da, wo es wirklich wichtig ist.

1.15 Warum Hypnose wirkt – Ein Zusammenspiel auf feinstem Niveau

Wozu ist Hypnose gut? Richtig! Zum Austausch innerer Bilder! Und weshalb und wie diese neuen, positiven Bilder heilsamen Einfluss nehmen können, belegt die neuropsychophysiologische Forschung. Die neuronale Plastizität des Gehirns erlaubt es, in der heilenden, therapeutischen Trance Vergangenes zu lassen und Neues zu adaptieren. Die seelischen Krater der posttraumatischen Störung ebenso wie die traumaphysiologischen Reaktionen des Körpergedächtnisses können durch das visuelle, aber auch physische Erlebnis während der Hypnose ausgeheilt werden.

»Durch positive Gedanken, Worte und Vorstellungen können neuronale Netzwerke verändert und damit ›Top-down‹-Mechanismen in Gang gesetzt werden, welche die Effekte von krank machenden negativen Vorstellungen und Fiktionen kompensieren. Wie wir heute wissen, gibt es sogar direkte deszendierende Bahnen vom Neocortex (Präfrontal- und Inselcortex) zum Hypothalamus bzw. zu den ›sympathischen Zentren‹ der Medulla oblongata, ja sogar zu präganglionären Sympathikusneuronen im Rückenmark (70). Damit sind die Wege vorgezeichnet, auf denen neuronale Aktivitäten des Cortex cerebri auf das Soma einwirken könnten, etwa bei autogenem Training und anderen autosuggestiven Therapien« (Rüegg 2001).

Die Gene sind es, die die grobe Struktur des Gehirns festlegen, doch die Erfahrungen von Kindesbeinen an sorgen für die Feinregulierung bei den Nervenverbindungen, wovon die Funktionsweise des Gehirns abhängt. Diese ständige Feinregulierung erklärt, dass seelische Störungen entstehen, aber durch neue, gute und zumal therapeutische Erfahrungen auch wieder heilen können.

»Lebenserfahrungen formen neuronale Strukturen des Gehirns und legen neuroendokrinologische Reaktionsmuster des Gesamtorganismus fest. Das genetische Programm beschränkt sich beim Gehirn auf die Bereitstellung der anatomischen Hirnanteile, vom Hirnstamm bis zum Großhirn, mit ihren jeweiligen Kerngebieten und spezifischen Transmittersystemen. Für die innere Repräsentation der Welt, für den Erwerb neuropsychologischer Programme sowie seelischer Interpretations- und Reaktionsmuster werden seitens des genetischen Apparates jedoch keine festinstallierten neuronalen Schaltkreise vorgegeben. Vorgegeben ist im Cortex lediglich ein eklatanter Überschuss an – zunächst weitgehend funktionslosen – neuronalen Verschaltungen (Synapsen) der Nervenzellen untereinander. Die Nervenzellanatomie verändert sich unter jeweiligen Erfahrungen mit der Umwelt« (Bauer 2003).

Und wieso heilt der Körper so gut in Hypnose?

Wenn Gewebe durch Erreger, Verletzung – selbst bei einem kleinen Schnitt –, Gift oder verminderte Durchblutung geschädigt wird, antwortet der Körper stets mit einem stereotypen Reaktionsmuster: der Entzündung. Die Entzündungsreaktion ist nicht nur einer der elementarsten körpereigenen Mechanismen, sie gehört auch zu den ältesten bekannten medizinischen Phänomenen. Bereits im Jahr 40 n. Chr. definierte der griechische Heilkundler Celsus die charakteristischen Merkmale der Inflammation: Rubor (Röte), Calor (Überwärmung), Dolor (Schmerz) und Tumor (Schwellung). Diese vier Symptome sind allerdings nur die äußerlich sichtbaren Zeichen eines komplexen Vorgangs, an dem eine Vielzahl von Zellen, löslichen Faktoren, Botenstoffen und Enzymen beteiligt sind.

Bei der Entzündung spielt aber auch das autonome Nervensystem eine Rolle. Eine wichtige Steuerungsaufgabe kommt dabei dem Vagusnerv zu, der über Fasern mit den Organen verbunden ist und mithilfe so genannter Makrophagen die Entzündungsreaktion drosseln kann. Über seine Fasern, die von der Peripherie ins Gehirn laufen, wird eine wichtige Schaltzentrale im Zwischenhirn über Zeitpunkt und Ort einer Gewebeschädigung informiert. Die in die Gegenrichtung laufenden Nervenfasern sorgen dafür, dass eine Entzündung gebremst wird, sobald einer der Kontrollpunkte das entsprechende Signal gibt (*Nature* 420 [2002]: 846–859, 875–878). Hier kann die Hypnose direkt ansetzen.

Chronische Schmerzerkrankungen ohne körperlich-organischen Befund erklären sich nach neueren Untersuchungen oft durch traumatische Ereignisse während einer bestimmten Lebensphase. Der bewussten Kontrolle entzogen, bildet sich ein Schmerzgedächtnis heraus, das in späteren Belastungssituationen zum Ausgangspunkt chronischer Schmerzen werden kann.

Die Hypnotherapie bietet hierfür alle Vorteile:

- die entspannte Trance mit einer positiven vegetativen Reaktion
- die schützende Dissoziation, in der unter der Vermeidung einer

möglichen Retraumatisierung zum Beispiel gewalttätige Bilder aus der Kindheit mit Distanz und im Zeitraffer betrachtet und bearbeitet werden können;
- die Mobilisation des Körpergedächtnisses für natürliche, gesunde Funktion
- der »Top-down«-Effekt, mit dem Altes gelöscht und Neues installiert wird
- und vor allem die geniale Technik der ideomotorischen Arbeit, bei der tiefe innere Prozesse ohne bewusste Beteiligung vonstatten gehen.

Eine phänomenale Entlastung von Patient *und* Therapeut.

1.16 Der Erfolg mit Hypnose –
Wie die Margerite der Verliebten: »... von Herzen, mit Schmerzen, über alle Maßen, ein klein wenig und gar nicht, sie liebt mich ...«

Die Chancen überwiegen. Wie bei der Margerite mindestens fünf zu eins. Ja, oft liegt das Problem der Hypnose darin, dass sich die Dinge überpurzeln, die Veränderung zu schnell vor sich geht. Kollegen, die anfangen, Hypnose in die Therapie zu integrieren, klagen buchstäblich darüber, dass die Therapie zu schnell zum Erfolg führt und zu Ende ist. »Da muss man ja dauernd neue Patienten annehmen!« Aber auch Patienten, vor allem mit langen Therapiekarrieren, können die Dynamik der durch Hypnose beschleunigten Therapie gar nicht fassen und wechseln zu einer »gestandenen« Therapie. Auch mir läuft mal ein Patient weg, zum Beispiel die Petra aus 1.2, die sich für die Stunde »Schlaf« bedankte. Sie hatte Angst, dass die nach fünf probatorischen von mir bei ihrer Privatkasse beantragte Anzahl der Sitzungen (10) einer Kurzzeittherapie nicht ausreichen würde und suchte einen konventionell arbeitenden Kollegen mit Langzeitprogramm auf. (Leider tat sie das, ohne es vorher mit mir zu besprechen. Sie wand sich etwas, als sie mir ihren Entschluss mitteilte, aber eben, da war er schon gefasst.)

Da die Hypnose in die Tiefe geht, eine Depotwirkung ausübt und durch das lebendige Erlebnis während der Trance nicht nur befähigt, sondern sogar beflügelt, ist sie von konkurrenzloser therapeutischer Wirkung. Immer wieder bleiben wir fasziniert zurück.

Die Anzahl der Sitzungen hängt trotzdem immer von der Symptomatik oder dem Schweregrad der Erkrankung ab. Vor allem bei dem gravierenden Krankheitsbild der dissoziativen Störung nach frühen massiven Traumata, das, wie Phillips und Frederik 2003 das in ihrem hervorragenden Buch belegen, gerade hypnotherapeutisch gut zu behandeln ist, verlangt die Therapie Zeit und Durchhaltevermögen.

Ein Ausbleiben von Fortschritt und Erfolg, was auch ich kenne, kann von vielen Faktoren abhängen; der falsche Rahmen, der ungünstige Zeitpunkt, ein Kontext, der Wachstum gerade nicht zulässt, oder eine Disharmonie zwischen den zwei Menschen Patient und Therapeut. Geben wir Zeit und machen keinen Druck. Manchmal meldet sich jemand nach Jahren wieder und ist dann wirklich bereit. Bei dem »... und gar nicht« der Margerite ist doch schon der Same für eine neue Pflanze gesät.

PS – Es lohnt sich doch!

Und die Systemiker haben Recht. Was hab ich schon vor knapp 30 Jahren gelernt? »Wenn jemand von der Therapie wegbleibt, hat er wahrscheinlich schon genug gelernt.«

Und was lohnt sich? Ein kleiner Zweizeiler, ein paar unverfängliche Worte mit einer harmlosen Nachfrage. Natürlich wurmt es mich, wenn sich jemand einen anderen Therapeuten sucht. Also, nachdem ich ›Petra‹ hier gerade zitiert hatte, verfasste ich diese kleine Mail:

> Liebe Frau [Name], ich wollte Ihnen einfach mal ein paar Grüße senden. Ich nehme an, Sie machen auch in der neuen Therapie gute Fortschritte. Wenn Sie Lust und Zeit haben, können Sie mir ja eine Zeile schreiben.
> Ihre AKR

Zugegeben, ich bin neugierig. Mich faszinieren andere Menschen, ihre Schicksale und was sie aus ihren Geschichten machen. Sonst wäre ich ja wohl auch nicht Psychotherapeutin.

Postwendend bekam ich eine Antwort, eine, die ich nicht erwartet hätte:

> Liebe Frau Kaiser, jetzt war ich wirklich verblüfft, nach einem halben Jahr noch etwas von Ihnen zu hören, nachdem ich mich ja relativ schmerzlich von Ihnen verabschiedet hatte. Ich freue mich sehr, wieder etwas von Ihnen zu hören.
> Sie hatten tatsächlich Recht mit der Annahme, alles (Schmerzen, Probleme) würde sich legen, wäre ich erst einmal aus Trudering heraus und in meine neue Wohnung eingezogen. Das war und ist tatsächlich so. Ich habe mich gleich super wohl gefühlt in meinem neuen Reich

in München und bin mit Physiotherapie, Samba etc. auch ganz schön eingespannt.
Wäre da nicht die Liebe ... [Das gebe ich jetzt nicht wieder; AKR.)

Wie geht es Ihnen? Hatten Sie schon wieder viele erfolgreiche Seminare und, waren Sie schon wieder einmal in Griechenland?
In der neuen Therapie sind wir gerade mit Gefühlen im Zusammenhang mit dem Zwang beschäftigt. Mein Gefühlsleben ist sicherlich eines der kompliziertesten überhaupt, aber ich hoffe, nach Überwindung von Zwang und Depression (welche schon länger ausbleibt, hoffentlich für immer) auch noch das zu überwinden.
Ich möchte Ihnen noch einmal sagen, wie wohl ich mich bei Ihnen gefühlt habe, und fand es auch ganz toll, wie Sie auf unseren »Bruch« reagiert hatten. Ich hatte selten einen Therapeuten erlebt, der so liebenswert und einfühlsam war wie Sie. Dafür möchte ich Ihnen sehr danken.
Ich hoffe, Sie bleiben weiterhin so agil, fit, einfühlsam und aufgeschlossen, wie ich Sie in meiner Erinnerung behalte.
Ich wünsche Ihnen eine schöne Zeit. LG Ihre Petra

Klingt gut und tut gut. Es lohnt sich nachzufragen. Man sollte es öfter tun und von den Patienten nicht nur hören, wenn es wieder mal schlecht geht.
Petras »neue« Therapie scheint zu laufen, nachdem die Hauptsache sowieso schon verarbeitet war, und mit *dem* Paket an bewilligten Stunden ...!
Als Hypnotherapeut musst du dich jede einzelne Sitzung unter Beweis stellen, da von der Hypnose per se mehr verlangt wird. Ich möchte nicht tauschen.

2. Techniken, einfach und elegant

Die in diesem Kapitel präsentierte Sammlung von Techniken zu Inhalten und Zielsetzungen einer Therapie sind in unterschiedlicher Weise dargestellt.

Die als Standardanleitung beschriebenen Übungen wie beispielsweise die Entspannungsübung *Bodyscan* oder die Schutzübungen *Igel-Ei* und *Das Kastell* können direkt übernommen werden, wobei einem wahrscheinlich automatisch kleine persönliche Veränderungen, die dem Patienten und dem Kontext entsprechen, über die Lippen kommen.

Andere Techniken, wie die etwas komplizierte, aber hochwirksame *Purple Rose of Cairo* sind sowohl im Ablauf wie auch als wörtliche Anleitung notiert. Die anschließenden Fallberichte zeigen auf, wie der Ablauf prototypisch sein kann, aber auch ganz anders; nicht immer kommen Kristallkugeln raus, wenn ich Kristallkugeln hineingebe.

Interventionen wie *Der Zeitsprung – leichtfüßig, nicht leichtfertig*, *Fit für die Prüfung – Kompliment, mein Mädchen!* oder *Musterunterbrechung* sind am Beispiel der Behandlung einer bestimmten Person aufgezeigt und sollen als Anregung dienen. Die zentrale Technik ist zum besseren Erkennen umrahmt. Mit einer gewissen Modifikation können diese Hypnoseanleitungen verallgemeinert verwendet werden.

Auf Tonträger während der Sitzung aufgenommen und dem Patienten für die Selbsthypnose mitgegeben, vertiefen alle Anleitungen den therapeutischen Effekt der Therapiestunde und beschleunigen den Fortschritt. Durch die Stimme des Therapeuten und den Inhalt seiner Worte kann der Patient nach Bedarf auftanken und fühlt sich durchgehend gehalten, was gerade am Anfang wichtig ist.

Eine festgefahrene Therapiestunde? Ortswechsel! und eine Anzahl weiterer Techniken sowie das *A und O – Die Selbsthypnose* sind allein in der Methodik beschrieben.

Diese bunte Zusammenstellung erschien mir didaktisch am ergiebigsten, liegt doch die Intention meiner Vorlagen – wie es auch die Zielsetzung meiner zwei anderen Fachbücher war – vor allem in der Inspiration des Lesers. Nicht jede Technik ist bis ins Detail durchkonjugiert. Einiges ist nur skizziert, anderes sogar mehr in der Auswirkung beschrieben. Hypnose ist assoziativ. Lernen für Hypnose sollte desgleichen assoziativ sein. Möge dieses Kapitel, mitten ins Leben der therapeutischen Hypnose gegriffen, die Sicherheit in der Hypnoseintervention fördern und Baustein für ganz eigene Hypnoseschöpfungen sein!

2.1 Die Hypnoseeinführung: *Hypnose zum Kennenlernen – Das erste Mal*

Die Patientin liegt und hat die Hände über dem Bauch gefaltet.

»Wir machen jetzt eine kleine Einführungs- und Kennenlernhypnose. Liegen Sie gut?«

»Ja.«

»Sie können die Augen schließen.
  Ich werde Ihnen einfach ein paar Vorschläge machen, was die Atmung und die innere Befindlichkeit anbelangt ... und auch die inneren Bilder.
  Sie brauchen das aber nicht zu befolgen, es sind nur Anregungen.
  Wichtig ist, dass es Ihnen gut geht und dass Sie sich wohl fühlen; das hat Priorität.
  Sie können jederzeit mit mir reden oder die Augen wieder öffnen.
  Es sind eine ganze Menge Geräusche hier im Haus, und das ist gut, denn es signalisiert Ihnen, es gibt hier ein reales Hier und Jetzt ... ein äußeres Hier und Jetzt.
  Das gibt einen Halt, das ist ein äußerer Rahmen für die Hypnose ...
  Uns geht es in der Hypnose um das innere Hier und Jetzt.

Hypnose ist ein ganz natürlicher Zustand, wo man einfach nach innen konzentriert ist und an einem bestimmten Thema arbeitet – weniger bewusst, mehr unbewusst.
  Und Sie brauchen nichts Besonderes zu tun oder zu verstehen, Hypnose geht nur ohne Anstrengung.
  Wir haben uns heute das erste Mal gesehen und fast eine Stunde miteinander gesprochen. Sie haben mir aus ihrem Leben berichtet,

von Ihrem Schmerz, der Belastung, Ihrer Angst, aber auch Ihrer Hoffnung. Dabei habe ich große innere Stärken bei Ihnen wahrnehmen können, die mich zuversichtlich machen. Ich bedanke mich dafür, dass Sie mir so vorbehaltlos über sich erzählt haben. Ich brauche ja auch diese Informationen, um arbeiten zu können. Und dann entwickelt sich in so einem Gespräch natürlich auch eine Art Wellenlänge auf tieferer Ebene zwischen zwei Personen. Und das ist für die Hypnose besonders wichtig.

Wir haben eben im Gespräch eine ganze Menge an Zielen notiert, was wichtig wäre zu erledigen und zu verändern, aber damit beginnen wir nicht gleich heute.

Heute ist es erst mal eine Übung, damit Sie Hypnose kennen lernen und merken, dass es eine ganz prima Angelegenheit ist: Ich kann mich einfach wie auf einer Wolke fühlen und hier zur Balkontür hinausschweben ... und in die Landschaft schweben, die ich gerne habe ... und auf einmal *die Vögel zwitschern hören* ... oder *einen Bergbach rauschen ... die Alpenluft riechen* [Kursivdruck hier: Vorgaben der Patientin] ... und was auch immer dazugehört ... und auftanken.

Aber jetzt können Sie erst mal auf die Atmung achten und spüren, wie die Atmung ruhiger wird, jeder Atemzug befriedigender. Je langsamer Sie ausatmen, umso mehr stellt das vegetative Nervensystem auf Ruhe um ... und Erholung ... Die Einatmung erfolgt von alleine und vertieft sich vielleicht ein bisschen ... Sie fühlen die innere Fülle ... und mit jedem Ausatmen entspannen Sie sich mehr ...

Sie haben mir erzählt, dass Sie Yoga machen ... und Ihr Körper kann sich erinnern, wie es sich anfühlt, nach den dynamischen Yogaübungen einfach dazuliegen ... und es strömt so richtig schön im Körper ... und man sinkt ganz angenehm in einen tranceartigen Zustand ... der Körper warm und pulsierend ... und der Kopf ganz leer und weit und frei ... alles um Sie herum unwichtig ...

Es nur noch wichtig, dass es Ihnen gut geht ... und vielleicht sind Sie wirklich schon da, wo Sie so gerne sind, in den Bergen ... wo es Ihnen gut tut ... wo es so ganz anders ist ... und wo Sie sich mit jedem Atemzug erholen ...

Und ich sehe sehr schöne, ruhige und tiefe Atemzüge und ein friedliches Gesicht ...

Wie gut es ist, abzuschalten ... und einfach für sich selbst da zu sein ... sich zu gewähren, für sich dazusitzen ... sich Zeit für sich selber zu nehmen ... sich einfach wohl zu fühlen.

Sie haben große Belastungen und schwierige Zeiten hinter sich ... und jetzt ist die Wende, wo Sie anfangen, die Aufmerksamkeit auf sich selber zu richten ... um bald wieder lebensfroh ... und vital im Leben zu stehen ... um das Leben zu genießen.

In die Therapie zu gehen heißt, Last abzugeben, damit die Last jetzt nicht mehr auf Ihren Schultern liegt, sondern auf den Schultern der Therapie und es somit bei Ihnen leichter wird.

In die Hypnose zu gehen heißt Abstand zu nehmen und ganz liebevoll bei sich zu sein ... und auf oft ganz unerwartet leichthändige Art und Weise die Aufgaben zu erledigen, die wir uns für die Therapie gesetzt haben.

Und diese Leichtigkeit ... die kann sich so schön anfühlen ... dass der Körper sie richtig erlebt ... und dass er sie besonders – weil es am einfachsten ist – in den Händen erlebt ...

Sie können mal in Ihre Hände, die da jetzt im Moment noch gefaltet auf dem Bauch liegen, hinein einspüren ... ob sie leichter werden ... leichter und leichter ... so leicht ... vielleicht die eine mehr als die andere ... so leicht ... dass sie ein bisschen auseinander gleiten ... die eine Hand sich abhebt vom Bauch ... oder vielleicht die andere Hand ... dass es so ist, wie ein Tor aufzumachen ... und Sie können einfach nur beobachten ... was von alleine passiert ... *[die Hände lösen sich leicht]* genau, sehr gut ... dann kann man sich auch vorstellen, da ist ein Bändchen ums Handgelenk gebunden mit Luftballons dran, Sie können die Luftballons sehen vor dem inneren Auge ... die Farben, die Formen ... die schweben ... sie ziehen das Handgelenk ganz sachte in die Höhe ...

Ich berühre Sie mal an der rechten Hand, und schau mal, wie leicht die Hand schon ist ... *[ich hebe die Hand ganz sacht an, um die beginnende Handlevitation zu fördern]* genau, sie ist ganz leicht ... da wird die Hand noch leichter und leichter ... vielleicht wird die linke Hand auch leichter ... jetzt ist es erst mal die rechte ... sehr schön ... das spricht für einen leichten Trancezustand.

Ich frag Sie einfach mal, geht's Ihnen gut?«
Patientin: »Ja.«
»Sehr schön! Die Hand bleibt ganz von alleine da in der Luft, nur mit den vorgestellten Luftballons, die Finger entspannen sich.

Ist die Linke auch so leicht? Mal schauen, ich berühre Sie auch hier am linken Handgelenk und hebe ganz leicht mit ... aha, die ist auch leicht und kann von alleine höher kommen ...

Ja, das Tor aufmachen, die Sonne reinlassen ... Licht und Sonne ...

Und sind Sie in den Bergen?«

Patientin: »Ja.«

»Was sehen Sie denn gerade?«

»Ich bin am Gipfel.«

»Am Gipfel? Wunderbar! Dann machen Sie doch einfach auf und lassen alles das reinströmen, was Ihnen dort gut tut ... und was, das wissen nur Sie, die ganze Kraft der Natur, das wunderbare Erlebnis ... lassen Sie es reinströmen ... nehmen es auf ... und genießen es ... sehr schön ... und gewinnen an Kraft und Energie ... und zwar so ... dass die angeschlagene Gesundheit sich jetzt stabilisieren kann, das spüren Sie vielleicht schon ... dass die Erkältung zurückgeht, dass Sie einfach auftanken ... Sonne und Luft ... die Kraft der Natur ...« *[Pause]*

»*Ihr Unbewusstes hat Mäuschen gespielt* vorhin bei unserem Gespräch und hat zugehört und hat Ihre Klagen gehört, aber vor allem die *Ziele*, die wir haben, die *Aufgaben*, die für die Therapie anstehen, und jetzt hab ich noch eine Frage: Ist das Unbewusste bereit, Ihnen dabei zu helfen? Und wenn das Unbewusste dazu bereit ist, kann ein Finger sich ganz von alleine mal heben, einer von den zehn Fingern. Ein Finger hebt sich von alleine, wenn das Unbewusste bereit ist, ganz aktiv zu unterstützen.« Ein Finger hebt sich.

»... ein Finger sich hebt, dann hätten wir schon mal einen ›Ja-Finger‹ ... na, wenn das keine Zusage ist! Fantastisch!

Unsere Ziele für die Therapie heißen:

- Stabilisierung
- Stärkung der Immunkräfte

- mit den Kräften haushalten
- Zuwachs an Selbstwert, wissen, was Sie wert sind
- Ausgleich in Nehmen und Geben
- und in Hypnose lernen, in der Kontrolle nachzulassen durch Gewinn an Stärke.

Das ist ein gutes Programm!

Aber jetzt genießen Sie einfach noch die schöne erste Hypnose hier und tanken auf!

Wenn Sie genug haben, können sich die Hände einfach ganz von alleine wieder senken ... so wie man ein Tor wieder zumacht ... gut ... Sie könnten sich sagen: Ich habe alles hereingelassen und aufgetankt ... jetzt mach ich wieder zu und bewahre es gut ... ich achte auf mich ... ich haushalte mit meinen Kräften ... ich bin zu mir selber gut ... und schenke mir Aufmerksamkeit und Gehör.

Lassen Sie sich alle Zeit, um die Hypnose abzuschließen, gut und stimmig zu machen. Sie nehmen alle schönen Bilder mit ... auch das gute Gefühl ... und kommen froh und klar wieder hierher und fühlen sich vielleicht ein bisschen besser als vorher.«

Frau T. kommt mit einer akuten Erschöpfung auf Empfehlung einer Freundin von ihr, die vor Jahren bei mir war. Vor einem halben Jahr ist ihre Mutter nach unendlich schwerer Leidenszeit an einer Tumorerkrankung verstorben. Frau T. betreute sie neben ihrer Berufstätigkeit als Mediaberaterin bei einem großen Verlag abwechselnd mit ihrem Vater und der Schwester. So konnte die Mutter bis zuletzt zu Hause bleiben. Leider handelte es sich um die genetische Variante des Mamma-Carcinoms. Tante und Großmutter starben qualvoll an der gleichen Krankheit, Frau T. lässt sich regelmäßig untersuchen, das Damoklesschwert hängt über ihr. Und sie zeigt alle Kriterien, die man oft bei Menschen mit der Diagnose Krebs findet (Stierlin u. Maticek 1998; Bauer 2003). Die typische Dysbalance:

- Selbstaufopferung, fordert sich zu viel ab
- Gutmütigkeit
- geringes Selbstwertgefühl
- Geben und Nehmen im Ungleichgewicht, Geben überwiegt
- mangelhafte Selbstregulation, schwache Abgrenzung, schlecht Nein sagen können
- zu wenig Auszeiten zum Auftanken, Urlaub, Tanzengehen etc.
- Überkontrolliert.

Und zur Krönung: welcher Partner? Einer, der schön unkontrolliert ist. Der eine Palette von Drogen einwirft.
Gut, dass sie in Therapie kommt.
Nach der Hypnose äußert sie spontan: »Ja, ich will leben.«
Sie kommt zu insgesamt fünf Sitzungen, die ich alle auf Tonband aufzeichne. Danach fühlt sie sich ausreichend stabilisiert. Sie wirkt frisch und erst jetzt fällt mir auf, wie hübsch sie ist. Wir verabreden, dass sie sich bei Bedarf melden wird.

2.2 Selbstwert, Stabilität und Stärke

2.2.1 Hypnose-Einleitung
Die Induktion ist das Einfachste an der Hypnose und vielerorts beschrieben, weshalb ich hier nur zwei Techniken aufführe; eine fabelhaft kurze und eine intuitive.

2.2.1.1 Die fabelhaft kurze Technik:
»Schließe die Augen ... und sage einmal ›Indien‹ ...!«
»Bist du nicht augenblicklich in überquellendes Grün versetzt? Umringen dich nicht lachende Kindergesichter, schreiten nicht exotisch schöne Frauen in malerischen Saris an dir vorbei, und bieten nicht Händler Ware aus Tausendundeiner Nacht an? Da turnt doch ein Affe durchs Geäst, badet der Elefant genüsslich im Fluss!
Die Haut atmet auf in tropisch schmeichelnder Wärme ...«
Auch Mogli ist nicht ferne, wenn uns der Sprecher Walter Giller gleich zu Beginn seines »Hör-Dschungelbuches« mit einem einzigen Satz in einen Traum versetzt.
Trance hüllt uns ein.
Eine wunderbare Induktion.

»Was darf es denn sein? Wo wären Sie denn jetzt (noch) lieber als in der Therapiestunde? Sie hätten gerne ›Tibet‹? Oder Capri, Berchtesgaden, vielleicht Tobago?« Alles klingt gut, wenn man es auf der Zunge zergehen lässt und ihm ein wenig Reim abgewinnt.

So wie die Darstellung – sei es einer problematischen Situation oder einer guten Erfahrung – des Patienten bei geschlossenen Augen mehr Plastizität und Gefühlstiefe gewinnt, kann das Aussprechen eines geliebten Ortes die ganze Atmosphäre hervorzaubern. Die Arbeit kann starten.

2.2 Selbstwert, Stabilität und Stärke

Ist der »beste Ort« zum Beispiel »Lichtenau«, lässt man den Patienten noch einige Impressionen hinzufügen, die man dann in der Tranceeinleitung nutzt und ausbaut, wie »Ihr eigenes Märchen«:
»Schließen Sie nun die Augen ... und sagen ›Lichtenau‹ ...
Vor Ihren Augen erscheinen Fachwerkhäuser ... die Sandsteinkirche ... ein warmer Sommertag ... die reizvolle hügelige Landschaft ... hier sammelten die Brüder Grimm ihre Märchen.
Ein Ort, wo jetzt Ihr ganz eigenes Märchen seinen guten Ausgang findet.

Lassen Sie Ihren Blick gefällig auf Ihrem Ort ruhen ... atmen die klare Luft ... während Sie tiefer und tiefer in Hypnose gleiten ...!« Etc.

Ein Kollege wünschte Florida ...
Flori – da ... schon war der Flori da ...
wo er die Delfine sah ...

2.2.1.2 Hypnotische Tiefenentspannung mal anders: Induktion tiefer Hypnose durch Berührung und Kurztrance des Therapeuten

Ziel: schnelles Herstellen einer Trance durch Berührung am Kopf, Vertiefen der Hypnose durch eigene Kurztrance des Therapeuten, intuitives Erfassen des anderen und Aufgreifen seiner inneren Prozesse

Schritte des Vorgehens:
1. Der Hypnotherapeut instruiert den Probanden bzw. Patienten, dass er bei ihm eine tiefe Trance induzieren und ihn dafür am Kopf berühren wird (in Hypnose nie ohne Vorankündigung berühren!). Absprache, dass das für den anderen in Ordnung ist.
2. Der Hypnotherapeut sitzt oder steht bequem (!) hinter oder seitlich von dem sitzenden oder liegenden Probanden bzw. Patienten.
3. Er bittet den Probanden bzw. Patienten, seine Aufmerksamkeit auf die Atmung zu lenken und sich mehr und mehr zu spüren.
4. Der Hypnotherapeut achtet auch bei sich selbst darauf, dass er ruhig atmet (vor allem langsam ausatmet) und sich ruhig und zentriert fühlt.
5. Dann fasst er sachte den Kopf des Probanden bzw. Patienten an, indem er seine Hände *entweder* seitlich in Schläfenhöhe auflegt (nicht über die Ohren, weil der andere uns dann nicht mehr richtig hören kann, andererseits ein Rauschen vernimmt) *oder* eine Hand auf die Stirn und die andere auf das Hinterhaupt legt.

2. Techniken, einfach und elegant

6. Der Hypnotherapeut schließt jetzt (für Sekunden) selber die Augen und geht kurz in Trance.
7. Gedanklich lässt der Therapeut die sich bei ihm entwickelte Trance zum Probanden/Patienten fließen, wodurch sich bei diesem der hypnotische Zustand vertieft.
Pause.
8. Nun bittet der Hypnotherapeut den Probanden bzw. Patienten, sich einen Gegenstand aus der Natur (oder Technik), der sich bewegt, vorzustellen. Mögliche Formulierung: »Lassen Sie vor Ihrem inneren Auge nun einen Gegenstand aus der Natur erscheinen, der Ihnen gefällt und der sich bewegt, wie zum Beispiel ein Baum, der sich im Winde wiegt, ein Adler, der durch die Lüfte segelt, oder ein Kieselstein, der in einem Bergbach von der Wasserkraft hin und her gekullert wird!«
9. Der Hypnotherapeut konzentriert sich nun vollkommen auf den Probanden bzw. Patienten und versucht intuitiv zu erfassen, was dieser sieht. (Dieses Vorgehen vertieft den therapeutischen Rapport und schult die Intuition.)
Pause
10. Der Hypnotherapeut entfernt sehr langsam seine Hände vom Kopf oder Gesicht des Probanden bzw. Patienten und befragt ihn nach dem Gegenstand. Mögliche Formulierung: »Sagen Sie mir doch bitte mal, was Sie gerade sehen!«
11. Der Hypnotherapeut lässt den Probanden bzw. Patienten kurz berichten.
Pause
12. Nun bittet der Hypnotherapeut den Probanden bzw. Patienten, diesen sich bewegenden Gegenstand von allen Seiten genau zu betrachten, ihn (in Fantasie) vielleicht anzufassen, also zu fühlen, ihn zu riechen und eventuell seine Geräusche oder Töne zu hören.
Pause
13. Nach einer kleinen Weile erfolgt die Aufforderung, diesen Gegenstand, der sich gerade eben noch bewegt hat, allmählich zur Ruhe zu bringen. Dabei wird die vom Probanden bzw. Patienten gegebene Information über den Gegenstand genutzt. Über die Beruhigung des visualisierten Gegenstandes tritt auch eine Beruhigung des inneren Zustandes sowohl auf der seelischen als auch körperlichen Ebene ein. (Siehe 1.3, wie der Junge den Wasserfall »anhielt«!) Mögliche Formulierung, wenn es z. B. eine sich im Winde wiegende Pappel war: »Sehen Sie nun, wie der Wind sich allmählich legt ... Ja, der Wind hört auf zu wehen ... und der Baum, der sich elastisch gewiegt hat, kommt zur Ruhe, vollkommen zur Ruhe ... bis er ganz still steht ... nach aller Bewegung ganz still ... ganz ruhig ... wie in sich gekehrt ... kein Ästchen rührt sich mehr ... und Sie werden merken,

wie auch Sie ganz ruhig werden und in eine angenehme tiefe Hypnose gleiten ... und bei der Pappel ... und das ist das Besondere ... verbleibt ein ganz leichtes Schwingen in den Blättern. Die Blätter flirren im Licht ... als Zeichen intensiven Lebens ... auch in vollkommener, tiefer Ruhe ... erholsam wie der tiefste Schlaf ...
lange Pause.
14. Hier kann entsprechend dem Therapieziel weitergearbeitet werden.
15. Posthypnotische Suggestion.
16. Hypnoseausleitung
Mögliche Formulierung: »Und Sie behalten diese Ruhe (Kraft, Erholung, Energie, Betäubung bzw. Anästhesie) bei, auch wenn Sie sich jetzt gleich nach ein paar kräftigen Atemzügen recken und strecken werden und die Augen aufschlagen. Vielleicht sind Sie dann auch überrascht, wie frisch und erholt Sie sich fühlen; wie nach einem tiefen Schlaf, wobei Sie wissen, dass es kein Schlaf war. Und vielleicht mögen Sie mir ein bisschen von Ihrer Erfahrung berichten!«

»Raggedy Ann«

Die hypnotische Tiefenentspannung ist das Erste, das der Patient erlernen sollte, vor allem, wenn er eine körperliche Erkrankung hat. Zwei Übungen haben sich als besonders beliebt herausgeschält. Die eine ist die in der *Fee & Co.* (Kaiser Rekkas 2001) beschriebene Übung *Raggedy Ann*. *Raggedy Ann* trainiert die vorgestellte Bewegung und das vorgestellte Lenken des Atemflusses durch den Körper. Der Körper wird warm, der Kopf angenehm kühl, während das Herz eine herzliche Umarmung erfährt. Über vier Phasen völligen Wohlgefühls leitet die Übung schließlich in die hypnotische Tiefenentspannung über, und das auch noch auf einer himmlischen Luftmatratze ...

Während diese Übung etwa eine halbe Stunde beansprucht, dafür aber auch für den nervösen, unkonzentrierten Patienten geeignet ist, gehört *Bodyscan* eher zu den »Turbohypnosen«, die umso schneller zum Ziel führen, je öfter man sie ausführt.

»Bodyscan«

Ziel: Hypnoseinduktion über Entspannung, Gelöstheit, Beruhigung, Entwicklung des Gefühls von Geborgenheit und Getragenwerden, ideale Übung für Selbsthypnose

Technik: In der inneren Vorstellung fährt sehr achtsam und geradezu liebevoll ein großer, sensibler Scanner über den Körper, vom Scheitel bis zur Sohle.

Er tastet den Körper ab und gibt ein exaktes, wertfreies (!) Bild vom momentanen Zustand wieder. Dabei registriert er alles haarfein: Kühle – Wärme, Enge – Weite, Anspannung – Entspannung, alle Farben des Körpers u. a.

Das wiedergegebene Bild, wie es auch sei, wird akzeptiert, denn dadurch kommt im Weiteren die positive Veränderung, Entspannung, Gelöstheit. Der innere Zustand wird ruhiger und gelassener, die Trance bildet sich von alleine, und das körperliche Befinden verbessert sich spontan in nur wenigen Atemzügen.

Text nach einer kleinen Einleitung:
»Stellen Sie sich nun vor, wie ein Scanner sehr behutsam Ihre Gestalt abtastet ... vom Scheitel bis zur Sohle über Ihren ganzen Körper fährt ... ganz langsam und ruhig ...

Er fängt beim Scheitel an ... Dabei registriert er alles haarfein: Kühle – Wärme, Enge – Weite, Anspannung – Entspannung, alle Farben des Körpers ...

Der Scanner macht das ganz von alleine... fährt sachte an Ihnen hinunter ... er tastet das Gesicht ab, womit es sich gleichzeitig entspannt, erst mal die Stirn ... dann die Augen, bis sie ganz glatt und gemütlich in ihren Augenhöhlen liegen ... wie zwei ruhige, klare Seen, in denen sich der Himmel spiegelt ... die Augenmuskeln ganz glatt und entspannt ... auch die Schläfen ganz glatt und entspannt ... sanft fährt er über die Wangen ... sie werden ganz glatt und entspannt ... die Nasenpartie ... die Mundpartie, die Kehle frei und weit ... die Halsmuskeln ... der Nacken gelöst ... und man kann es geradezu spüren, wie der Scanner tiefer und tiefer den Körper entlangfährt ..., die Schultern entspannt ... die Brust ... die Oberarme ... die Unterarme ... die Hände ... den Bauchraum ... das Becken ... die Hüften ... die Oberschenkel ... die Unterschenkel ... die Füße ... alle Verspannungen lösen sich dabei ... alles ist vollkommen gelöst und entspannt ... eine tiefe Ruhe erfüllt Sie ...

Und Sie sinken tiefer und tiefer in Hypnose ... bis Sie vollkommen ruhig werden ...

Vollkommen ruhig von den Haarspitzen bis zu den Zehenspitzen ... vollkommen ruhig und sich wohl fühlen. Sie sinken tiefer und tiefer ... wie in eine wunderbare, weiche Wattewolke, die Sie stabil trägt!

Vielleicht eine rein weiße Wolke, in der Sie wohlig ruhen, vielleicht eine golddurchstrahlte Wolke, wie sie bei Sonnenuntergang am Himmel schwebt ... in herrlichen goldrosigen Farben ... und Sie liegen darin ... so wohlig geborgen und entspannt vom Scheitel bis zur Sohle, und Sie fühlen diese flauschige Weichheit, die auch Halt gibt ...

Und wenn Sie tiefer in diese Wattewolke sinken, können Sie vielleicht mit Erstaunen bemerken, wie sich darüber ein Regenbogen in all seinen Farben wölbt ...«

An dieser Stelle können Bausteine anderer Übungen wie *System Baloo* oder *Schön, dass du da bist!* eingefügt werden.

»Alles ist so leicht und so angenehm ...
 Und Sie prägen sich nun das schöne Bild gut ein, der Körper speichert das Wohlbefinden.
 So werden in Ihrer nächsten Selbsthypnose Bild und Gefühl von alleine wieder lebendig ...!«

2.2.2 Ruhe und Gelassenheit – »System Baloo«, »In Form«

»System Baloo«

Ziel: Unterstützung für die Bewältigung einer schwierigen Situation

Technik: Visualisierung hilfreicher innerer Begleiter

Es werden vor der Hypnose ein oder zwei Befindlichkeiten (z. B. Ruhe und Gelassenheit) aufgefunden, die über eine schwierige Situation hinweghelfen können. Dann wird innerhalb der Hypnose eine Gestalt in Form eines helfenden Begleiters, der diesen Zustand verkörpert, visualisiert. In einer Zukunftsvision (Zeitprogression) werden mit seiner Unterstützung die Herausforderung bewältigt, der erfolgreiche Ablauf verinnerlicht.
 Ein innerer (bäriger) Freund begleitet den Patienten.

Übrigens, es muss nicht immer ein starker Braunbär sein! Eine Patientin bestand auf ihrem hellblauen Schmetterling, für sie ein Krafttier ohnegleichen. Und gar nicht flatterhaft.

»In Form«

Ziel: innerer Halt, Ruhe und Konzentration, geistige Erholung und Öffnung

Technik: Spiel mit einer Metapher

2. Techniken, einfach und elegant

»Und ich rede in der Du-Form. Nimm dir einen Moment Zeit, um auf Ruhe umzuschalten – von der wachen, bewussten Tätigkeit auf eine auch wache, aber unbewusste Arbeit, eine Arbeit, die von alleine läuft, die du nicht organisieren musst, die du dir nicht ausdenken musst, sondern die von alleine entsteht und die von alleine für alles Wichtige sorgt.

Und vielleicht kannst du dir dafür vorstellen, dass deine Haut, deine Abgrenzung zur Außenwelt so etwas wäre wie eine Kuchenform ... und das, was innerlich ist, wäre ein Kuchenteig ... der mit Liebe geknetet und gerührt wurde und nun in die Form gegossen wird. Er entspannt sich, dehnt sich langsam aus und streckt sich in die Form hinein ...

... wie als Mutter einen Kuchen buk ... und den Teig in eine Kuchenform, die sie schön ausgefettet hatte, hineingoss und dann der Teig mit der Ruhe und der Wärme sich immer mehr ausbreitete und ausdehnte, sich in die Kuchenform hineinschmiegte, sich entspannte und glättete ...

Und so sinkst du ganz friedlich und entspannt in deine eigene Form, die nur du hast und die ganz typisch für dich und ganz unverwechselbar ist ... und füllst sie aus bis in jeden kleinen Winkel ... mit jedem Ausatmen mehr ... und du spürst überallhin und ... und breiter und weiter werdend kommt mehr Fülle hinein ... und wenn mehr Fülle kommt, wird die Basis stärker, und alles um dich herum kann unwichtig werden, auch der Klang der Glocke, der andeutet, wie die Zeit draußen vergeht, während innerlich für dich eine ganz andere Zeit herrscht ...

Und ganz in Ruhe sinkend und gleichzeitig schwebend, kannst du einer ganz eigenen Erfahrung nachgehen, die für dich jetzt wichtig ist ...

Je mehr du merkst, dass du innerlich in deiner Form ruhst und gehalten bist, dich gut auskennst da drin, ja je mehr du in dir bist, umso mehr kannst du geistig die Weite ausschöpfen und auf Reisen gehen und das wiederum mit der Mitte verknüpfen und manches von da draußen holen, um es dir anzueignen, um es zu integrieren, manch neue Erfahrung, die dich weiterbringt, sodass vielleicht selbst auch noch die Form sich weiterentwickelt ...

... ganz in deinem Maß und ganz in deiner Ruhe ...

Der Geist kann mit ruhigem Flügelschlag immer weitere Kurven drehen im Austausch mit der ganzen Weite draußen, um dann zurückzukehren, bereichert ... und aufgetankt ...«

Pause.

»Gehe deinen Bildern nach! Sie entwickeln sich von selbst, schau mal hin!

Und nach einer geraumen Zeit wirst du es für richtig halten, ganz in dir ruhend, entspannt und aufgetankt und mit Wohlgefühl wieder hierher zu kommen ... im tiefen Empfinden, dass du in deiner dir eigenen, unverfälschlichen Form bist. Das wird dir Halt geben. Deshalb wirst du dich wohl und gestärkt fühlen und mit Spannkraft in einen guten Tag hineinwandern.«

2.2.3 Ich-Stärkung – »Die Drei Zauberworte«

Die drei Zauberworte
Ziel: Ich-Stärkung, schnelles Hervorrufen guter Gefühle durch hypnotisches Sicherinnern an Erlebnisse des Wohlbefindens, Selbstwertes, Selbstrespekts und der Kompetenz

Technik: Der Patient erlebt in Hypnose nacheinander drei positive persönliche Erlebnisse wieder. Dabei sollte es sich um Situationen handeln, in denen Stärke, Kompetenz, Liebe und Wertschätzung erfahren wurden. Dazu können die hier aufgelisteten, aber natürlich auch andere dem Therapieziel entsprechende Kriterien abgefragt werden:

Körperliche Ebene:
- entspannt, gelassen und zuversichtlich
- stabil und belastbar, vital
- satt und zufrieden.

Geistige Ebene:
- klar und reflektiert
- abgegrenzt und bezogen
- respektvoll und wertschätzend sich selbst gegenüber.

Seelische Ebene:
- geborgen
- glücklich
- geliebt und begehrt.

Diese Erinnerungen sollen möglichst wenig kognitiv, sondern eher unbewusst, bevorzugterweise mit ideomotorischen Signalen ausgelöst werden, da sie dann mehr Potenz haben. Nach dem Anzeigen des

»Ja-Fingers« oder dem Nicken, welches das Auftauchen eines Bildes oder Erlebnisses anzeigt, wird es kurz beschrieben. Danach fordert der Therapeut auf, sich den guten Aspekten richtig hinzugeben, sie mit jeder Pore aufzunehmen, in jeder Faser zu spüren und somit die guten, stärkenden Gefühle richtig in sich aufleben zu lassen. »Badet« der Patient so richtig in der guten Situation, soll er ein passendes Wort finden, das dieses Erlebnis exakt umschreibt. Er wird gebeten, dieses Wort mitzuteilen, das der Therapeut dann mit besonderer Betonung wiederholt.

Hat der Patient die drei Erlebnisse »wieder gefunden« und wieder be- und erlebt und auch die drei Worte gefunden, die diese Erlebnisse jeweils symbolisieren, wird er in tiefe Trance geführt. Der Therapeut spricht nun diese drei Worte, die damit zu »magischen Worten« werden, da sie gute Gefühle auszulösen imstande sind, besonders betont aus. Es werden posthypnotische Suggestionen gegeben zu dem Zweck, dass diese Worte »innere Begleiter« werden oder auch einfach für die Selbsthypnose ausgesprochen werden können, damit sie ihre Wirkung tun.

»Eine innere Hängematte, aus diesen Worten gewebt. Sobald man sich hineinlegt, erfährt man ... [hier diese drei Worte nennen].«

Ein Lokführer, der wegen Panikattacken von seiner geliebten Lok steigen musste, bildete die Worte »Topfit«, »Supereinfach« und »Wow!«

Eine liebenswürdige etwas ältere Dame fasste es literarischer: »Berg des Olymp«, weil sie den einmal bestiegen hatte, »Handkuss«, den sie vom Dalai-Lama erhalten hatte, und »Mein höchstes Glück«, die Geburt ihres Kindes.

Beispiel einer Anleitung

1. Nach der Trance-Induktion: »... da geschieht etwas Verwunderliches ... du erinnerst dich auf einmal an eine Situation, in der du dich vollkommen entspannt gefühlt hast, körperlich stabil und belastbar, ›sprühend vor Vitalität‹ – wann immer das auch war!«

Pause.

Nachdem der Patient äußert bzw. per Fingersignal anzeigt, dass er eine Erinnerung habe, wird er gebeten, sie kurz zu beschreiben. Danach soll er sich wieder vermehrt dem guten Gefühl widmen und es richtig in sich auferstehen lassen. Er wird nun aufgefordert, ein passendes Wort, das seinen Gefühlszustand beschreibt, zu finden.

Th.: »Und lass dir jetzt einfach mal ein Wort einfallen, das dir dazu in den Sinn kommt! Wenn du es hast, dann sag es mir bitte laut ...«
Pause.

Pat.: »Undine!«

Th.: »›Undine‹?«

Pat.: »Ja, ›Undine‹, das ist der Name des Segelbootes.«

Th.: »Ja, ›Undine‹, sehr schön, ›Undine‹, wie märchenhaft das klingt ...!
... und ich wiederhole noch einmal das Wort ... ›Undine‹ ... gut ... das wäre das eine.«

2. »Und dann kommt die zweite Situation, die dir einfällt. Ein Erlebnis, bei dem du dich kompetent, stark, selbstbewusst und voller Vertrauen gefühlt hast.«
Pause.

Nachdem der Patient geäußert hat, dass er eine Erinnerung habe, wird er gebeten, sie kurz zu beschreiben. Danach soll er sich wieder vermehrt dem guten Gefühl widmen und es richtig in sich auferstehen lassen. Er wird nun aufgefordert, ein passendes Wort, das seinen Gefühlszustand beschreibt, zu finden.

Th.: »... und auch dafür lässt du dir ein Wort einfallen. Das Unbewusste schickt das hoch. Ein Wort, das dieses Gefühl ausdrückt.«
Pause.

Pat.: »Bravo!«
Th.: »›Bravo‹! ... mhm ... ›Bravo‹! ... gut ...«

3. »Jetzt kommt die dritte Situation ... eine besondere ... und zwar erinnerst du dich an einen Moment höchsten Glückes.«
Pause.

Nachdem der Patient geäußert hat, dass er eine Erinnerung habe, wird er gebeten, sie kurz zu beschreiben. Danach soll er sich wieder vermehrt dem guten Gefühl widmen und es richtig in sich auferstehen lassen. Er wird nun aufgefordert, ein passendes Wort, das seinen Zustand beschreibt, zu finden.

Th.: »... und auch da lässt du dir ein Wort einfallen. Das Unbewusste schickt auch da ein passendes Wort hoch, es kann dir einfach in den Sinn kommen. Ein Wort, das dieses Gefühl versinnbildlicht.«

Pat.: »Sonnenstrahlen!«

Th.: »›Sonnenstrahlen‹!, schön, mhm ... ›Sonnenstrahlen‹ ... gut ... und in Zukunft, wenn du mal wieder in eine Situation kommst, die du gut bewältigen möchtest, sagst du dir laut deine drei Zauberworte. Wie heißen sie?«

Pat.: »Undine, Bravo! Sonnenstrahlen.«

Th.: »Ja, sehr gut! ›Undine‹ ... ›Bravo‹ ... ›Sonnenstrahlen‹ ... merkst du, wie es wirkt??«

Pat.: »Mhm!«

Th.: »Ja, sie werden dich immer wieder verzaubern, die ›magischen Drei‹!«

An dieser Stelle kann vom Patienten das gute Gefühl auch körperlich verankert werden, zum Beispiel durch Zusammendrücken von Zeigefinger und Daumen oder Handauflegen auf den Bauch.
»Jetzt kannst du tiefer in Hypnose gehen ... dieses schöne Gefühl füllt dich vollkommen aus ... strahlt in jeden Winkel und hält auch sonst, gerufen oder ungerufen, immer wieder in dir Einzug ...«

2.2.4 Selbstwert und Selbstsicherheit – »*Ein Maximum an Stabilität ... ein Optimum an Freiheit*«, »*Schön, dass du da bist!!*«

»Ein Maximum an Stabilität ... ein Optimum an Freiheit«

Technik: Fokussieren auf Erfolgserlebnisse und Vergessen von Misserfolgen

Diese Hypnoseanleitung galt einer Patientin mit Selbstwertproblematik und Asthma bronchiale für die Zeit meiner Abwesenheit durch Urlaub. Der direktiv gehaltene Text lässt einen kürzlich errungenen beruflichen Erfolg wieder aufleben und gibt klare, unmissverständliche Suggestionen. Ihre in dieser Sitzung geäußerte Aussage, sie fühle sich oft »wie Falschgeld«, wird positiv umgewandelt. Die Patientin ist in 2.3.2 *(Spiel mit der Stimme)* wieder zu finden.

Hypnoseeinleitung
»Sie können Hypnose und haben in Hypnose schon viel erreicht ... sich viel Neues erworben, viele Erkenntnisse gewonnen, und körperlich geht es Ihnen wesentlich besser ...

Und nun erinnern Sie sich einfach an die letzte gute Hypnose, die so tief war und Ihnen so gut getan hat, dass Sie mit Sicherheit in Ihrem Körpergedächtnis gut eingespeichert ist ... und alleine schon der Gedanke, die Erinnerung an die letzte Hypnose lässt Sie ruhig und friedlich werden ...

Und mit jedem Ausatmen fließt die Last des Tages ab, und jedes Einatmen erfrischt Sie ... und so tut Atemzug um Atemzug gut ... Mit jedem Ausatmen sinken Sie tiefer in Hypnose ... tiefer ... und tiefer ... egal, was um Sie herum ist ... Die Geräusche der Stadt können sich völlig verändern und in dieser inneren Welt zum Plätschern des Baches werden, von dem Sie mir erzählten ... Auch der Geruch kann den Geruch frisch gemähten Grases annehmen, ein ganz besonderer Duft ... und Sie spüren die Wärme der Sonnenstrahlen auf der Haut ... die Wärme auf der Brust, sodass diese weit wird ... und sich elastisch hebt beim Einatmen und schmiegsam zurücksinkt beim Ausatmen ... Der ganze Körper sinkt tiefer und tiefer in Hypnose und die Armen können leichter werden ...«

Hypnoseutilisation
»Sie brauchen nichts zu verstehen und machen es sich wirklich bequem und warten einfach darauf, wie innere Bilder ausgetauscht werden und Sie ein Maximum an Stabilität ... und ... ein Optimum an innerer Freiheit gewinnen ... ein vollkommen wunderbares Wohlgefühl ...

... Sie haben einen Erfolg zu verzeichnen gehabt ... und ich bitte Ihr Unbewusstes, zu diesem Erfolg zurückzugehen ... und sich mit allen Sinnen daran zu erinnern ... und wenn der Erfolg ganz präsent ist, kann der ›Ja-Finger‹ ein Zeichen geben ...«
FZ: »Ja.«

»Gut ... und dieses Gefühl kann noch stärker werden ... intensiver ... sodass der Körper angenehm flirrt in dem Gefühl der Errungenschaft eines Sieges ... der Geist so klar und wach ... im Gefühl einer glasklaren Kompetenz [dieser Ausdruck blieb der Patientin sehr positiv haften und verhalf ihr dazu, große Fortschritte zu machen]
... und der ›Ja-Finger‹ kann wieder anzeigen, wenn das so richtig deutlich ist.«

FZ: »Ja.«

»Gut, sehr schön ... und lassen wir alle Misserfolge in der Vergangenheit, wobei die ja auch wichtig waren, um zu lernen. Nehmen wir das, was wir gelernt haben, mit und lassen das schlechte Gefühl zurück ... lassen wir es auf der Strecke ... Das Lernergebnis nehmen wir mit, die Erfolge nehmen wir mit und gehen damit nach vorne ... in aller Muße und aller Besonnenheit ... und machen daraus mehr Erfolge ... sodass aus dem Falschgeld richtig gute Währung wird ...

Gehen Sie nun in aller Ruhe in die Zukunft, zu ihrer nächsten Aufgabe, und durchschreiten diese Herausforderung ... mit besonnenem Schritt und festem Tritt.
Sie sind kompetent, Sie wissen von Ihrem Fach ... und je sicherer Sie sind, umso einfacher kommen Ihnen Einfälle!

Trittfest im Hier und jetzt ... ruhig und gelassen gehen Sie tiefer und tiefer in Hypnose ... und genießen die ruhigen und elastischen Atemzüge ... die Luft, die Sie einatmen, ist frisch und klar ... versorgt Ihren Körper mit Sauerstoff ... die Luft, die Sie abatmen, fließt ungehindert und strömt aus den Lungen hinaus ... tiefe Ruhe überkommt Sie ...«

Posthypnotische Suggestion

»Der Selbstrespekt wächst, und Sie werden sich wundern, wie Sie ganz von alleine immer öfter etwas sagen werden, klug und überlegt ... oder eine gute Frage, eine intelligente Frage stellen ... Ihre Stimme wird sich schön anhören ... man wird Ihnen gerne zuhören ... Sie haben etwas zu berichten ... und das tun Sie in allem Vertrauen in Ihr Wissen, Ihre Kompetenz und Ihre gute Ausstrahlung ... und mit Ihrem ganzen Respekt für sich selbst ...

... Lassen Sie sich alle Zeit, sich darauf zu freuen, aus der Hypnose zu erwachen ... frisch und lebendig, fast ein bisschen übermütig und froh ... mit einem guten Gefühl von Zuversicht und Standfestigkeit ... und im Wissen, dass es Ihnen morgen gut gehen wird und auch übermorgen ... und dass Sie den Anforderungen des Lebens im beruflichen wie auch im privaten Bereich gewachsen sind ...«

Hypnoseausleitung
»Und wenn Sie das jetzt so richtig fühlen, werden Sie von alleine das Bedürfnis bekommen, die Hypnose abzuschließen und angenehm und wach und klar wieder hierher zu kommen.«

»Schön, dass du da bist!!«
Ziel: Steigerung von Selbstwert und Selbstakzeptanz

Technik: Die Aussagen werden während der Hypnose ausgesprochen, eingebaut in eine angenehme Vorstellung (der Patient zum Beispiel schwebend auf einer flauschigen Wolke oder am sprudelnden Bach verweilend). Damit es richtig schön ›einziehen‹ kann, immer viel Pausen lassen. Danach soll der Patient die Sätze innerlich wiederholen und ihre Resonanz spüren. Wie berühren sie ihn?. Kann er sie annehmen, oder sträubt sich etwas in ihm? Können diese Sätze nicht für sich selbst ausgesprochen werden, setzt hier therapeutische Arbeit ein (»Wer hätte es sagen müssen und hat nicht getan?«, »Von wem erwarten Sie, dass er es tue, es aber nicht kann?«»Welche Instanz in Ihnen selbst kann es heute für Sie tun?«).

- Schön, dass du da bist!
- Du bist willkommen!
- Ich bin für dich da!
- So wie du bist, ist es in Ordnung! Du bist richtig!
- Du musst nichts beweisen!
- Du bist wichtig!
- Ich glaube an dich!
- Du schaffst es!

Wähle weitere auf die Person passende *wertschätzende und aufbauende* Aussagen.

Selbstsuggestionen:

- Schön, dass ich da bin!
- Ich bin willkommen!
- Ich bin für mich da!
- So wie ich bin, ist es in Ordnung! Ich bin richtig!

2. Techniken, einfach und elegant

- Ich muss nichts beweisen!
- Ich bin wichtig!
- Ich glaube an mich!
- Ich schaffe es!

Schön, dass du da bist stellte ich bei dem 11. Internationalen Seminar der ÖGATAP in Radstadt vor. Wie schön, nachher auf den wundervollen Pisten des Salzburger Landes ständig ermutigende Zurufe wie »Du musst nichts beweisen!« zu hören. Mein Fahrstil verbesserte sich zusehends.

2.2.5 Schutz und Abgrenzung – »Igel-Ei«, »Das Kastell«, »Im Schoß der Seerose«

»Igelei«, nein: »Igel-Ei«

Ziel: direktive Anleitung für Stärke, Selbstschutz und Kraft

Indikation: Angst, Energieleck, Gefühl des Angegriffenseins, Mobbing

Ideomotorik: Nach jeder suggestiven Anregung kann eine Bestätigung durch den »Ja-Finger« provoziert werden. »Sobald das Funkeln deutlich vor Ihrem inneren Auge erscheint, wird der ›Ja-Finger‹ das bestätigen.« Damit erhält man die Rückkoppelung, dass der andere den Suggestionen folgt. Wann eine Rückkoppelung sinnvoll erscheint, ist mit FZ (Fingerzeichen) angedeutet.

Vorbereitung und Einstimmung

»Nehmen Sie sich 15 bis 20 Minuten Zeit. Dämpfen Sie das Licht und schalten Außengeräusche ab. Wenn es Ihnen gefällt, lassen Sie leise eine Meditations- oder Ruhemusik laufen. Machen Sie es sich bequem und beginnen jetzt mit einer Übung, die der Kräftigung Ihrer Energie und dem Schutz Ihrer Seele dient.«

Fantasieübung

»Schließen Sie einfach die Augen und achten auf die Atmung. Durch die Ruhe der Atemzüge kann sich nach und nach Gelassenheit einstellen. Atmen Sie langsam und regelmäßig, bis Sie spüren, wie alle körperlichen Spannungen sich zu lösen beginnen und die Aufmerksamkeit mehr und mehr nach innen kehrt ...«
FZ.

»Das ist die innere Verfassung, in der wir uns vermehrt Fantasien hingeben können. Diese Fantasien sind mit Bildern verbunden, Bilder, die uns beeinflussen ...«
Pause.

»Sie können sich sicherlich vorstellen, dass Ihr Körper von einem unsichtbaren Energiefeld umgeben ist. Dieses Energiefeld umkleidet die äußere Kontur Ihrer Gestalt wie eine zweite Haut aus pulsierendem Licht ...«
FZ.

»Nehmen Sie nun mit aller Aufmerksamkeit Ihre körperliche Haut, unser größtes Organ, wahr!«
Pause.

»Wandern Sie zu dieser Grenze zwischen Innenwelt und Außenwelt, nämlich zu Ihrer Haut und dieser sie umhüllenden Schutzschicht. Betrachten Sie diese Umhüllung aus Licht und Energie sehr sorgsam. Wenn das Bild nicht von alleine in Erscheinung tritt, stellen Sie sich vor, dass eng an Ihrem Körper ein maßgeschneidertes Energiekleid aus purem Licht aufliegt.«
FZ.

»Wenn Sie ganz aufmerksam sind, spüren Sie jetzt vielleicht an einer bestimmten Stelle Ihrer Haut ein leichtes Prickeln?«
FZ.

»Ja, genau, das ist es. Wenn es Ihnen angenehm ist, lassen Sie das Prickeln sich langsam über Ihre ganze Körperoberfläche ausdehnen! Nehmen Sie sich alle Zeit, dieses intensiv zu spüren ...

Und jetzt tasten Sie in Fantasie mit Ihren Händen dieses luftige Licht-und-Energie-Kleid ganz vorsichtig ab. Manche Menschen empfinden es, als ob sie über ein Gebilde aus zarter Seide fahren, andere, als ob die Hände über den Schaum eines Schaumbades streichen. Merken Sie, wie schön es sich anfühlt?«
FZ.

»Atmen Sie nun sehr ruhig tiefer ein und aus und beobachten dabei, wie diese Schutzhülle beginnt, sich mit jedem Einatmen elastisch auszudehnen und beim Ausatmen wieder zusammenzuziehen. Dabei kann sich der hypnotische Zustand von alleine vertiefen ...«
Pause.

2. Techniken, einfach und elegant

»Sehr gut! Nun sinkt die Energiehülle beim Ausatmen nicht mehr zurück, sondern weitet sich geräumig weiter und weiter wie ein Ballon, den Sie bei jedem Atemzug mit Ihrer Atemluft füllen. Mit jedem Einatmen wird nun Ihre Lichthülle weiter und auch stärker ... Sie fühlen förmlich, wie Ihre Lichthülle an Umfang gewinnt und immer mehr Raum zwischen Körperoberfläche und dieser Lichthülle entsteht ...«
FZ.

»Vielleicht erstaunt Sie dieses Phänomen, vielleicht lassen Sie sich einfach davon verzaubern ... Wie auch immer, Sie atmen einfach weiter ruhig und kraftvoll in Ihre ›Schutzhülle‹ und sehen dabei, wie sie ihre Form verändert, je weiter sie sich von der Kontur Ihres Körpers entfernt. Nach und nach nehmen dabei Licht und Energie um Sie herum zu ... bald befinden Sie sich im Innern eines großen Ovals aus weißem Licht.
Von außen schaut es aus wie ein großes Licht-Ei, oder? ...

Vielleicht mögen Sie diese lichte weiße Schale mal sehr vorsichtig von außen berühren? ...
Wirkt sie nicht wie eine Eierschale? ...
Aber spüren Sie auch, dass sie fest und widerstandsfähig ist wie ein Schutzschild, ein Schutzschild aus Panzerglas, oder?«
FZ.

Suggestionen

»Achten Sie auf Ihre ruhigen, tiefen Atemzüge, und Sie werden automatisch spüren:
Ich bin geschützt ... ich bin stark ... ich bin gewappnet.«
(Oder dem Therapieziel entsprechend.)

»Wenn Sie diese Schutzhülle um sich herum so richtig fühlen können, ist das ein großer Fortschritt. Weshalb? Weil Sie sich Ihres Haltes bewusst werden. Nirgendwo ist ein Leck, durch das Energie abfließen kann, das heißt, Ihre Energie bleibt bei Ihnen. Merken Sie das?«
FZ.

»Jetzt geschieht aber noch etwas Besonderes: Aus der Haut dieser Schutzhülle stülpen sich bei jedem weiteren Atemzug kleine Stacheln aus, wie bei einem Igel. Diese Stacheln, die bald die gesamte Ober-

fläche bedecken, sträuben sich nach außen und bedecken das ganze eiförmige Gebilde um Sie herum. Von außen sieht es aus wie ein großes Licht-Ei mit funkelnden Lichtspitzen. Schauen Sie mal genau hin! Sehen Sie das Funkeln?«
FZ.

»Haben Sie schon Mal einen Igel gestreichelt ...?
Ihre Hände können sich an das komische Gefühl erinnern. Dieses Gefühl erleben Sie jetzt wieder, wenn Sie ganz vorsichtig mit Ihren geistigen Händen diese spitzige Schale von außen abtasten. Da wissen Sie auf einmal, dass diese Stacheln alles abwehren, was Ihnen nicht gut tut, aber alles hereinlassen, was positiv für Sie ist.«
FZ.

»Nachdem Sie das alles erfahren haben, ziehen sich die Stacheln einfach wieder ein, die Haut wird strahlend glatt ... und Sie genießen in tiefer Ruhe das Gefühl von Geborgenheit und Schutz in Ihrem Ei.«
Pause.

»Nach einiger Zeit werden Sie sich richtig aufgetankt fühlen. Dann wird mit jedem Ausatmen der Zwischenraum zwischen Ihrer Körperkontur und der Lichthaut geringer und geringer ... bis sich diese Haut aus Licht und Energie wieder eng an Ihren Körper schmiegt.
Jetzt fühlen Sie es ganz deutlich, und auch, wenn Sie die Augen gleich öffnen und erfrischt erwachen werden, sind Sie sich Ihres Schutzes bewusst.«

Posthypnotische Suggestion (die beliebig und der Symptomatik entsprechend erweitert werden kann)
»Praktizieren Sie in der nächsten Zeit immer wieder diese Übung, sodass Sie lernen, Ihre Energie zu behalten und für sich zu nutzen. Außerdem werden Sie immer leichter Negatives abwehren und nur Gutes an sich heranlassen.
Und Sie werden merken, dass Sie auf einmal viele Dinge mit mehr Leichtigkeit erledigen.«

»Das Kastell«
Ziel: direktive Anleitung für Selbstschutz und Sammlung

Indikation: Angst, Unsicherheit

Ideomotorik: Nach jeder suggestiven Anregung kann eine Bestätigung durch den »Ja-Finger« provoziert werden (»Wenn diese Wolke deutlich vor Ihrem inneren Auge erscheint, wird der ›Ja-Finger‹ das bestätigen.«). Damit erhält man Rückkopplung, dass der andere den Suggestionen folgen kann. Wann eine Rückkopplung als sinnvoll erscheint, ist mit FZ (Fingerzeichen) angedeutet.

Vorbereitung und Einstimmung

»Nehmen Sie sich 15 bis 20 Minuten Zeit. Dämpfen Sie das Licht und schalten Außengeräusche weitest möglich aus. Wenn Sie mögen, können Sie sich leise eine Meditations- oder Ruhemusik anstellen. Machen Sie es sich an einem ungestörten Ort bequem. Beginnen Sie jetzt mit der Übung, die dem Schutz Ihrer Seele und Ihres Geistes und der Kräftigung Ihrer Energie dient.«

Hypnoseanleitung

»Schließen Sie einfach die Augen und achten auf die Atmung ... Atmen Sie langsam und regelmäßig. Vielleicht können Sie nicht nur spüren, wie die Luft gemächlich ein- ... und wieder ausfließt, sondern können sogar das feine Geräusch wahrnehmen, das die Luft erzeugt, wenn sie durch Ihre Nase streift, um den Körper zu erfrischen ... und wenn sie wieder hinausfließt ...«

Pause.

»Nachdem Sie Ihre Aufmerksamkeit schon so gut zentriert haben, richten Sie sie nun auf die Region Ihrer Augen. Den ganzen Tag sind unsere Augen in Aktion. Sie sind wachsam, nehmen teil, und ihre Mimik ist lebendig. Aber: Die Muskulatur um die Augen kann man auch sehr schön aktiv entspannen. Und das ist das Einzige, das Sie jetzt noch absichtlich, willentlich tun. Sie lösen jeden Muskelzug um die Augen, lassen die gesamte Muskulatur rings um die Augen ganz ruhig werden, ganz entspannt und gelöst, mit jedem Ausatmen mehr, aller Zug lässt nach, aller Druck schwindet ...

Jeder Muskel rings um die Augen ist glatt und gelöst ... glatt und gelöst ...

Die Augen liegen ruhig und entspannt, wie zwei spiegelglatte Seen, in denen sich das Blau des Himmels reflektiert ...«

Pause.

»Ab jetzt geht alles wie von alleine: Ganz ohne Ihr Zutun und völlig von alleine weitet sich wie in konzentrischen Kreisen die Entspannung aus:

Die Entspannung fließt nach oben – die Stirne wird ganz glatt und entspannt ... Selbst hinter der Stirne fühlt es sich gelöst und ruhig an ... die Schläfen werden glatt und entspannt ... auch die Nasenpartie ... nur die feine Atmung ist zu ahnen ... die Wangen glatt, die Konturen weich ... die Kaumuskulatur völlig entspannt ... die Zunge ruht in der Mundhöhle ... das Kinn entspannt, der Hals glatt, auch der Nacken entspannt ...

Wie ein ruhender Buddha, der versonnen nach innen lächelt ...

Und die Gelöstheit fließt mit jedem Atemzug tiefer im Körper hinunter ...«
Pause.

»Und wenn sich alles sehr wohl und gut anfühlt, ist der Himmel über den Seen wunderbar blau, himmelblau, bis auf einige kleine weiße Wolken ...«
Pause.

»Sie schauen in diesen wunderbar blauen Himmel mit den kleinen weißen Wolken ... und entdecken, dass eine Wolke Ihre Aufmerksamkeit erregt. Eine Wolke, die allmählich die Form eines Kastells annimmt. Und wenn diese besondere Wolke sich vor Ihrem Auge plastisch abbildet, kann sich ein Finger von alleine heben, kann der ›Ja-Finger‹ das anzeigen.«
FZ.

»Und je mehr Sie sich in den Anblick dieses Wolkenschlosses vertiefen, umso mehr wird daraus ein richtig wehrhaftes Kastell. Sie verfolgen dieses interessante Schauspiel ... Es hat die Umrisse eines gewaltigen, Vertrauen einflößenden Kastells mit hohen Mauern und soliden Türmen an den Ecken ...

Und wie Sie es weiter so betrachten und immer tiefer und ruhiger atmen, fast wie im Schlaf ... segelt Ihr Kastell ganz sachte durch den Himmel im steten Sinkflug auf Sie zu ...

Vielleicht bemerken Sie jetzt auch, dass, je näher das Wolkenkastell kommt, es in umso hellerem Weiß erstrahlt ... Ja, es scheint aus reinem Licht zu bestehen. Was wie eine weiße Wolke gewirkt hat, zeigt sich nun als funkelnd leuchtende Energie. Sowohl die Mauern und Türme als auch der Boden des Kastells sind durchsichtig ... und ein ebenso massives transparentes Energiedach bedeckt die Mauern und den Innenraum.

Während das Kastell zu Ihnen herabsinkt, können Sie von unten durch den Boden in die Burg hinein- und zugleich durch Wände und Decke den Himmel darüber sehen ...
 Betrachten Sie alles in vollkommener Ruhe!«
 Pause.

»Nach einer Weile, vielleicht nach dem nächsten tiefen Atemzug, werden Sie sicher erleben, wie Ihr Schutzkastell wie von Zauberhand seinen Boden aufklappt und öffnet ... um sich über den Raum, in dem Sie sich gerade befinden, zu stülpen und seine starken Mauern drum herum aufzubauen ...

Jetzt verschließt Ihre persönliche Schutzburg sich wieder sehr stabil und sicher unterhalb Ihres Raumes – oder wo auch immer Sie sich gerade befinden.«

 Pause.

»Nehmen Sie sich alle Zeit, intensiv zu spüren, wie dieser Schutz Sie sichert, lückenlos!
 Merken Sie, wie gut es sich anfühlt?«
 FZ.

»In solch einem Schutz kann sich der hypnotische Zustand sehr wirksam vertiefen ... denn Sie wissen spontan: ›Ich bin geschützt, ich bin stark, ich bin gewappnet ... Ich bin ganz bei mir!‹«z(Oder dem Therapieziel entsprechend.)
 FZ.

»Auch Ihre ruhigen, tiefen Atemzüge sagen Ihnen:
 ›Ich bin geschützt ... ich bin stark ... ich bin gewappnet ... Ich bin ganz bei mir!‹«
 (Im Atemrhythmus sprechen.)
 Pause.

Posthypnotische Suggestion (die beliebig und der Symptomatik entsprechend erweitert werden kann)
»Ihr Kastell trägt natürlich Ihren Namen, es heißt ›[Name]‹ Tags im Wachen und nachts im Schlafen steht es zu Ihrer Verfügung. Es kann sich nachts um Ihren Schlafraum bauen und für guten Schlaf und schöne Träume sorgen ...

Tagsüber – dagegen – kann es überall und immer, wenn es notwendig ist, in gedankenschnellem Flug aus dem Himmel zu Ihnen herabsinken und den Raum, in dem Sie sich gerade aufhalten, augenblicklich umhüllen und Gefahr abwenden.

Jetzt fühlen Sie es ganz deutlich und auch, wenn Sie die Augen in wenigen Minuten öffnen und erfrischt erwachen werden, sind Sie sich Ihres Schutzes bewusst.«

Hypnoseausleitung
»Bleiben Sie aber vorerst noch ein wenig mit geschlossenen Augen sitzen oder liegen, und erleben Sie so intensiv wie möglich die beruhigende Sicherheit, die Ihr Schutzkastell aus weißem Licht Ihnen bietet. Dann recken und strecken Sie sich, öffnen die Augen und erheben sich, gehen in dem Raum auf und ab und achten zugleich darauf, das ›Kastellgefühl‹ zu erhalten. Vergegenwärtigen Sie sich, dass Ihre Schutzburg aus reiner Energie Sie noch immer umgibt – ob Sie liegen, sitzen oder stehen, ob Sie schlafen oder wachen, ob Ihre Augen geschlossen oder geöffnet sind.

Praktizieren Sie in der nächsten Zeit immer wieder diese Übung, damit Ihre Fähigkeit, Schutz aufzubauen und sich sicher zu fühlen, gestärkt wird und überall und jederzeit wie von alleine zur Wirkung kommt. Und Sie werden merken, dass Sie auf einmal viele Dinge mit mehr Leichtigkeit erledigen.«

Diese Übung kann ausgebaut werden, indem man das Kastell genauer inspizieren lässt. Da tun sich ganz neue Welten auf: eine reichhaltige Bibliothek, eine Werkstatt, ein Wellnessbad oder vielleicht auch ein Verließ mit dem Problem, der »Heißen Kartoffel«. Die »Heiße Kartoffel« erspähte eine Patientin erschaudernd – das war sie selbst, im Kindesalter fallen gelassen von ihrem Vater, als er eine neue Frau fand, genauso, wie es die Mutter immer vorausgesagt hatte. Diese Kartoffel füllte daraufhin die nächtlichen Träume und nächsten

Therapiestunden, bis das Trauma ausgeheilt war und das Kastell nur noch Schutz bot (Carola in 2.3.13).

»Im Schoß der Seerose« ...

... ist ein sehr begehrter Ort. Gemütlich auf einem See oder auch nur einem Ententeich schwimmend, zieht die Zeit draußen vorbei, während man träumend auf flauschigem Gelb das duftende Blüteninnere erfährt, die zartrosa Blütenblätter wie ein Baldachin über einem gewölbt. Nur der romantische Mond oder die wärmenden Sonnenstrahlen scheinen ins Innere, alles andere ist abgeschottet, und der Hypnoseschlaf heilt und stärkt.

2.2.6 Flexibilität und Mobilität – »Rundum rund, lebendig und vital«, »Wendig wie ein Fisch umkreist du die Muschel«

»Rundum rund, lebendig und vital oder: Der hüpfende Ball«

Ziel: Training des Vorstellungsvermögens, Energetisierung und Vitalisierung, Anregung zu spielerischem Verhalten, Entdeckung der eigenen Sprungkraft, Gewinn an Leichtigkeit, Auffinden eines sicheren Fantasieortes (die Idee des hüpfenden Balles ist entnommen aus Bongartz u. Bongartz 1998).

In folgendem Text sind Ausdrücke, die einen besonders suggestiven Charakter haben, kursiv gedruckt.

»Lass dir erst Mal etwas *Zeit, dich zu sammeln* .... von draußen Abstand zu nehmen ... und *zu dir selber zu finden* ... und das mit jedem Ausatmen mehr ... mehr und mehr ...

... dabei dir *selber nahe* kommen ... und *dich spüren* ... vom Zentrum aus ... bis in die Fingerspitzen ... bis in die Zehenspitzen ... ja, und sogar bis in die Haarspitzen ... bei jedem Ausatmen mehr ...

Ganz bei dir ... und Zeit wird unwichtig ...

... und vielleicht magst du dir mal einen Ball vorstellen, einen Ball, der dir so richtig gut gefällt ... munter, kugelrund und bunt ...

... also *mein* Ball, der ist rot mit großen, weißen Punkten ...

... aber es gibt viele andere Bälle, viele andere Farben, viele andere Größen ...

... und jeder wird sich genau *seinen* Ball vorstellen, der ihm besonders zusagt ... in Größe ... und Farbe ... Form brauche ich nicht zu sagen ...

2.2 Selbstwert, Stabilität und Stärke

Und dann stell dir vor, du schlüpfst einfach in diesen Ball hinein ... und du bist dieser Ball ... ein Ball, der sich so richtig *unternehmungslustig* fühlt ...

Und du fängst so ein bisschen an, so hin und her zu kungeln ... und dann auf einmal etwas zu rollen ... ein bisschen mehr *Schwung* zu kriegen ... und dann auf einmal zu hüpfen, ein bisschen hochzuspringen ... Du federst dich ab, und höher und höher ... bis du auf einmal mit einem Riesensatz aus dem offenen Fenster hinausspringst ... durch den Hof ... dann mit einem großen Sprung auf das Dach ... von dort auf das nächste ... dann mit einem riesigen Satz in eine schöne Landschaft hinein!«

Pause.

»Dort hüpfst du erst einmal so vor dich hin, dann ... vielleicht ... machst du auf einmal weitere Sprünge, federst ab, springst hoch ... landest dann wieder unten, nur um wieder abzufedern ... springst einfach so *aus Herzenslust*, gerade so wie es dir Spaß macht ... springst über die Straße auf eine Wiese hinaus und *tollst auf dieser Wiese herum ... während du tiefer und tiefer in Hypnose sinkst!*

Sich abfedern von der Erde ... und hochspringen ... hopsen ... abfedern und hoch ... ganz ohne äußere Einwirkung ... aus der inneren Energie heraus hüpfen ...«

Pause.

»Vielleicht laufen da gerade Spaziergänger, die sich aber ordentlich wundern, dass da so ganz von allein ein Ball rumspringt ...

Aber du springst einfach unbekümmert weiter, lässt die sich wundern, springst ... hops! ... über einen Bach ... und dann weiter *voller Lust und Laune* ... auf einmal hoch in eine alte Eiche hinein, genau in eine Astgabel ... *die dich zuverlässig trägt* ...

Da machst du erst mal eine *Pause* ...

Die Fußgänger da unten stehen verwundert und gaffen mit offenem Mund ...

Du dagegen betrachtest die Welt mal von oben ... die Kirchturmspitze in der Ferne ... die Baumwipfel zum Greifen nah ...

Mag sein, unter dir sitzt ein Vogelnest, und die Vogelmutter zwitschert ganz empört und schlägt mit den Flügeln ... na, da springst du wieder runter und *kullerst erst mal gemächlich weiter* ...

Dann hüpfst du den Waldweg entlang ... ein erschrecktes Eichhörnchen saust vor dir weg einen Baum hoch, dreht sich um, duckt verdutzt, schmunzelt dir zu, ganz gegen seine Art. Na, so einen verspielten Ball hat es ja noch nie gesehen ...

Und du hopst und springst ...
  ... und aus lauter Jux und Tollerei machst du plötzlich einen gigantischen Satz ... und landest mitten auf einem See ...
  Natürlich kannst du schwimmen ... sogar *ganz obenauf* ... und der See macht sanfte Wellen ... da lässt es sich *richtig schön schaukeln* ....

Ein Segelboot zieht an dir vorbei ... vielleicht ist ein Kind drauf und will dich einfangen, aber du hältst dich immer in sicherem Abstand ... spielst mit dem Kind ... und schwimmst dann doch – zu seinem Bedauern – in deine Richtung ...

Dabei lässt du dich *angenehm vom Wasser tragen* ...«
  Pause.

»Irgendwann lässt du dich wieder gemächlich an Land treiben, um irgendwo am Ufer *ein ganz, ganz besonderes Plätzchen* zu finden, das wie geschaffen ist für einen Ball, um einfach *gelassen auszuruhen* und aufzutanken ... *ein wunderbarer Ort,* genau zu den Farben des Balles passend ...«
  (Vertiefte Dissoziation durch die Betrachtung des Balles von außen.)

»... da rollt er noch so ein bisschen vor sich hin ... kommt dann *in der Mitte* zum Stehen ...
  ... und die Wassertropfen an ihm glitzern im Sonnenlicht wie Perlen.

Der Ball wird bei jedem Einatmen noch ein bisschen praller und farbiger ... *rund und ausbalanciert* ... *mit guter Spannkraft* ... *ganz bei sich ... und ganz friedlich* ...

So bist du herumgesprungen, bis du den richtigen Ort gefunden hast ... der dir gut tut und an dem du so lange bleibst, wie es für dich richtig ist ... und wenn es genug ist, wirst du Lust bekommen, die Hülle des Balles abzulegen ... die Augen langsam zu öffnen und wieder hierher zu kommen *in dem Wissen, du kannst jederzeit wieder in diese runde, kugelige Form schlüpfen und deine Sprünge tun* über Feld, Wald und Wiesen hinweg, ja über Berge, vielleicht nächstes Mal eine noch weitere Reise erleben ... ganz woandershin ... und dir die Welt von oben angucken und abfedern und wieder auf den Baum hinauf, den Ast entlangspringen und wieder runter, zum Erstaunen aller anderen, die das nicht verstehen ... und dann kommst du an, ruhst dich aus, fühlst dich sicher und rund und kommst wach und klar, frisch, gut gelaunt und guter Dinge hierher, voller neuer Eindrücke ...

Rundum rund ... lebendig ... vital!«

»Wendig wie ein Fisch umkreist du die Muschel«
Der fabelhaft wendige Fisch ist mir von der Münchner Zahnärztin und Heilpraktikerin Marion Ettemeyer, aus meinem X. Curriculum zugeschwommen.

»Es gibt viele Wege, in Zustände der Entspannung und Ruhe zu gleiten.

Lehn dich nun zurück, lehn dich körperlich, aber auch seelisch und geistig zurück. Vielleicht spürst du noch die Anforderung und Erlebnisse des Tages in dir. Jetzt aber machst du es dir richtig schön bequem.

Und es ist ganz egal, ob deine Augen offen oder geschlossen sind. Jeder weiß, dass man sowohl mit offenen als auch mit geschlossenen Augen träumen kann ...

... und ganz unmerklich pendelt sich dein Atem auf einen inneren Rhythmus ein ... immer entspannter ... immer gelassener ... ein ... aus ...

Und so wie die Muschel im Meer umgeben ist vom gleichmäßigen und friedlichen Rauschen des Meeresatems, trägt dich dein tiefer und gleichmäßiger Atem immer näher an den Ort in deinem Inneren ... dahin, wo die äußeren Dinge immer unwichtiger werden, die Geräusche immer ferner.

Die Muschel sinkt langsam – von der Strömung hin und her gewiegt – langsam schaukelnd durch das türkisfarbene, klare Wasser immer tiefer ... bis sie schließlich auf dem welligen Meeresgrund landet ... ... und dann still liegt, ganz still.

2. Techniken, einfach und elegant

Vielleicht kannst du sie mit deinen geistigen Händen berühren ... tastend ihre strukturierte oder glatte Oberfläche nachfahren?

Schau sie genau an ... die Farbe, die sich je nach Lichteinfall ändert, mal strahlend, mal fast unscheinbar ... das Innere der Muschel ist von einem perlmuttartigen weißen Schimmer erfüll, leuchtet in Perlmuttzartrosa ... geheimnisvoll schillernd ... das Sonnenlicht malt von oben tanzende goldene Wellen über die Muschel und den Sand ... heller, feiner Sand, der in seinem welligen Muster die wechselhafte Oberfläche des Meeres widerspiegelt ... schau dich um ... und es ist wie im Traum ...

Wendig wie ein Fisch umkreist du die Muschel von allen Seiten, ziehst engere und weitere Kreise im warmen Wasser. Du kannst die Schwerelosigkeit so richtig genießen und fühlst mit jeder Drehung und Wendung, wie die Strömung des Wassers den Rücken sanft streichelnd massiert ... Immer weiter und freier weiten sich deine Rippen mit jedem Atemzug ... während du dich förmlich im warmen Wasser aalst ... und streckst ... und dehnst ... und wendest.

Kannst du schon fühlen, wie deine Wirbelsäule sich streckt ... erst hier und da ein bisschen ... dann nach und nach entspannter ... so wohltuend ... so heilsam flutet das warme Wasser über deine Haut ... dass die Muskeln sich lockern und dehnen und wieder zu atmen beginnen ... mit jedem Atemzug mehr Sauerstoff bis in jede Muskelfaser dringt ... und die Bandscheiben zwischen den einzelnen Wirbeln sich wie kleine elastische Kissen aufblasen ... das Becken, kräftig und entspannt, den Körper in der Mitte hält ... die Schultern sich lockern, befreien ... der Kopf mit Leichtigkeit getragen wird ?

So werden immer gelöstere, immer geräumigere Bewegungen möglich.

Kannst du beobachten, wie deine Glieder immer mehr Freude an der Bewegung bekommen? Wie ein Gefühl des Vergnügens, des Ausgelassenseins deinen ganzen Körper durchströmt ... wie deine Muskeln sich ihrer Kraft und Energie wieder bewusst werden und ein Gefühl von Selbstvertrauen sich in dir ausbreitet ... wie sich um deinen Körper ein Kraftfeld, ein Energiefeld bildet, licht und fließend ...?

Und während sich dieses Energiefeld bei jedem Atemzug ganz von allein auftankt ... immer stärker und beständiger wird ... lässt du dich ruhig dahintreiben ... lässt dich tragen ... im Rhythmus der Wellen wiegen ... Du genießt die Wärme, das Licht, du öffnest dich für den lebendigen Austausch mit dem Leben, für Geben und Nehmen. Unter der heilenden Berührung des Wassers nehmen alle Zellen ihren gesunden Austausch wieder auf, verbrauchen und produzieren Energie und tun voller Vitalität einfach das, was zu tun ist.

Wohlig träge lässt du dich von den Wellen an den Strand tragen. Der Sand ist körnig und weich und sehr warm unter deiner Haut. Mit der wohltuenden Wärme und dem goldenen Schimmern der Sonnenstrahlen auf deiner Haut dringen Wohlbehagen und Ruhe und Weite tief in dich ein. Ohne dass du es bewusst merkst, hat das Unbewusste begonnen, sich seiner besonderen Aufgabe zu widmen. Es wird die Sonnenstrahlen automatisch dahin dirigieren, wo sie sorgen müssen. Sie leuchten ganz von selbst ihren Weg ... Blockaden lösen sich ... Verkrustungen fallen ab ... Unnötig Gewordenes löst sich auf und verfliegt ... alles Schwere ist von dir abgefallen ... Erleichterung breitet sich aus.

Bleib noch einen Moment dabei, genieße das Gefühl des Hier und Jetzt, das Gefühl, eins mit dir selbst zu sein. Und egal, was andere von dir erwarten, du wirst dafür respektiert, dass du dich selbst respektierst. Erinnere dich daran, gut zu dir zu sein und für dich zu sorgen, dich immer wieder zu entspannen und zu beruhigen, auf deine Gefühle zu achten und diese zu schützen und aufmerksam immer wieder Klarheit zu schaffen. Dann kannst du sicher einen Schritt vor den anderen setzen.

Lass dich langsam, ganz in deiner eigenen inneren Zeit, in deinem eigenen Rhythmus wieder zurücktragen, zurück ins Hier und Jetzt, aber behalte die Gelassenheit und Wärme und Lebendigkeit ganz tief in dir!

Im Vertrauen auf die in dir liegende Kräfte reckst und streckst du dich und nimmst wieder Kontakt mit der äußeren Wirklichkeit auf. So wendest du dich dem Leben zu, ausgeruht und frisch, energiegeladen und gut gelaunt.«

2.2.7 Handlungsfähig bleiben und Kraft tanken – »Interessant«, »Kraftfäuste«

Klein, aber oho! Diese beiden Übungen sind schnell und überall zu praktizieren.

2. Techniken, einfach und elegant

»Interessant«

Was macht der Hund, wenn er aus dem Wasser kommt, peinlich nass mit angeklatschter Mähne? Er schüttelt sich, dass es nur so spritzt. Schon ist alles wieder in Ordnung.
Nun, wir besitzen ja keinen Pelz, wir müssen was anderes finden.

Berichtet unser Patient, wie er in einer unangenehmen Situation plötzlich in Angst verfällt und (vermeintlich) handlungsunfähig wird, üben wir mit ihm eine einfache Taktik ein, die es ihm ermöglicht, innerhalb von Sekunden eine Art Zäsur zu erreichen. Sie hilft, bei sich zu bleiben, den Vorgang mit Distanz zu betrachten, auf eine Metaebene zu gehen und Handlungsspielraum beizubehalten:

- Augen schließen (später in der realen Situation für die Augenfixation auf einen Punkt schauen)
- drei ruhige Atemzüge mit verlangsamter Ausatmung machen
- sich innerlich sagen: »Interessant!«

Umgehend kann er sich von dem hohen Energieniveau, auf das er gerade aufspringen wollte, abkoppeln. Somit vermeidet er die mögliche anschließende Starre mit dem Gefühl der ohnmächtigen Hilflosigkeit und/oder eine eventuell überschießende ungute Reaktion.

»Kraftfäuste«

Diese Übung, ausführlich beschrieben in Bongartz und Bongartz (1998, Kap. 6, *Tranceinduktionen*) unter *Fäuste ballen*, lässt die physische Kraft richtig anschwellen.

Der Patient wird aufgefordert, sich aufrecht hinzusetzen und die Hände auf die Oberschenkel zu legen. Nun soll er ganz kräftig die Fäuste ballen und dabei in den Händen richtig seine Stärke fühlen, sie vielleicht auch als Licht sehen. Daraufhin stellt er sich vor, wie diese Kraft nach und nach in den gesamten Körper fließt und ihn ausfüllt. Während die Fäuste sich langsam entspannen, wird ein gutes energetisches Gleichgewicht hergestellt.

Diese Übung kann man beliebig ausbauen: Farben sehen, vor lauter Energie vom Stuhl schweben, zum Riesen wachsen u. v. a. m. Auch für Kinder prima.

2.2.8 Fit für die Prüfung – »Kompliment, mein Mädchen!«

Ziel: Entlastung, Selbstachtung, Konzentration, Selbstsicherheit für eine Prüfung

Technik: klare Suggestionen (durch Einrahmung der Textstellen besonders hervorgehoben), Anregung unbewusster Mitarbeit durch Nutzen ideomotorischer Signale

Diese Anleitung gilt Anita, einer Frau Anfang vierzig, die ihre Prüfungen im Fachbereich Jura absolvieren möchte. Sie ist in einem abwertenden Kontext aufgewachsen, der Glaube an sich ist nicht stark. Immer war die größere Schwester die Bessere, die Klügere, die Hübschere. Aber Anita war ehrgeizig, wollte etwas werden. Mit 14 Jahren ersteht sie sich vom selbst verdienten Geld eine Schreibmaschine. Ihr ganzer Stolz. Kurz darauf, im Zorn, wirft der Vater die Schreibmaschine aus dem Fenster, das Klirren hat sie noch im Ohr. Sie weint, als sie mir davon berichtet.

Wir haben schon – in Abständen, weil sie von weit anreist – zusammen gearbeitet, der Kontakt ist gut, sie hat, wie weiter oben erwähnt, ihre »Hasenfüße« gegen ein »Löwenherz« ausgetauscht.

Heute leidet Anita unter Angst, Schlafstörungen, Konzentrationsschwäche und Selbstwertkrisen. Nach einer schweren Baucherkrankung mit einer langwierigen Operation hat sie Ausfälle, sie vergisst, ist öfter desorientiert. Das verstört sie und macht ihr Angst, noch mehr Angst. Und dabei soll sie doch bald die Prüfungen machen.

Hypnoseanleitung
(In diesem Text sind die drei Punkte als Pausenzeichen weggelassen, damit er flüssiger zu lesen ist. Natürlich geht eine gesprochene Anleitung immer mit Pausen vor sich.)

»Gut – und du darfst einfach nur daliegen und dich einfach nur entspannen. Und du brauchst überhaupt nichts zu leisten, zu wissen oder zu tun. Alles geschieht von allein. Du kannst dich erst einmal ein bisschen einfühlen auf der Hypnoseliege, spürst mal, beim Hinterhaupt angefangen, wie alles aufliegt, die Schultern, die Schulterblätter, der gesamte Rücken, der Po, die Rückseite der Oberschenkel, die Waden und die Fersen. Vielleicht gibt es hier und da noch eine kleine Spannung im Körper, die kann einfach nachlassen. Ein gutes Zeichen ist es, wenn es etwas gluckert im Bauch. Das spricht für eine optimale vegetative Reaktion.

Nur noch wichtig ist, dass du dich wohl fühlst. Vollkommene Ruhe, Gelassenheit, Friedlichkeit! Und du hast Erfahrung mit Hypnose, und jedes Mal, wenn du in Hypnose gehst, kann sie effizienter werden, tiefer, und du kannst dich wohler fühlen.

Heute wird sich in der Hypnose etwas tun, was für dich wichtig ist: Die Panikzustände werden aufgelöst. Du wirst dich zunehmend besser fühlen, aufgeräumter, fröhlich, zuversichtlich, guter Dinge und kraftvoll. Und so gehst du ganz geruhsam tiefer und tiefer, mit jedem Ausatmen, tiefer und tiefer in Hypnose. Zehn Schritte tiefer oder auch elf oder 20 oder sogar 21 ... 21 Atemzüge. Bei jedem Ausatmen gehst du tiefer in Hypnose. Du machst das sehr, sehr gut. Das Gesicht ganz ruhig, schön.
So ist es gut!

Du hast eine Zeit hinter dir, die nicht ganz einfach war. Und der Kopf und die Seele, die haben sich mit einer Krise, die du hattest, einer gesundheitlichen Krise, die du aber gut bewältigt hast, beschäftigen müssen.

Das ist Vergangenheit, ein Kapitel, das man schließen kann. Da kommt jetzt ein neues Kapitel. Alle Sorge um eine Einschränkung der mentalen Fähigkeit kann aufhören, und ein neues Kapitel kann beginnen.

Eine Narkose kann das Gehirn kurzfristig durcheinander bringen. Das Gehirn hat aber ein unglaubliches Vermögen, neue Vernetzungen herzustellen, neue Zusammenhänge zu bilden, sodass sich das von alleine wieder repariert. Mit dem täglichen Training, das du machst während des Lernens, kann es sogar auf Höchstleistung kommen, dass es im Gehirn, wenn man reinguckt, so richtig blitzt und blinkert. Und vielleicht gerade so, wie du daliegst, ganz entspannt und ruhig, schaust du mal auf die Anita, wie sie am Schreibtisch sitzt und lernt und arbeitet.

Und du stehst wie eine liebe, gute Fee hinter ihr, schützend und stärkend, legst ihr sachte die Hände hinten auf den Rücken, so in der Höhe der Schulterblätter, rechts und links der Wirbelsäule, sodass sie sich schön aufrichten kann – denn in aufrechter Position lernt es sich effektiver –, sodass sie gut atmen kann, sodass sie gut lernen kann, gut denken, gut kombinieren, gut einspeichern. Und du kannst auch sogar ein bisschen in ihren Kopf reingucken und siehst, wie es da geradezu funkelt. Wie Sternchen blinkert es da, wenn wieder etwas Neues kommt, und das wird gleich arrangiert und organisiert, und da sind eine unglaubliche Kooperation und ein erstaunliches Hin und Her, eine Aktivität sondergleichen. Das Gehirn arbeitet auf Höchstleistung, und du stehst dahinter und schützt den Prozess, und die Anita lernt in Ruhe, nimmt auf, behält und speichert das Gelernte so, dass zu jeder Zeit das Richtige am richtigen Ort abrufbar ist.

Und das macht dich so leicht und so froh, du merkst es schon jetzt. Da heben sich ganz von alleine die Hände. Die Hände werden leichter und leichter, auch die Unterarme. Und die Ellenbogen beugen sich an.

So unglaublich erleichternd ist es, wenn all die Last, die Sorgen und die Ängste sich verflüchtigen, die ganze Last, zentnerschwer, herabfließt. Und übrig bleiben diese unglaubliche Kapazität, die Kraft, die Energie, die Freude. Die Freude an der Herausforderung, etwas zu bewältigen, um nachher damit Gutes zu tun, was dich befriedigen wird, worauf du hingearbeitet hast, um in einem Arbeitsfeld tätig zu werden, was dir entspricht, wo du deine Erfüllung findest, das dich glücklich macht und froh, wo du stolz auf dich bist und zufrieden. All die interessanten und sinnvollen Aufgaben, die auf dich warten!

Schön ... und die Arme haben sich beide abgehoben und beugen sich weiter und weiter an. Sie kommen höher und höher, höher und höher. Und je höher sie kommen, desto ruhiger werden auch die Nächte. Und warum solltest du nicht einfach durchschlafen?

Du kannst die Panik vergessen, sie kann sich verflüchtigen. Die hat gar keinen Platz mehr in dir, weil das andere überwiegt. Und du schläfst nachts gut durch, sodass du am Morgen lernen kannst und dich gut fühlst. Denn das Unbewusste wird vollkommen einsehen, dass man, wenn man lernen und vorwärts kommen will, nachts schlafen muss, um sich zu erholen.

Die Hände kommen höher und höher, leichter und leichter und höher und höher. Dann drehen sich die Hände, die Fingerspitzen zueinander, die Hände bilden einen Torbogen. Sehr gut ... und die Hände richten sich noch auf, kommen noch höher, bis sie senkrecht stehen. Genau, sehr gut ... höher und höher ganz im eigenen Rhythmus, und du stehst in deiner Kraft. Und der ›Ja-Finger‹ kann mal ein Zeichen geben, genau, das ist der Zeigefinger ... und der ›Nein-Finger‹ ist der mit dem Ring, und ich will nicht antworten ... gut.

2. Techniken, einfach und elegant

Dann frage ich mal: Ist das Unbewusste bereit, dich nachts tief und erholsam schlafen zu lassen?«
FZ: »Ja.«
»Gut ... ist noch etwas zu tun, damit Du tief und erholsam schläfst?«
FZ: »Ja.«
»Genau ... weißt du in der Tiefe schon, was zu tun ist?«
FZ: »Nein.«
»Bist du bereit, es herauszufinden?«
FZ: »Ja.«
»Gut ... dann finde es doch mal jetzt heraus. Wenn du es herausfindest, kann der ›Ja-Finger‹ ein Zeichen geben. Du gehst einfach tiefer in Hypnose. Und der ›Ja-Finger‹ zeigt an, wenn du weißt, was zu tun ist.«
FZ: »Ja.«
»Gut, sehr gut, da ist schon ein ›Ja‹ gewesen. Kannst du das jetzt tun? Einfach in Hypnose?«
FZ: »Ja.«
»Es ist gut, ein deutliches ›Ja‹ zu bekommen. Dann tust du das jetzt einfach, und der ›Ja-Finger‹ kann anzeigen, dass auf einer tieferen Ebene etwas geschieht, damit die Panik aufhören kann. Von der heutigen Nacht an.«
FZ: »Ja.«
»Ein deutliches ›Ja‹! Sehr schön ... sehr schön ... noch deutlicher, damit der Kopf wieder ganz klar denken kann.

Dieses ›Schweißgebadet-nachts-Aufwachen‹ hört auf. Du schläfst tief und friedlich mit guten Träumen. Du hast etwas vor und willst etwas erledigen, und das ist jetzt dein Hauptziel. Und danach kannst du weitersehen.

Und jetzt frage ich noch mal den ›Ja-Finger‹ [!]:
Ist das Unbewusste bereit, dir weiterzuhelfen, dass du dein Ziel erreichst? Ist es bereit, dir nachts gute Träume zu senden, dich gut träumen zu lassen?«
FZ: »Ja.«
»Super ... gut ...
 Jetzt können die Hände sich einfach auf dem Bauch ablegen, ganz in Ruhe auf dem Körper ablegen, das kann dann noch mal die Hypnose vertiefen. Ganz tiefe, gute Hypnose, ganz angenehm und ruhig.

Und du wirst jetzt gut lernen, sinnvoll lernen, gut arbeiten, um diese Prüfung auf deine ganz persönliche Art und Weise zu machen. Und irgend-

welche schlechten Gefühle haben keinen Raum mehr. Zuversicht und Ruhe füllen dich aus. Nachts schläfst du gut und tief, gut, tief und erholsam und wachst morgens erst auf, wenn es an der Zeit ist. Das Gehirn arbeitet klar und logisch. Alles, was du nicht brauchst, kannst du vergessen, alles, was dir nützlich ist, ist dir präsent. Jedes Mal, wenn du am Schreibtisch sitzt oder wo auch immer du lernst, wirst du das Gefühl bekommen, dass ein zweites ›Ich‹ hinter dir steht. Die Hände hinter dir – das kannst du jetzt spüren – legen sich an die Wirbelsäule, rechts und links, wo das Kraftzentrum liegt, zwischen den Schulterblättern. Da fließt ganz viel Kraft in dich hinein, richtet dich auf, lässt die Atmung sich vertiefen, klärt deinen Kopf und du wirst dich wundern, wie einfach alles geht und wie du die Dinge aufnimmst und auch behalten kannst, dich an sie erinnern kannst, klar, strukturiert und zum richtigen Zeitpunkt abrufbar.

Und du nutzt deine Zeit sinnvoll, um dich genügend lange pro Tag hinzusetzen, um deine Arbeit zu erledigen, damit du froh und erleichtert sein wirst nach allem. Du bist es dir wert!

Und vielleicht magst du einen Sprung in die Zukunft wagen, nach diesen Daten im November, wo du die Anita triffst, die hat alles gut geschafft. Du schaust sie an, schüttelst ihr die Hand und sagst ihr ›Kompliment, mein Mädchen!‹

Sehr schön ... und der ›neue Finger‹ kann ein Zeichen geben für alles Neue, was sich jetzt neu gepolt hat, neu zur Wirkung kommt. Wir haben noch zwei Finger übrig an der Hand. Davon kann sich einer heben ...«
FZ: (»Der Neue.«)
»Sehr gut ...!

Lass nun diese neue, wunderschöne Erfahrung sich in dir ausbreiten und verankern! Danach wirst du die 21 Stufen wieder hochgehen, ganz in deinem Tempo. Und wenn es für dich so weit ist, wirst du in Ruhe wieder hier eintreffen, aufgetankt, lebendig und guter Dinge, sodass, wenn du gleich deinem Mann begegnen wirst, er staunen wird und sagt: ›Oh lala, du machst mir aber einen guten Eindruck ... schön, da freue ich mich aber.‹

Komm jetzt wieder ganz wach, klar und frisch hierher.«

Die Zeit bis zur Prüfung fühlte sich Anita sehr gelassen. So gelassen, dass ihr Mann schon gelinde Zweifel bekam.

Die Prüfungen? Anita hat sie souverän gemeistert, mit sehr gutem Resultat.

2.3 Veränderung, Entwicklung und Integration

2.3.1 Überschreiben einer alten Szene –
»*Die Vergangenheit reparieren*«

Ziel: Umwandlung eines Misserfolgserlebnisses in ein Erfolgserlebnis und somit Auflösung des negativen Nachhalls der missglückten Situation

Technik: Eine missglückte Situation (eine fehlgeschlagene Performance, eine nicht bestandene Prüfung oder ein auswegsloser Streit), bei der man sich völlig ohnmächtig fühlte, kann in Hypnose entwirrt werden. In Mikroschritten lassen sich Störfaktoren wie destruktive Botschaften, alte Verhaltensschlaufen oder auftauchende »Geister« aus dramatischen Szenen der Lebensgeschichte erkennen. Unter therapeutischer Unterstützung werden neue Gefühls- und Handlungsmöglichkeiten erschlossen und innerhalb der Hypnose konstruktiv zugefügt. Wichtiges Element dieser Hypnosearbeit ist die Verlangsamung. In Zeitlupe wird das Erlebnis erneut durchspielt. Dabei kristallisieren sich Störfaktoren heraus, aber auch Möglichkeiten für ihre Bewältigung.

Das Ergebnis im inneren Erleben muss sich gut und zufrieden stellend anfühlen. Bevorzugterweise sollte dies dann durch ein ideomotorisches Zeichen, und zwar den »Finger für das Neue«, bestätigt werden. Um das Ergebnis abzusichern und den Fortschritt zu demonstrieren, wird dann im Sinne der Zeitprogression ein Blick in die Zukunft geworfen. Ist die neue Situation nicht vollständig zum Positiven verändert, muss weitere Arbeit geleistet werden.

Oftmals kann eine bestimmte Situation in der Lebensgeschichte, die als Fiasko erlebt wurde und die einen noch heute in ähnlichen Situationen ausbremst, bewusst benannt werden. In diesem Falle kann man direkt mit der therapeutischen Arbeit beginnen. Manchmal aber wird erst durch die therapeutische Arbeit (z. B. über die *Affektbrücke*, Watkins u. Watkins 2002) eine problematische Situation oder ein

Misserfolgserlebnis wieder in die bewusste Erinnerung gehoben, was heißt, sie wird wieder entdeckt und kognitiv fassbar.

Die veränderte Zeitwahrnehmung erleben wir beeindruckend in der »Symptomtrance« z. B. einer Panikattacke oder einer Situation, in der wir uns in einem kläglich inkompetenten Ich-Zustand erfahren. Die Zeit scheint stehen zu bleiben oder dahinzurasen, geradezu wie ferngesteuert. Andererseits ist das hypnotische Phänomen der veränderten Zeitwahrnehmung – setzen wir es gezielt ein – therapeutisch gut zu nutzen.

Im »Buch des Lebens« findet dann die Überschreibung der alten Szene statt: Aus der alten Szene wird eine neue, positive Variante, die jetzt im Guten auf das Heute und Morgen wirkt. Wichtig dabei ist, dass dieses Geschehen nicht nur in der Vorstellung, sondern auf jeden Fall in einer guten Hypnosetiefe (sichtbar z. B. durch beidseitige Handlevitation) vor sich geht, damit es eine innere Lebendigkeit von starker Ausstrahlung in die Zukunft erzielen und somit die alte, schlechte Version ablösen kann.

Sehr schön und einfach verständlich – da es sich hier nicht um eine vielschichtige psychische Problematik handelt – ist die Technik in *Sporthypnose* von Liggett (2004, S. 66 f.) beschrieben:

»Bei zwei weiteren Turnern benutzte ich eine etwas andere Technik. Beide hatten sich schmerzhafte Verletzungen zugezogen, der eine bei einem Abgang, der andere bei einem Absprung, und waren anschließend nicht mehr in der Lage, diese Bewegungen auszuführen. In beiden Fällen bestand die beeinträchtigende Blockade bereits seit sechs Monaten – also länger als die körperliche Genesung von den Verletzungen. Beide hatten vor, die Übungen in ihre Kür einzubauen, sahen sich jedoch nicht in der Lage, sie auch nur zu trainieren. Beide hatten versucht, ihre Blockaden mithilfe von bildlichen Vorstellungen zu überwinden, allerdings noch nicht mit hypnosegestützter Visualisation.

Ich arbeitete mit den beiden Turnern separat. Da beide fast verzweifelt darauf aus waren, die Übungen wieder ausführen zu können, waren sie für Hypnose empfänglich. In Trance ließ ich sie in die Wettkampfsituation zurückkehren, in der sie sich die Verletzung zugezogen hatten, und sie entwickelten das Gefühl, sie befänden sich in jenem Wettkampf. Ich forderte sie auf, an dem Punkt, an dem sie den entscheidenden Fehler gemacht hatten, die Sequenz zu unterbrechen, den Handlungsablauf ein wenig ›zurückzuspulen‹, so wie man ein Videoband zurückspult, die Bewegung zu korrigieren und die Sequenz dann erfolgreich zum Abschluss zu bringen. Anschließend leitete ich sie dazu an, das Gefühl zu entwickeln, dass sie die Übung bei diesem Anlass erfolgreich mehrmals ausführten, und die aufgrund des Erfolgs entstehende Selbstsicherheit zu spüren. Nachdem sich die beiden die erfolgreiche Ausführung der Übung in der Verletzungssituation vorzustellen vermochten, leitete ich sie an ihre mehrmalige Ausführung in ihrer Übungshalle und schließlich in einem zukünftigen Wettkampf zu visualisieren. Nach ihrer Rückführung aus der Trance konnten beide die Übung in der Realität ausführen und fühlten sich dabei einigermaßen wohl.

Anschließend sprach ich mit ihnen, um zu analysieren, wie die Technik wirkte. Beide konnten sich noch an alles, was geschehen war, erinnern. Sie sagten, schon vor ihrer Arbeit mit mir sei ihnen intellektuell klar gewesen, dass sie die jeweilige Übung eigentlich ausführen können müssten, ohne sich zu verletzen, doch wenn sie es dann wirklich versucht hätten, hätte eine mentale Blockade, eine Angst, sie daran gehindert. Nach der Sitzung war beiden intellektuell immer noch klar, dass sie sich beim letzten Versuch, die Übung auszuführen, verletzt hatten, doch irgendwie existierte bei ihnen eine Erinnerung daran, dass sie die Übung seit dem Unfall mehrmals erfolgreich ausgeführt hatten. Deshalb war ihnen emotional klar, dass sie dazu in der Lage waren.«

Übersetzt in die Domäne der Psychotherapie sieht das so aus:
Ein junger, talentierter Pianist konsultierte mich, um beim Vorspielen gelassener und entspannter zu sein und »mehr aus sich rauszugehen« zu können. Außerdem störte ihn bei Auftritten, dass ihm – gerade wenn er sich am meisten mit der Musik verschmolzen fühlte und am schönsten zu spielen glaubte – aus »heiterem Himmel« Sätze in den Sinn kamen wie »Und wenn du jetzt einen Part vergisst?« oder »Hoffentlich verlierst du nicht die Kontrolle über deine Finger!«. Natürlich löste das in ihm sofort Unbehagen und Verunsicherung aus, was dem Spiel schadete und ihn sehr unzufrieden machte.

In der ersten Sitzung arbeiteten wir nach der Technik *Aussteigen aus der Symptomtrance* an einer Situation beim Vorspielen. In der zweiten Sitzung erfolgte nach der Induktion über die Farbtafel eine stärkende hypnotische Intervention für eine Meisterstunde bei einem großen russischen Pianisten. In der dritten Sitzung blendete er unter Anleitung der Übung *Sammeln und Loslassen* Stressfaktoren und schlechte Suggestionen bezüglich seines Spiels aus.

Der Pianist, der gut auf Hypnose reagiert, beidseits eine spontane Handlevitation zeigt und klare Fingerzeichen hat, stieß in der vierten (und vorletzten) Sitzung in leichter Trance auf ein wichtiges Ereignis in seinem 13. Lebensjahr. Damals hatte er auf dem Flügel vorspielen sollen, empfand aber nach kurzem ein Gefühl von Zerstreutheit und, noch schlimmer, als ob er »die Zügel nicht mehr in der Hand« halte. Nachdem er jetzt in Hypnose die Situation verbalisieren konnte, fiel ihm auf einmal ein, dass es genau diese Angst ist, die ihn oftmals überkam, die Angst vor Zerstreutheit. Und schon war die Irritation da.

Ich forderte den Musiker auf, im inneren Erleben die Zeit noch mal zurückzudrehen bis zu dem Zeitpunkt, zu dem er zwölfjährig in den Vorspielsaal tritt (Altersregression) und sich auf den Klavierhocker setzt. Als innere zweite Person sollte er sich dann als Erwachsener hinter den Zwölfjährigen stellen (Dissoziation) und ganz, ganz langsam mit ihm gemeinsam das Stück zu spielen beginnen. Wörtlich malte ich die Szene etwas aus. »... und die Zeit verläuft sehr, sehr langsam, das löst tiefe Ruhe und Konzentration aus, jede Bewegung stimmt bis ins Detail, die Kontrolle über sich und das Spiel wächst mit jedem ruhigen Atemzug, der jetzt im inneren Erleben ganz langsam und gedehnt erfolgen kann. Die Zeit hat unendlich viel Raum, alles läuft von alleine, alles in Zeitlupe, der Junge spielt das Klavierstück, er kann es einwandfrei ... die richtige Taste zur richtigen Zeit ... mit einer guten Portion von Ausdruck und Gefühl, in aller Kompetenz, Ruhe und innerer Erfüllung ...«

Damit die Intervention den Zeitrahmen der Therapiesitzung nicht sprengte – und ich war nicht informiert, um was für ein Stück es sich handelte –, gab ich an, »in innerlicher Zeitlupe, aber in äußerer Zeit im Zeitraffer« das Geschehen sozusagen Note um Note zu wiederholen. Nach Beendigung des Stückes, die der »Nein-Finger« anzeigen sollte, schlug ich vor, den Zwölfjährigen in den Arm zu schließen und kräftig an sich zu drücken, was der Pianist gut nachvollziehen und innerlich erleben konnte. Danach wurde der komplikationslose Ablauf zur Verstärkung des Lernprozesses nochmals abgespielt.

Im Sinne der Zeitprogression sollte sich nun der Pianist in das nächste Klavierkonzert im Beisein des Komponisten (das meine ich jetzt nicht metaphorisch, sondern es handelt sich um ein zeitgenössisches Werk) in 14 Tagen versetzen. In tiefer Hypnose erlebte sich er sich als technisch einwandfrei und musikalisch wundervoll spielend, die Konzentration lag völlig auf der Musik, die alten Gedanken waren erloschen.

Nach Ausleitung der Hypnose war der Pianist sehr zufrieden und zuversichtlich.

In allen folgenden Konzerten fühlte er sich konzentriert und kompetent. In einem Telefonat einige Monate später bestätigte der Pianist, dass er problemlos spiele und es ihm gut gehe.

2.3.2 Der Zeitsprung – »Leichtfüßig, nicht leichtfertig«

Ziel und Technik: In der Zeit nach vorne springen, das Therapieziel vorweg erleben und in Trance schon genießen, das ist nicht nur lust-, sondern auch sinnvoll, z. B., wenn der Patient geschützt werden soll oder eine tiefere Arbeit in Anbetracht eines knappen Zeitraumes oder des Kontextes (z. B. Paar- oder Gruppensituation) nicht möglich ist. Eine abschließende direktive Suggestion fordert auf, über die nächsten Tage die noch zu leistenden Schritte in Ruhe und eigenem Tempo zu gehen.

Für das Überspringen von Zeit ist die vorherige Vertiefung der Hypnose wichtig: »Die Hypnose kann sich jetzt noch mehr vertiefen« ... [Pause] ... *Dann folgt die Frage des Th.:* »Mag das Unbewusste uns jetzt mitteilen, was du tun kannst, damit ...?«

(Z. B.: »... du morgens erfrischt und fit aufwachst?«)

Erhalten wir das erwünschte »Ja« per FZ, erfolgt eine weitere Aufforderung, tiefer in Trance zu gehen und auf Hinweise zu achten, die weiterbringen.

Th.: »Das Unbewusste kann dir jetzt deutliche Hinweise geben. Wenn sie in dein Bewusstsein tauchen, wird es der ›Ja-Finger‹ anzeigen.«
FZ: »Ja.«
Th. nach der »Ja-Anzeige«: »Was kommt dir in den Sinn? Sprich es doch bitte aus. So wird es dir deutlicher, und ich kann dich besser begleiten.«
Pat., eventuell verdutzt: »Ich soll ...«

(Z. B.: »... mich umschauen ... Ja, und dann noch was: ... einen Purzelbaum schlagen ...«)

Th.: »Danke für die Mitteilung. Nun lass sich die Hypnose wieder vertiefen ... [Pause] ... und überspring mal den Zeitraum, in dem du auf eine gute und ergiebige Art und Weise den Ratschlag des Unbewussten befolgt hast ...«

(Z. B.: »... dich umgeschaut hast ..., den Purzelbaum geschlagen hast ...«) »... es hat dir geholfen und war vielleicht anders, als du erwartest hast [!] ...«

Pause von ca. ein bis zwei Minuten.

Th.: »Wie geht es dir jetzt?«
Wenn alles gut vollzogen wurde, äußert der Patient Wohlbefinden, wie z. B.: »Ja, gut! Ich fühl mich sehr wohl, sehr frei.«
Th.: »Wo fühlst Du das besonders?«, um die Aussage zu konkretisieren und als Gefühl zu verdichten.
Pat.: »Im Brustkorb ..., alles ist so weit!« (Zum Beispiel.)
Th.: »Sehr schön! So, und jetzt überspring mal wieder ein wenig Zeit, Zeit, nach der sich auf deine ganz persönliche Art und Weise deine neue Entwicklung stabilisiert hat und ganz alltäglich für dich ist! Und lass mich das doch bitte wissen, wenn du das so richtig spüren kannst!«
Pause.
Pat. nickt leicht.
Th.: »Wie ist das jetzt?«
Pat. antwortet in dem Sinne: »Ich fühl mich sehr lebendig, übermütig, frei, neugierig, ja, wie ein Kind.«
Th.: »Natürlich! Bleib mal eine Weile bei der schönen Erfahrung, genieße sie, erfreu dich dran!«
Pause.

Th.: »Nun haben wir ja schon etwas vorweggenommen. Jetzt müssen wir absichern, dass das, was du übersprungen hast, nachgeholt wird. So frage ich das Unbewusste: ›Bist du bereit, wann immer es für dich richtig ist, das ...«
　(Z. B: »... Zurückschauen und den Purzelbaum ...«)
　»... nachzuholen ... auf besondere Art und Weise ... mit all deiner heutigen Standsicherheit und deiner Kraft?‹«
　Warten auf ideomotorische Antwort. (Falls an solchen Stellen ein ideomotorisches »Nein« erfolgen sollte, kann man fragen, was noch gebraucht wird. Erfolgt ein »Ich will nicht antworten«, kann man entgegnen: »Ach, noch nicht, sehr gut. Alles braucht seine Zeit. Morgen sieht dann alles anders aus.«)

FZ: »Ja.«
Posthypnotische Suggestion des Th.: »Das ist ja hervorragend. Das wirst du also demnächst [!] tun! [Suggestion, dass diese Arbeit auch vollzogen wird.] Kann das Symptom daher jetzt schon nachlassen, ja vielleicht sogar verschwinden?«
FZ: »Ja.«
Th.: »Gut, du wirst in der kommenden Zeit wichtige psychische Arbeit leisten, damit es dir gut gehen kann, denn das Symptom beginnt, sich aufzulösen, jetzt!«

2.3.3 Die Wunderübung – Der Zeit voraus: »Die Nacht mit dem Wunder«

Ziel: Diese Technik arbeitet ebenfalls mit der Zeitprogression. Sie fokussiert nicht nur auf das Ziel, sondern lässt es intensiv durchleben, und zwar einen ganzen Tag lang (aber natürlich im Zeitraffer).

Technik: Durch die Vorstellung, im Schlaf sei ein Wunder eingetreten, wird während der Hypnose schon Freiheit von Symptomen, Konflikten und Ängsten erlebt. Da man sich während der Übung intensiv mit der Auswirkung eines Ziels beschäftigt, setzen sich positive Prozesse für die therapeutische Arbeit auf unbewusster Ebene in Gang, und das Wunder realisiert sich.

Diese Übung ist schon in meinem Buch *Die Fee, das Tier und der Freund* (Kaiser Rekkas 2001a) beschrieben und liegt als CD vor. Da sie aber von großer Bedeutung für die Therapie ist, erlaube ich mir, sie hier noch einmal zu präsentieren.

»Die Nacht mit dem Wunder«
»In der Hypnose lernen wir, guten Einfluss auf uns auszuüben. Wir erfahren dabei, wie wir innerlich frei werden und uns wohl fühlen ... Standsicherheit erhalten ... und mit unseren Stärken in Kontakt kommen ... und heilsame Prozesse in Gang bringen. Und je deutlicher und eindrucksvoller unser hypnotisches Erleben ist, umso tiefere Auswirkung wird es haben.
   Schließen sie deshalb nun einfach Ihre Augen, kommen zur Ruhe und erinnern sich an Ihre letzte tiefe Hypnose. So stellt sich von alleine dieser veränderte Bewusstseinszustand wieder ein, wird sich im Laufe der Übung sogar noch vertiefen und lässt Sie in unbewusste Arbeit eintauchen.

Stellen Sie sich nun in einer Art Zeitraffer vor, der heutige Tag ginge schon seinem Ende entgegen, und es dämmert, ist Abend, wird dunkel draußen ... ist später Abend ... es ist Zeit, ins Bett zu gehen ...

So bereiten Sie sich für die Nachtruhe vor ... gut ... und entkleiden sich, tun alles, was Sie normalerweise vorm Einschlafen tun, legen ihr Nachtgewand an ... und gehen ins Bett ...

... und während sich draußen der Nachthimmel über der Erdkugel wölbt ... verschwenden Sie vielleicht noch einen Gedanken an den vergangenen Tag ... nehmen dann Ihre gemütliche Einschlafstellung ein ... Schlaf übermannt Sie ...

Tiefer als tief sinken Sie in den Schlaf ... Sie atmen ruhig und gleichmäßig ...

Der Natur entsprechend ... wandern die Sterne übers Firmament ... und es ist, was Sie noch nicht wissen, eine besondere Nacht ... es ist die Nacht – und ich verrate es ihnen jetzt –, es ist die Nacht mit dem Wunder ... die Nacht, in der sich ein Wunder vollzieht ...

Und die Tram läuft in Ihr Depot ein ... die Glocke schlägt ... und auf dem Dach badet ein Kätzlein im Mondlicht ...

Später, wenn es auf samtenen Pfoten über den Dachfirst streift, passiert ein Wunder, ganz in der Stille der Nacht ... und ganz im Verborgenen.

Der Konflikt klärt sich ...

... die Fessel, die die Brust umgurtet hat, löst sich ...

... das Symptom fällt ab, wie eine alte Haut, die sich abpellt ...

Schmerz schwindet ... die Wunde heilt ... auf wundervolle Weise ...

... und was hinter dem Symptom lag ... reinigt und klärt sich und heilt auf besondere Art ...

Das Wunder passiert, aber ich nehme an, dass Sie es noch nicht bemerken ...

... denn Sie schlafen tief ... mit ruhigen Atemzügen ... ruhiger denn je ...

... und ... die Nacht zieht vorüber. Während Sie ganz gelöst in tiefem Schlaf liegen, sehen Sie vielleicht schon einen besonderen Traum ... einen Traum ... der unter neuen Bedingungen in die Zukunft weist ... Türen öffnet ... sehr gut ...

... neue Bilder in leuchtenden Farben ... andere Töne ... freie Bewegung ...

Verheißungsvoll naht der junge Tag, die Vögel beginnen zu zwitschern ... und Sie schlummern behaglich dem Morgen entgegen ... nach der Nacht mit dem Wunder ...

Sie tauchen ein in einen besonderen Tag ...
    ... und bemerken, wie Sie allmählich dort in Ihrem Bett erwachen ...

Erstaunlich erquickt verspüren Sie schon Veränderung.
Es ist anders ... aber wie?!
Wie fließt die Atmung?
Wie kreist die Energie?
Was ist anders in Ihrem Körper?
Ist es nicht irgendwie leichter ... weiter ... wohliger ...?
Kann es sein, dass der Körper sich gesünder ... ja, kräftiger anfühlt?
Hmm, gut ja, hmm sehr gut ...

Wie geht es Ihnen damit: Das Problem ist gelöst ... hmm, Heilung trat ein, es ist anders ...?
    Wie ist es, Vertrauen zu haben ... in Kraft, in Stärke, in Natürlichkeit ... in Beständigkeit und Ausgewogenheit?

Ja, beinahe hätte ich es vergessen: Was ist Ihr erster Gedanke? Was geht Ihnen durch den Kopf am Morgen nach dem Wunder ...? Eine neue Idee vielleicht ...?

Und dann ... im inneren Geschehen, das jetzt ganz real ist, schlagen Sie die Augen auf und begegnen dem jungen Tag.
    Es ist das gleiche Bett, die gleiche Umgebung, die gleiche äußere Situation ...

(... der gleiche Mensch neben Ihnen, die Begegnung aber kann anders sein ...)

Neugierig gehen Sie in der inneren Vorstellung in kleinen Etappen durch den Tag. Sie stehen auf und merken, es ist anders, wenn Sie sich vom Bett erheben ...

Wie der Körper sich streckt und aufrichtet!
Sie gehen ins Bad, gucken in den Spiegel. Wenn Sie nun Ihr Antlitz betrachten, an was erkennen Sie, dass das Wunder geschehen ist? Schauen Sie genau hin, seien Sie achtsam: Was beobachten Sie an sich ...?

Und wenn Sie reden, woran merken Sie, dass das Wunder passiert ist? Hören Sie mal Ihre Stimme sprechen ... fühlen die Ruhe im Redefluss ... die Gelöstheit selbst der Stimmbänder ... die gute Atmosphäre ... ja, und die neu formulierten Worte ... die gute Resonanz ...!

Sie beginnen den Tag mit dem ... Frühstück, oder? Was frühstücken Sie ...? Und was ist anders an diesem Frühstück, heute ... anders als sonst?

Und die Kleidung, was ziehen Sie an ...?

Wer bemerkt als Erster, dass sich in der Nacht bei Ihnen ein Wunder ereignet hat?
Woran kann er es bemerken, was stellt er Neues an Ihnen fest ...?
Und wie reagiert er darauf?
Und wie reagieren Sie auf die positive Reaktion des anderen?

Wie füllen Sie diesen wundervollen Tag ... auf neue Art und Weise ... ein ganzer, wertvoller Tag Ihres Lebens ...? Was ist anders als sonst?

(*Bei Paaren:* Jeder für sich sein eigenes Wunder – und doch ein gemeinsames zugleich!)

Nehmen Sie sich nun alle Zeit, viel äußere Zeit und nochmals viel mehr innere Zeit, den Tag in seinem vollem Ablauf zu genießen ... und das Erwünschte und lang Ersehnte zu erleben ... jetzt!

Ein richtiges Wunder ... das nicht ohne Auswirkung auf die Zukunft bleiben wird!

Und das Unbewusste macht dieses Wunder in Ihnen heimisch ... mit so guten hypnotischen Fähigkeiten, die Sie haben [!] ... und ob Sie daran glauben wollen oder nicht ... dieses Erlebnis wird von besonderer Tragfähigkeit sein ...

2. Techniken, einfach und elegant

Sich wohl fühlen im Hier und Jetzt wird von Eindruck sein für die Zukunft ... gut, und ein Finger kann sich leicht heben ... um das zu bestätigen ...

Das kann uns helfen, besser daran zu glauben, dass wir aus der Tiefe die Lösung finden, des Rätsels Lösung und der Frage Antwort ...

Da kann es einem richtig gut gehen. Und Sie werden diesen Tag in Ihrem inneren Erleben weiter vollenden ... Gut, sehr schön ... und dabei tiefer in Hypnose sinken, sehr schön, ganz gelassen, vertrauensvoll in sich selbst ... hmm ... und wirklich, das Leid war lang genug. Es wächst die Kraft.

So vergeht der Tag nach dem Wunder auf andere Art und Weise und füllt sich mit neuen Aufgaben, Ideen, Inhalten ... hmm ... und vielleicht werden Sie überrascht sein, wie leichtfüßig Sie Ihre Schritte lenken ...

... eine Spirale von positiven Reaktionen ...!

Bitte wägen Sie jetzt in aller Ruhe ab, welches Detail des Wunders morgen eintreten könnte. Nehmen Sie ein kleines Detail heraus ... irgendetwas, was morgen tatsächlich passieren könnte.

Nun schätzen Sie ein, wie wahrscheinlich es ist, dass dieses Detail eintreffen wird. Und morgen Abend im Bett ... da prüfen Sie einfach ganz wertfrei mal nach, ob Ihre Einschätzung gestimmt hat.

Diese Erfahrung kann in Ihnen weiterschwingen, und jedes Mal, wenn Sie Hypnose machen werden, kann sie wieder zum Tragen kommen, gut .... und jede Nacht ... können Sie das Buch des Lebens aufblättern und etwas Neues hineinschreiben ...

So können Sie Entwicklungen machen, die Sie nicht für möglich gehalten hätten. Entwicklungen, die Sie zu schützen wissen ...!

Schließen Sie nun die Hypnose ab und orientieren sich wieder hierher, in diesen Raum und diese Zeit. Recken und strecken Sie sich und schlagen jetzt in der äußeren Realität – hier – die Augen auf, sobald

Sie sicher sind, dass Sie erfolgreiche Arbeit getan haben, auch wenn es sich nicht wie Arbeit angefühlt hat.«

Kater *Garfield* würde kommentieren: »Ich glaube nicht an Wunder, ich verlasse mich auf sie!«

2.3.4 Der Kompetenztransfer – »Tatkräftig, gestärkt, voller Elan und Zuversicht«

Ziel: die Übertragung von Ressourcen aus einem Lebensbereich in einen anderen, hier im Fall eines im beruflichen Bereich sehr kompetenten Mannes, der unter starken Ängsten im sozialen und auch partnerschaftlichen Bereich leidet

Technik: Indirekte Arbeit mit einfacher ideomotorischer Bewegung durch Provokation einer beidseitigen Handlevitation und Drehung der Unterarme, bis sich die Hände gegenüberstehen und dabei eine Brücke bilden, über die bildhaft die Kompetenz von einem Gebiet in das andere wandern kann; direktive Suggestionen geben stützenden Halt.

Hypnoseinduktion

»Hypnose ist immer eine Zeit des Lernens, und dafür ist es gut, einfach aufmerksam zu sein ... offen, in gewisser Art auch freudig ... und abzuwarten, was da Spannendes passiert.

Sie haben sich hingelegt, haben die Augen geschlossen ... und achten als Erstes noch mal darauf, dass die Gegend um die Augen vollkommen gelöst und entspannt ist – das kann man ganz gut willentlich machen.

Die Augen ganz schön entspannen ... so richtig in ihren Augenhöhlen ruhen lassen ...

Dann kann die Stirne glatt werden ... ganz entspannt ... die Schläfen, Wangen, der ganze Kopf ... alles ist entspannt und gelöst ...

Und die Luft fließt rhythmisch, mit ruhigen, tiefen Atemzügen ... durch die Nase ein ... und wieder aus ... alles geht von alleine ... alles geht ohne Anstrengung ... Sie brauchen nichts Besonderes zu tun, Sie brauchen nichts zu verstehen, Hypnose entsteht von alleine ...

Sie können einfach bequem daliegen, sich vielleicht vorstellen, Sie wären eigentlich ganz woanders auf der Welt ... oder auf einer Wolke ... oder sogar auf einem anderen Stern – was auch immer Ihnen gefällt ... und sich da pudelwohl fühlen ...

Vielleicht – in der inneren Vorstellung – liegen Sie auch ganz anders da:
Sie haben die Hände hinterm Kopf verschränkt ... ein Bein aufgestellt ... das andere Bein drübergeschlagen ... und kauen verträumt auf einem Grashalm ... schmecken die natürliche Herbheit des Grashalms auf der Zunge ...

Und dabei gleiten Sie tiefer und tiefer in Hypnose, vielleicht auch schon dadurch, dass sich die Ausatmung verlangsamt ... ja, sehr gut ... und alles Belastende, Einengende kann von Ihnen abfließen ... mit jedem weiten Ausatmen mehr ...

Nie sind Sie sicherer als in einer wirklich guten Hypnose ... und da können Sie herumwandern ... Ihre Gefühle erproben ... Ihre Kräfte sammeln und diese dahin ausweiten, wo Sie sie auch noch brauchen ... Ihre inneren Bilder betrachten und sogar eine neue Zukunft entwerfen.«

Provokation der Handlevitation

»Und langsam, langsam, wie Sie's schon kennen, kann eine Hand leichter werden, können vielleicht sogar beide Hände leichter werden ... das Gefühl von Leichtigkeit wird deutlich – weil in der Hypnose alles so leicht wird, wenn die Hände leichter und leichter werden, die Schwerkraft vergessen wird ... während der Körper angenehm sinkt ...

Erst unmerklich ... dann zunehmend leichter kann dieses schwebende Gefühl entstehen ... vielleicht kommen auch wieder die Luftballons angeflogen ... tanzen über Ihren Handgelenken ... die Bänder binden sich zart ums Handgelenk und nehmen die Hände – anfangs mit einem kleinen Ruck – dann ganz langsam ... und heben die Unterarme höher und höher, und eine unglaubliche Ruhe und Sicherheit breitet sich aus ...

Leichter und leichter ... mit kleinen, ruckartigen Bewegungen, die typisch sind für Hypnose, die Ellbogen können anfangen, sich zu beugen ... die Hände kommen höher und höher ... höher und höher, während Sie tiefer und tiefer ... angenehm tiefer ... und sich immer sicherer fühlend ... in die weit ausgebreiteten Arme der Hypnose sinken ... und neue Erfahrungen machen.

Sie machen das sehr, sehr gut!

2.3 Von der Direktive zum Unbewussten, je nach Patient – Therapieren heißt Begegnen

Alle Antennen sind eingezogen, alles Äußere ist unwichtig. Es ist nur noch wichtig, was innerlich stattfindet.«

Suggestion für die ideomotorische Bewegung der Unterarme zur Bildung einer Transferbrücke
»Die Hände können in geraumer Zeit noch höher schweben ... höher und höher ... und können sich – jetzt! – so zueinander drehen, dass die Handflächen sich gegenüberstehen – ganz von alleine, aus einem inneren Impuls heraus ... mehr und mehr zueinander drehen ... sich zuwenden, weil es um Austausch ... um einen Transfer geht ... in einem Begegnen mit sich ... mit der eigenen Kraft ...

Und wie die Hände sich drehen und drehen ... und sich auf einmal die Fingerspitzen gegenüberstehen ... findet ein ganz besonderer Austausch statt, ein Austausch, eine Vermittlung, die etwas ganz Besonderes beherbergt ...

Sie spüren einfach nach, in aller Ruhe ... sehr gut.«

Hypnoseutilisation
»Energie fließt von der einen Hand zur anderen ... und von der anderen wieder zur einen ...

Vielleicht können Sie das vor dem inneren Auge sehen ... Licht, Farbe, vielleicht ein ganzes Spektrum von Farben ... einen Regenbogen ... gut. So ist eine Brücke gebaut ... ein Transfer zum Austausch von Fähigkeiten von einem Lebensbereich in den anderen ...«

Überprüfen des inneren Prozesses
»Und Sie können mir gerade mal sagen, was Sie innerlich erleben. Erzählen Sie mir doch ein bisschen!«

Patient antwortet: »... ... ...«

»Gehen Sie jetzt wieder tiefer in Trance. Machen Sie einfach ein paar ruhige Atemzüge ... gehen Sie einfach wieder tiefer. Sehr schön. Atmen Sie in die Weite, öffnen Sie sich für Neues ...! Gut. Bleiben Sie einfach dabei.«

Bestätigung der Befolgung und Wirkung der therapeutischen Suggestionen
»Und der ›Ja-Finger‹ kann mal ein Zeichen geben, damit ich weiß, welches der Finger für die Antwort ›Ja‹ ist ...«

FZ: »Ja.«
»... und einer für Nein ...«
FZ: »Nein.«
»... und einer für ›Ich will nicht antworten‹ ...«
FZ: »Ich will nicht antworten.«
Dann frage ich die Finger: »Gibt's gerade etwas Neues in Ihnen?«
FZ: »Ja.«
»Sehr schön! ... genau! Und jetzt ist es gut, aufmerksam zu sein und richtig hineinzuspüren, in die ganze Farbigkeit, die Lebendigkeit ... und die gleichzeitige vollkommene Ruhe und Sicherheit ... überall ...!!!

Und die Arme können da bleiben ... oder können sich auch annähern und dann auf den Körper herunterlegen ... wie's richtig ist, wie es sich gut anfühlt ... Und das Unbewusste wird die Bewegung lenken ... und die Trance vertiefen ...
... und mit diesen vielfältigen inneren Kräften können Sie die Vergangenheit übermalen ... und die Gegenwart aufbauen ... und die Zukunft entwerfen ...
Das Unbewusste weiß, was zu tun ist ... und was jetzt an der Reihe ist.

Und der ›Finger für das Neue‹, den wir noch nicht abgerufen haben, kann sich eindeutig heben, wenn sich irgendetwas Neues tut ... wichtig zur Heilung der Vergangenheit ... zur Stabilisierung der Gegenwart ... und zur Gestaltung der Zukunft und für die Ausweitung der Kompetenz in alle Lebensbereiche.«
    FZ: »Der Neue.«

»Fantastisch!
Lassen Sie sich alle Zeit, denn das geschieht in aller Stille ... und Sie beobachten akzeptierend, was von alleine geschieht ... und stehen vielleicht wie ein Kind staunend dabei, fasziniert vom inneren Geschehen ... und dem Reichtum des Erlebens ...«

Patient liegt ganz gelöst da.
»Sehr gut!«

Posthypnotische Suggestion
»Und jedes Mal, wenn Sie in den nächsten Tagen Hypnose machen werden, kann ein weiterer Schritt erfolgen und sich etwas Neues of-

fenbaren ... und Sie werden merken, wie Sie sicherer und sicherer im Leben stehen ... auf beiden Beinen, den Blick nach vorne gerichtet ... und eine angenehme Stärkung erfahren. Nachts in den Träumen kommt dann Weiteres hinzu, um den Erfolg, der sich innerlich vollzieht, zu stabilisieren.

Und ganz von alleine ... wenn Sie merken, Sie haben genug erlebt für heute, genug Erfahrung gewonnen, genug geschehen lassen, können die Hände sich langsam absenken und einfach auf den Körper legen ... ruhig und gemütlich ... und das kann noch mal die Hypnose so vertiefen, dass Sie für eine ganze Minute äußere Zeit – ganz andere innere Zeit – in eine geradezu überquellende Kraft sinken, damit Sie sich nachher, wenn Sie aufstehen werden, ganz wunderbar fühlen werden ...

... *tatkräftig, gestärkt, voller Elan und Zuversicht, kompetent in allen Bereichen!*«

2.3.5 Die »Fernhypnose« – »*Mit dem präzisen Gefühl im Herzen*«

Sie bezaubert alle. Schwarz gelockt und hübsch, lebendig und fantasievoll. Aber Mutter ist viel zu früh nach langem Siechtum gestorben. Sie wuchs ohne sicheren Halt auf, und ihre Rolle hieß: gute Laune verbreiten. Ihr Thema, als sie zu mir kam: »Meine Angst gibt den Ton an.« Das ist Sofie. Sofie ist 36 und sieht immer noch die schon vom Tode gezeichnete Mutter bei den endlos erscheinenden Spaziergängen im Herbstlaub vor sich.

Sofie hatte Angst vor Nähe und allem Möglichen, vor allem vor der Dunkelheit und vorm Fliegen, und steckte in unmöglichen Männerbeziehungen (wenn ich das mal so salopp ausdrücken darf).

Ein Dreivierteljahr Arbeit mit etwa einer Sitzung monatlich liegt hinter uns. Sie kann und nutzt Hypnose und hat enorme Fortschritte gemacht. Sie ist stabil, so stabil, dass sie sich – wenn auch nach vielen innerlichen Kämpfen – seit geraumer Zeit eine Liebe mit Zukunft leisten kann. Ein Mann mit herzlicher (Ursprungs-)Familie, der sie liebt und ihr den Freiraum für ihre kleinen Verrücktheiten lässt. Per Zufall ein Pilot. Sie erträgt eine vorübergehende Arbeitslosigkeit ohne Panik, und ihre Endometriose quält sie weniger und weniger.

Sie ist um ihre Fortschritte froh. Unsere therapeutische Beziehung ist stabil. In einer E-Mail bittet sie mich um »Rat«, nicht Hilfe.

(Ich antworte mit ein paar Standardanleitungen und einer Suggestion.)

2. Techniken, einfach und elegant

Gesendet am: Sonntag, 24. Oktober 2004 12:09
An: Agnes Kaiser Rekkas
Betreff: Hypnose

Liebe Frau Rekkas, bei uns entwickelt sich alles sehr gut, ich bin froh, dass ich die Flinte am Anfang nicht ins Korn geschmissen habe. Wir wollten diese Woche meine Freundin in Ägypten besuchen, aber das haben wir wegen der Anschläge auf die Israelis erst einmal gecancelt. Nun fliegen wir für eine Woche nach Portugal, hat eben seine Vorteile, so ein piloto. Nein, im Ernst, ich habe ihn sehr in mein Herz geschlossen.

Ich habe aber noch eine Frage. Da ich mich nun intensiv um einen neuen Job bemühe, drängen sich auch die alten Angststörungen in den Vordergrund. Immer morgens habe ich dieses Schwächegefühl und eine leichte Übelkeit (nein, schwanger bin ich nicht!), ob ich wohl den Herausforderungen gewachsen bin. Bei scheinbar kleinen Herausforderungen treten die Panikerscheinungen auf und machen mir das Leben schwer, z. B. will mein Bruder mit mir in die Stadt fahren, viele Menschen, viele Eindrücke, 2., Oktoberfest mit seinen Menschenmassen sowieso, 3., jemand will mit mir im Auto mitfahren zu einer Veranstaltung, ich will aber ungebunden sein und nach Hause fahren können, wann ich will, falls es mir nicht gut geht. Aber, viel wichtiger: Bei einem Gespräch mit einem Geschäftsführer (bei Bassetti übrigens, wo ich die Bewerbung persönlich hingetragen habe) bekomme ich plötzlich Panik, sehe nur noch die Jalousie im Hintergrund und habe Panik, umzukippen, obwohl mein Gegenüber ganz begeistert ist. Warum also???

Jede Sinneswahrnehmung meines Körpers deute ich negativ, ich kippe gleich um, mir ist schlecht, schwindelig usw. Manchmal ist es mehr im Hintergrund, aber ganz weg ist es nie. Ich möchte diese Situationen einfach mal genießen und nicht immer mit mir selbst beschäftigt sein. Mir scheint es jetzt wieder stärker, weil eben diese Job-Herausforderung wieder sehr nah ist.

Welche Hypnoseübung kann ich machen, dass ich meinem Körper und seinen Kräften mehr vertraue und mich nicht immer so schwäche? Ich weiß, dass mein Körper eigentlich sehr fit und stark ist.
Herzlichen Gruß an den Wiener Platz, Ihre [Name]

Meine Antwort:

Betreff: ... mit dem präzisen Gefühl im Herzen, dass der Tag für Sie da ist!

Liebe Frau [Name]
Kleine Antwort auf großes Schreiben:

- »Sammeln und Loslassen« für die alten Mechanismen
- »Sonnenstrahldusche« für die Kräftigung
- »Schiffchenreise« für die Stabilisierung der kleinen Sofie

Abends beim Einschlafen die kleine Sofie ganz fest im Arm halten und morgens mit dem präzisen Gefühl im Herzen aufwachen, dass der Tag für Sie da ist!

Übrigens: Oktoberfest muss man/frau auch nicht aushalten. und Ungebundenheit ist schon was wert.
    Basetti? Kompliment, das wär ja toll. Wie heißt es? Nicht die Flinte ins Korn schmeißen!
Genießen Sie Ihren schönen Sonntag, Ihre AKR

2.3.6 Musterunterbrechung

Ziel: zur Ruhe kommen, aussteigen aus einem Muster der Selbstüberforderung, Augenmerk auf besinnliche und gesunde Gestaltung des Lebens lenken

Technik: Induktion über Augenfixation zur Herstellung von Konzentration, Beispiel des Laufrades (Tretmühle), aus dem man heraustritt, Auffinden von frühen Mustern der Überanstrengung und ideomotorische Arbeit zu ihrer Auflösung

Diese Anleitung ist für einen Kollegen, der sich beruflich überfordert (Nervosität und Burn-out-Symptomatik), aufgezeichnet worden.

Induktion über die Augenfixation
»Sie können die Augen offen lassen oder auch schließen. Manchmal ist es auch gut, gerade, wenn man, so wie wir eben, sehr viel besprochen hat, dass man die Augen offen lässt und einen Punkt fixiert und die Augen entspannt darauf ruhen lässt ... dabei die Atmung spürt und somit schon ein Nach-innen-Gehen beginnt. Gut, ich sehe, Sie haben gerade einen Punkt gewählt.
    Anfangs kann man noch ganz viel im Raum wahrnehmen, auch wenn man nur auf einen Punkt konzentriert ist. Und je ruhiger man atmet, umso mehr engt sich das Gesichtsfeld ein, und man sieht wie durch einen Tunnel auf den Punkt. Der Punkt fängt an, zu schwimmen oder zu wandern, und ebenso natürlich ist, dass die Augenlider schwerer werden und ermüden. Und irgendwann entsteht das Bedürfnis, die Augenlider zu schließen. Dann schließen Sie die Augen einfach jetzt.

2. Techniken, einfach und elegant

Ist es nicht angenehm, wenn die Augen sich geschlossen haben? Dann sieht man noch kurz einen Negativabdruck von dem, was man vorher betrachtet hat. Danach wird es einfach nur still und ruhig.

Nun können Sie vermehrt der Atmung folgen, wie die Brust sich hebt beim Einatmen und wieder senkt beim Ausatmen. Und Sie wissen, dass es gut ist, das Ausatmen zu verlangsamen. Das ergibt eine vegetative Umstellung auf Ruhe und Erholung. Und draußen hat die Glocke geschlagen und gibt die äußere Zeit an, während die innere Zeit ein ganz anderes Maß hat.

Sie brauchen nichts Besonderes zu tun und nichts zu verstehen, und da ist sie schon, die Musterunterbrechung, die Sie wünschen. Das Sichzurücklehnen, ruhig und langsam atmen, sich spüren, Zeit für sich haben und somit ganz intensiv leben, jetzt!

Sie spüren das Blut im Körper kreisen, fühlen Sie einfach mal nach ...«
Pause.

»Sie spüren, wie Ihr Körper auf der Liege aufliegt, warm und schwer und immer mehr in Trance versinkend ... Sie spüren ebenso, wie der Kopf zur Ruhe kommt und Gedanken, die Sie eben noch gedacht haben, sich auflösen wie Wolken am Himmel, die vom Wind verweht werden. Und so gehen Sie tiefer und tiefer in Hypnose, bei jedem Ausatmen, bei jedem verlangsamten Ausatmen tiefer, und wenn man die Atemzüge zählen würde, würden es sieben oder elf oder sieben und elf sein, die Sie tiefer und tiefer in Hypnose bringen und ganz anders als sonst, ohne Mühe, ohne Druck, ohne Aufwand, ganz von allein.

Und die Musterunter*brechung ist jetzt*.«
Pause.

»Das Rad hat angehalten, dieses Laufrad. Und Sie steigen heraus, vielleicht noch ein bisschen schwindelig, auf festem Boden zu stehen, diesem Rad entstiegen zu sein – so wie es auf einmal ganz komisch ist, wenn man nach einer längeren Zeit auf dem Schiff festes Land betritt und der Boden unter den Füßen schwankt, obwohl er jetzt fest ist, sicher und stabil. So ist es auch, wenn man aus der Tretmühle aussteigt. Und das spüren Sie jetzt!«
Pause.

»Schneller als der Geist regeneriert sich der Körper und beginnt, sich wohler und ruhiger zu fühlen und zu entspannen.

Und ebenso wie bei großem Lärm, an den man sich irgendwie gewöhnt hat und wo man gar nicht mehr bemerkt, wie er einen belästigt – in einer großen Fabrikhalle zum Beispiel, wo gehämmert wird und mit Krach viel Arbeit vor sich geht –, tritt man hinaus und geht in einen Park, merkt erst jetzt, wie schön es ist, wenn einfach nur ein Vogel zwitschert ... wenn sich das Nervensystem entspannt und regeneriert ... und *hier* die Intensität des Lebens liegt, obwohl keine ganze Fabrik am Werken ist, sondern nur ein kleiner Piepmatz singt.

Und nun frage ich mal Ihr Unbewusstes über die Fingerzeichen ab: Ist es gut, das Muster der Hetze und Überforderung zu unterbrechen und auszuschalten?«
FZ: »Ja.«
»Kann uns das Unbewusste bei dieser Arbeit jetzt helfen?«
FZ: »Ja.«
»Prima!«

»Und während Sie im inneren Erleben vielleicht schon in einem Park umherwandern, in dem auch ein See liegt, ein ruhiger, stiller See, so wie Sie es gern haben, kann das Unbewusste in der Tiefe Nachforschungen anstellen und Situationen auffinden, in denen Sie früher, als Sie noch klein waren, gelernt haben, nach einem bestimmten Muster, nach diesem Druckmuster zu funktionieren ...

Und lassen Sie sich alle Zeit der Welt ...

Es ist wichtig, insgesamt fünf Situationen zu finden. Der ›Ja-Finger‹ zeigt an, wenn eine Situation gefunden wurde, eine, in der Sie früher gelernt haben, Dinge zu erledigen, schnell und oft auch gut, aber unter Druck. Jedes Mal, wenn Sie so eine Situation von früher auffinden, hebt sich der ›Ja-Finger‹. Sie werden die Situation kurz betrachten, und dann kommt etwas Entscheidendes: die Unterbrechung des Musters. Das leistet das Unbewusste!

Wenn die Situation genügend betrachtet worden ist, hebt sich deutlich der Finger für die Antwort ›Nein‹, er wird zum Finger für die Musterunterbrechung, Der ›Nein-Finger‹ zeigt ›Stopp!‹ an, ›Stopp!‹, nicht mehr. Nicht mehr das alte Muster. Ich erledige Dinge, erledige sie auch schnell und gut, aber ohne Druck und nicht zu viel auf einmal! Ich haushalte mit meinen Kräften, ich achte auf mich. Ich gestalte mein Leben in Ruhe, Besinnung

Gut, der Ablauf beginnt: Der ›Ja-Finger‹ zeigt die Situation an ...«

FZ: »Ja.«
»... genau ...

... und der ›Nein-Finger‹ gibt den Impuls für die Musterunterbrechung.«
FZ: »Nein.«
»Gut! Die erste Situation – sehr schön. Spüren Sie mal nach, wie sich das anfühlt. Sehr gut, gehen Sie wieder tiefer in Trance. Sie können das, drei ruhige Atemzüge ...

Da findet das Unbewusste die zweite Situation, und der ›Ja-Finger‹ zeigt es an ...«

FZ: »Ja.«
»Sehr gut, es ist gut, sich Zeit zu nehmen, das hat gerade etwas Zeit gebraucht, das ist in Ordnung, genau ... umso authentischer, klarer und umso wirkungsvoller ist die Arbeit. Und der ›Nein-Finger‹ gibt den Impuls dafür, dieses Muster zu unterbrechen ...«

FZ: »Nein.«
»Schön ... und jetzt spüren Sie wieder nach, wie sich das anfühlt.
Hmm ... sehr schön.
Da kommt die dritte Situation, und der ›Ja-Finger‹ wird sie wieder anzeigen.«

FZ: »Ja.«
»Sehr gut. Das braucht manchmal eine Minute oder zwei. Gut, das ist die dritte Situation. Der Finger für ›Nein‹ wird das Muster wieder unterbrechen und durch etwas Neues, Sinnvolles ersetzen, was Ihnen hilft, bei sich zu sein, innere Ruhe zu haben, den Glauben an Ihre Gesundheit zu stärken und Ihr Wohlbefinden zu erhöhen. Sehr schön, da haben wir schon mehr als die Hälfte, sehr gut.«
FZ: »Nein.«
»Da ist ein ganz starkes ›Nein‹ jetzt. Dieses Muster ist unterbrochen und etwas Neues eingesetzt, eine neue, sinnvolle Variante.

Da kommt die vierte Situation ...«

FZ: »*Ja.*«
»*Genau, da kommt sie. Da kommt die vierte Situation in Erinnerung, wo Sie früher gelernt haben, so zu reagieren. Was Sie letztendlich in dieses Laufrad gebracht hat und in diesen Mechanismus, ständig aktiv sein zu müssen und sich letztlich zu überfordern ... gut ... und jetzt kommt wieder der Impuls und auch die Ausführung, diese Erfahrung zu revidieren und das Verhalten neu zu gestalten. Der Finger für die Musterunterbrechung ...«*

FZ: »*Nein.*«
»*Super ... sehr schön. Sehr schön. Gut.*

Und alle guten Dinge sind fünf dieses Mal. Die letzte, vielleicht die wichtigste Situation, die Sie damals am meisten geprägt hat und die noch aufgelöst werden muss, damit Sie sich innerlich wirklich freisetzen können und dann aus Freude heraus etwas machen, aber nicht aufgrund von innerem Druck. Und der ›Ja-Finger‹ wird es wieder anzeigen. Da bahnt es sich schon an.«

FZ: »*Ja.*«
»*Der ›Ja-Finger‹ bewegt sich langsam. Und dann kommt wieder die Unterbrechung. Dieses Programm wird unterbrochen, es kommt ein neues, zeitgemäßes, dem Alter entsprechendes Programm. Das Programm, welches Ihnen Möglichkeiten eröffnet, auf andere Weise zu arbeiten. Mit hoher Qualität, mit weniger Energie, weniger Zeit, mehr Raum für sich und für alles, was Ihnen wirklich wichtig ist. Denn Sie können sich sagen: ›Ich muss nichts beweisen!‹ Das ist eine wichtige Unterbrechung jetzt.«*

FZ: »*Nein.*«
»*Der ›Nein-Finger‹ zeigt es deutlich an – sehr schön.*

Nach getaner Arbeit, auch wenn es sich nicht wie Arbeit anfühlt, sinken Sie tiefer und tiefer in Hypnose, machen ruhige Atemzüge, ruhig und langsam und spüren einfach nach, wie sich das anfühlt jetzt, anstelle von Druck innere Freiheit, Erlaubnis, Licht und Luft. Und alles Schwere fällt hinunter, fällt ab von Ihnen.«
    Pause.

»*Lassen Sie sich nun im Zeitenflug durch den heutigen Tag wandern, durch den Abend ... durch die nächsten Tage, mit dieser hervorra-*

genden neuen Fähigkeit ... ein Vorspiel für die Realität! Und der ›Finger für das Neue‹ zeigt deutlich die Neuigkeiten an!«

In der acht Wochen später stattfindenden Sitzung bestätigt der Kollege eine Veränderung. Er erlebe Zeiten »wunderbarer« Ruhe und vor allem mehr Energie. Allerdings verspürt er auch noch etwas wie ein Verbot, die Musterunterbrechung zu vervollkommen. In Hypnose arbeiten wir ideomotorisch weiter und verfolgen die Frage nach dem Verbot. Nach der ideomotorischen Bestätigung suche ich nach der Möglichkeit, es aufzulösen. Die Fingersignale führen uns in die frühe Kindheit. Dort wird wichtige Arbeit erledigt, was sich in lebendigen Fingersignalen kundtut. Leider hat der Kollege nachher nur wissend gelächelt, aber mir nicht verraten, was sich dort abspielte. Hat ja Recht!

2.3.7 Entwurf einer neuen Lebensperspektive – »Purple Rose of Cairo«

In Abwandlung der Cristal Ball Technique von M. H. Erickson ist diese Hypnosetechnik geradezu genial für den Zweck, ein neues Lösungskonzept zu entwerfen und es während der Hypnose schon zu erleben. Sie ist zuerst als Technik skizziert und dann als wörtliche Anleitung für eine bestimmte Person wiedergegeben. Im Anschluss werden zwei Patientenbeispiele aufgezeichnet, wo ein ganz anderer Ablauf als geplant vor sich ging. Das heißt, es kommen nicht immer Kristallkugeln raus, wo man Kristallkugeln reingibt. Im Beispiel der Patientin der Internistin ist die gewagte Variation der Patientin von Erfolg gekrönt, und nur ihr Unbewusstes wird den tieferen Sinn kennen. Bei dem nächsten Fall stellt sich die Frage, ob diese Übung eventuell genügend strukturiert und überhaupt effektiv ist.

Ziel: Seelische Entwicklung und Heilung durch unbewusste Suche nach wichtigen Ereignissen im Leben, Bilden von Lösungen und deutliche Vision einer positiven Zukunftsperspektive, d. h. aktives Lernen in Hypnose

Voraussetzung: Fähigkeit zum spontanen Visualisieren. Die Bilder sollen nicht »ausgedacht« werden, sondern auf jeden Fall von alleine entstehen, da sie nur dann Zeugnis unbewusster Tätigkeit unter Hypnose darstellen. (Anleitung: »Alle Bilder, alle Visionen erscheinen nun ganz von alleine aus Ihrem Unbewussten.«)

Technik

1. Der Patient wird in Hypnose geleitet
2. Danach wird das Erscheinen einer Reihe von Kristallkugeln (»vier, fünf, sechs oder sogar sieben ...«), die im Raum schweben, sich im Grase kugeln o. Ä., suggeriert.
3. In jeder dieser Kugeln ist eine wichtige (wichtige, nicht schlechte oder traumatische!), bedeutende Erfahrung aus der Lebensgeschichte, die vielleicht lange vergessen war, wieder zu entdecken.
4. Auf Anregung bzw. Suggestion des Therapeuten hin werden nun diese Kugeln der Reihe nach eingehend betrachtet. Sobald sich der Patient der Betrachtung einer Kugel zuwendet, sollte das ideomotorisch rückgekoppelt werden, damit der Therapeut weiß, womit er innerlich beschäftigt ist. (»Und sobald Sie sich der nächsten Kugel zuwenden und in die Betrachtung ihres Inhaltes vertiefen, kann der ›Ja-Finger‹ sich heben.«) Manchmal empfiehlt es sich, den Patienten die Szenen und Situationen beschreiben zu lassen, oft ist es besser, den Prozess nicht durch verbale Aktivität zu stören. (Man kann sich das Geschehen nach Beendigung der Hypnose schildern lassen und wird erstaunt sein, welche vielfältigen und längst schon »vergessenen« Situationen das Unbewusste in den Kristallkugeln reflektiert.)
5. Hat man den Patienten in der Betrachtung einiger Kugeln begleitet, wird wie nebenbei erwähnt, dass das Unbewusste gerade mit einer besonderen Arbeit beschäftigt sei. Es sortiere diese widergespiegelten Erlebnisse, stelle Vergleiche an, halte aber auch Unterschiede sowie Gemeinsamkeiten zwischen diesen Erfahrungen fest. (»In der Tiefe Ihres Bewusstseins werden nun von alleine Vergleiche zwischen diesen Erfahrungen angestellt ...«)
6. Der Therapeut erzählt, dass das Unbewusste immer die Kontinuität im Blickfeld behält (»Während Sie in die Erlebnisse vertieft sind ... verfolgt Ihr Unbewusstes den roten Faden ...«) und die verschiedenen Elemente von einer Altersstufe zur nächsten sortiert und an einem neuen Aufbau arbeitet.
7. An dieser Stelle erfolgt die suggestive Behauptung (!), dass sich nun aufgrund dieses Geschehens in der Tiefe eine positive Umstrukturierung mit einer neuen Komposition bzw. Strategie herausbilde. Dies diene als Gerüst für die zukünftige Entwicklung. (»Etwas grundsätzlich Neues mit neuer Dimension erwächst auf der Grundlage vergangener und jetzt neu reflektierter Erfahrungen.«)
8. So erscheint auch plötzlich eine besonders große und beeindruckende Kristallkugel, in der sich die Person in einer neuen Entwicklung, einer neuen Version des Lebens widerspiegelt. (»Vielleicht zu Ihrem großen Erstaunen finden Sie sich hier ganz anders abgebildet: heiter und gelöst, wertgeschätzt und geliebt, das Leben in die Hand neh-

2. Techniken, einfach und elegant

mend und auch genießend ...« Oder Ähnliches, dem Therapieziel entsprechend.) Der sich hier vollziehende Lernprozess sollte auf jeden Fall ideomotorisch bestätigt werden. (»Und jeder Lernschritt wird vom automatischen Heben des ›Ja-Fingers‹ begleitet! ... Ja ... sehr gut ...!«)

9. Wie in dem Film Purple Rose of Cairo kann der Patient nun für eine Weile in diese neue Szene einsteigen, um das neue Gefühl kennen zu lernen und sich auszuprobieren. (»Sie steigen ein wie in ein Raumschiff, ein Raumschiff, das in ein neues Leben mit positiven Inhalten und Zielen steuert ... Ja, steigen Sie ein! Füllen Sie die Zukunftsperson, die Ihren Namen trägt! Prüfen Sie nach, wo Sie sind ... und wie Sie sind ... was Sie tun ... und wie Sie's tun ...! Fühlen Sie richtig hinein, wie das anders ist, wie es sich anfühlt ... und wo Sie es besonders spüren: dieses Gefühl von Selbstwert ... Sicherheit ... und Gelassenheit ... kompetent als Mensch und Frau/Mann. Speichern Sie das Gefühl in jeder Faser, in jeder Zelle ein ... So tauschen sich innere Bilder aus, werden leuchtend lebendig, und der Handlungsspielraum erweitert sich mit jedem tiefen Atemzug ...!«)

10. Posthypnotische Suggestion: »Nachts im Schlaf steigen Sie immer wieder in die Zukunftskugel ein und proben für den nächsten Tag, damit Sie sich zunehmend besser, gelassener und zuversichtlicher fühlen. Und Sie werden erstaunt sein, wie einfach alles ist.« Ideomotorische Absicherung: »Ist das möglich?« Ja-Antwort abwarten und positives Feedback dazu geben.

Nach der Hypnose

Der Patient schildert das Erlebnis mit der großen Kristallkugel, damit der Therapeut informiert ist.

Therapeutische Hausaufgabe

Tägliche Selbsthypnose, in der das wieder belebt werden soll, was in der großen Kugel zu sehen, zu denken und zu fühlen war.

»Purple Rose of Cairo«

Beispiel einer Anleitung für eine 18-jährige Schülerin mit depressiver Symptomatik (mangelhaftes Selbstwertgefühl, Essstörung, autoaggressives Verhalten), 7. Sitzung.

Hypnoseeinleitung

»Spürst du, wie die Luft deine Lungen füllt und weit macht ...?

Und wie beim Ausatmen der Brustkorb zurücksinkt ... auch der Bauch und wie das eine richtige Wellenbewegung gibt? Die Welle rollt hoch, wenn du einatmest ... dann kommt der Wellenberg ... und dann kannst du den Wellenberg bei der Ausatmung wieder hinuntersausen lassen in das Tal hinein ...

So surfst du mit dieser Wellenbewegung der Atmung, du schwebst hoch mit dem Einatmen und surfst hinunter mit der Ausatmung ... und das Spannende dabei ist, dass, je länger du dich darauf konzentrierst, du umso mehr ins Schweben kommst, leichter und leichter wie ein Luftballon, den man aufpustet, ein Luftballon in Form deines Körpers ...

Deine ganze Aufmerksamkeit ist auf dich gerichtet ... nach innen ..., in deinem Körper ausgebreitet, in die Schultern hinein, in die Oberarme, Ellbogen, Unterarme, Hände ... und in den Brustraum, in den Bauchraum, ins Becken ... ins Gesäß ... Oberschenkel ... Unterschenkel ... Knie ... bis in die Füße hinein ... der Kopf weit und gedankenfrei ... leer ...

So sitzt du da, von außen gesehen wie eine Statue mit friedlichem Antlitz ... vollkommen in Ruhe ... ruhige Gesichtszüge, ein schönes, glattes Gesicht, mit einer vollkommen entspannten Körperhaltung ... und tiefer und tiefer in Hypnose gehend, nichts Besonderes wollend ... nichts Besonderes tuend, alles um dich herum unwichtig ...

Nur noch wichtig, dass du bei dir bist, dass du dir wohl gesonnen bist, wichtig, dass du dich wohl fühlst ... dich ernst nimmst ... und du brauchst mir nicht zuzuhören, deine Ohren nehmen für dich auf, was wichtig ist ... und je weiter weg meine Stimme erscheint, umso näher bist du bei dir ...«

Utilisation mithilfe der »Kristallkugeltechnik«:
»Und wie aus dem Nichts schweben auf einmal in diesem Raum, der dich umgibt, eine Reihe von Kristallkugeln ... schöne Kristallkugeln, die deine Aufmerksamkeit erregen.«
Pause.

»Du fängst an, diese Kristallkugeln genauer zu betrachten ...«
Pause.

»... und wirst feststellen, dass – ganz zu deiner Überraschung – jede Kugel eine bestimmte Erfahrung aus deinem Leben in sich reflektiert, eine wichtige Begebenheit aus deiner Geschichte ... eine wichtige Erfahrung aus einer Altersepoche.

2. Techniken, einfach und elegant

Du konzentrierst dich nun auf die Betrachtung einer bestimmten Kristallkugel ... und lässt dich faszinieren von dem Blick in eine Szene, die längst vergessen ...«
Pause.
»... dann betrachtest du mit aller Aufmerksamkeit die nächste ...«
Pause.
»... dann betrachtest du mit großer Konzentration und aller Aufmerksamkeit die nächste ...«
Pause.
»... dann betrachtest du mit aller Aufmerksamkeit eine weitere ...«
Pause.
»... dann betrachtest du mit aller Aufmerksamkeit die nächste ...«
Pause.
»... darauf eine, die ist vielleicht die letzte ...

Und während du von der Intensität der Bilder deiner Geschichte völlig absorbiert bist, leistet dein Unbewusstes in der Tiefe eine intelligente Höchstleistung:
Es zieht Vergleiche, stellt Unterschiede fest, auch Fortschritte und Veränderungen ... findet den roten Faden, verallgemeinert und kategorisiert.
Und während deine Aufmerksamkeit von einer Kristallkugel und einer Erfahrung zur nächsten wandert ... und du vollkommen vertieft bist in die Betrachtung der Abbilder ... arbeitet dein Unbewusstes erfolgreich an einer sinnvollen Umorientierung, die neue Möglichkeiten bietet. Aus dem Resümee bildet sich ein neues Ideenwerk ... ein erfolgreiches Arrangement, ein harmonisches Zusammenspiel für die Zukunft ... ein neuer Entwurf für das Leben!

Nachdem sich dein Blick von diesen Kristallkugeln, die du eingehend betrachtet hast, langsam löst, wirst du verwundert erleben, wie auf einmal eine weitere Kristallkugel auftaucht, schöner und größer als die vorherigen, leuchtend und verheißungsvoll!
Die nimmst du genau in Augenschein ...

Darin bist wiederum du abgebildet, aber diesmal in einer Situation in der Zukunft ... einer Situation, in der das Problem keine Rolle mehr spielt, weil es gelöst ist ...
... du bist frei, heiter und selbstständig ... ruhst in dir, stehst sicher auf deinen zwei Beinen, und manch alte Verhaltensweise ist einfach vergessen!

Du siehst dich – ganz fasziniert – in diesem neuen Rahmen, in diesem Bild der Zukunft, wo es anders ist als heute, wo es dir vollkommen gut geht und du zufrieden bist ...
   ... eine richtige Metamorphose ...«
Pause.
»Vielleicht kennst du den Film Purple Rose of Cairo. In diesem Film sitzt eine junge Frau im Kino und sieht eine ebenso junge Frau in dem Film. Ihr gefällt diese Frau in dem Film ja sooo gut ... Da schleicht sie sich unbemerkt aus den Zuschauerreihen nach vorne zur Leinwand. Nun ist alles ganz nah. Sie verfolgt aufmerksam jede einzelne Bewegung, ahmt sie im Stillen nach. Dann steigt sie einfach in die Leinwand, steigt ein in den Film, spielt selber die Frau, nein, sie ist diese andere Frau, ist sie mit Haut und Haar, diese junge Frau. Sie ist heiter, mit gewinnendem Lachen das Leben selbstverständlich lebend ... mit all seinen Facetten selbstbewusst ... freudig ... findet Liebe für sich selbst ... in sich selbst ...

Genauso kannst du jetzt ausprobieren, wie es ist: in diese große Kristallkugel einsteigen und es spielen, ja nicht nur spielen, sondern sogar sein, es fühlen ... dieses neue Gefühl ... und finden, was du für deine Entwicklung brauchst ...

Wie ist das denn? Wie fühlst du es? Wo du es fühlst ...? Und dort, wo du es besonders eindrücklich fühlst – und sei es im großen Zeh –, ist der Anker für dich ... der Anker, der dich erinnert ...«

Posthypnotische Suggestion
»Und wenn dir nachher ... und morgen ... und übermorgen ... und im täglichen Leben ... die nächste Zeit immer mal wieder die Aufmerksamkeit in deinen großen Zeh schlüpft, dann hast du das Gefühl wiederhergestellt, und nachher sagst du mir, ob es tatsächlich im Zeh ist oder in einem anderen Körperteil!

Nun lass dir noch einen Moment Zeit immens viel innere Zeit, um das richtig zu genießen, *denn du solltest es dir wert sein, dir gut zu tun* und auszuprobieren, wie es ist, wenn es anders ist ...
   Und wenn du in den nächsten Tagen, bis wir uns wiedersehen werden, Selbsthypnose machst,
   dann ist es deine Aufgabe, einfach zur Ruhe zu kommen, damit dein Unbewusstes die Bilder von der Zukunft mit allen Gefühlen

und allen Eindrücken wieder aufleben lässt und die Wirkung vertieft, sodass du dich an jedem kommenden Tag besser fühlen kannst als an dem vorangegangenen ... und du mit jedem Tag an Stärke gewinnst ... auch an Robustheit, an Selbstverständnis, an Selbstvertrauen ... so wie eine Blüte, deren Knospe voller wird und die aufblüht ... und sich das Licht der Sonne gönnt ...

... ebenso wie die Purpurrose ...«

Hypnoseausleitung
»Und jetzt kommst du mit einem angenehmen Gefühl der Sattheit ... der Zufriedenheit ... aber auch der Neugierde, wie es sein wird, wenn du nachher aus der Tür hinaustrittst, wieder hierher.«

Merke: Wie bei allen hier dargestellten Techniken kann der Ablauf prototypisch sein, aber auch ganz anders.

Variante 1: Die depressive Patientin einer Kollegin fand die »Zukunftskugel« nicht nur leer, sondern auch noch verschlossen vor. Was musste meine arme Kollegin sich nicht alles einfallen lassen, bis die verrammelte, verklemmte Tür sich öffnen ließ! Und dann diese Leere! Zäh konnte die Patientin den Angeboten folgen. Na, schließlich saß ein befreundetes Paar in der Kugel. Aber nun wie dazukommen? Bis eine akzeptable Lösung gefunden wurde, verging viel Zeit. Aber schließlich saß sie drin, in der Zukunft.

Variante 2: Von einer Patientin vollkommen umstrukturiert, diente diese Technik zur Spontanheilung einer jahrzehntelangen psychosomatischen Problematik. Die ungeteilte Aufmerksamkeit ihrer Ärztin, der Trancezustand und die Projektionsfläche der Kugeln bildeten wohl die drei Faktoren für eine große innere Umwälzung.

> Renate Hauber, Göppingen, Fachärztin für Innere Medizin und Naturheilverfahren, Psychotherapie (Hypnose), Psychosomatik und Akupunktur, trägt in der Supervision folgenden Fall vor:
> »42-jährige schlanke, sportlich gekleidete Patientin, die mich in der Praxis aufsucht, um einen Test auf Nahrungsmittelallergien machen zu lassen, weil sie annimmt, dass sie durch andere Ernährung ihre Störung heilen kann. Sie leidet seit der Kindheit an Erbrechen. Die Symptomatik ist im Laufe der Jahre wechselnd, in der Pubertät schlechter. Während

der Schwangerschaft muss die Patientin neun Monate lang täglich erbrechen. Jetzt erbricht sie seit vielen Jahren nach jeder Mahlzeit. Sie isst, weil sie Hunger hat, aber ›es kommt alles wieder raus‹, danach hat sie noch mehr Hunger, isst wieder ... Bei der internistischen Untersuchung fand sich eine Hiatushernie und eine leichte Entzündung des Pancreas, die medikamentös behandelt wurden, wobei sich an der Symptomatik nichts änderte. Ich erkläre mich bereit, den Test auf Nahrungsmittelallergie durchzuführen, schlage ihr aber gleichzeitig Hypnose vor, weil ich annehme, dass sie eine Essstörung hat. Die Patientin ist sofort einverstanden.

Zur Vorgeschichte: Vor 15 Jahren Abort, vor 14 Jahren Schwangerschaft, ein Sohn, gesund, zurzeit eher schwierig im Umgang, vor zwölf Jahren ist der Ehemann bei einem Verkehrsunfall plötzlich verstorben, neue Partnerschaft seit mehreren Jahren, die Patientin ist als Bäckereifachverkäuferin in der Bäckerei ihres Partners teilzeitig tätig. Außer der oben genannten Symptomatik besteht seit Jahren ein Morbus Raynaud (plötzliches Weißwerden eines Fingers, wie abgestorben, durch Gefäßverengung unklarer Genese).

Erste Hypnose am 21.10.04 *Kristallkugeln*: Entspannung, *safe place*, Anleitung, mehrere Kristallkugeln vor ihrem inneren Auge zu sehen, die bedeutende Ereignisse aus ihrem Leben zeigen. Eine Kugel spontan auswählen, anschauen, was sie enthält, und berichten. Die Patientin sieht in der ersten Kugel ›nur Feuer‹, die Kugel ist aus Bergkristall, das Feuer rotgelb, vier weitere Kugeln kreisen um diese Kugel herum, ebenfalls aus Bergkristall, ›wie wenn sie ums Feuer tanzen‹, ›keine Kugel will sich anschauen lassen‹. Plötzlich erschauert die Patientin und berichtet, dass sie nun eine helle Pyramide aus Licht um sich sehe, die sie wie schützend umgibt. Sie sitze jetzt an einem Wasser, in einer tropischen Landschaft, ihr Pferd komme zum Trinken an den Teich, hinter ihr auf einem Felsen sitze eine Panterkatze, die ihr wohl gesonnen sei, jemand lege ihr einen Schal um die Schultern, ein Cape aus ganz feinem Material, das sei ihr zweiter Mann, das fühle sich gut an. Außerdem sehe sie ihren ersten Mann, wie er von oben zuschaue, schemenhaft, ›wie eine Seele‹. Auf ihr Fragen sagt er, er schaue nach dem Rechten, weil sie seine große Liebe gewesen sei, er schaue, dass es ihr gut gehe. Sie fühle sich wohl. Ich lasse die Patientin diese Szene genießen und dann verabschieden. Sie soll wieder alle Kugeln anschauen und eine andere wählen, um sie zu betrachten. Die Patientin sieht eine Kugel mit Feuer und fünf Kugeln außen herum, sie will die Kugel mit dem Feuer anfassen, fasst in die Kugel hinein, sie sieht eine schwarze Figur, die hämisch lacht. Wiederum schreckt die Patientin zusammen und will die Hypnose beenden. Auf meine Aufforderung hin, sich noch einmal an den *safe place* zu erinnern, geht die Patientin wieder in Trance und sieht die Feuerkugel in viele Splitter zerspringen, die anderen Kugeln bewegen sich sehr schnell, werden zu einer flammenden Kugel, die sich jetzt in ihrer linken Hand befindet und die sie mit einer vorsichtigen Bewegung auf ihren Unterbauch legt und in sich aufnimmt. Die Patientin sitzt jetzt gelöst im Sessel und lächelt.

In der nächsten Sitzung am 9.11.04 berichtet die Patientin, sie habe nicht mehr erbrochen, sei wie erlöst und wolle die Therapie heute beenden, da sie jetzt vom Erbrechen befreit sei.

Ich bestehe drauf, noch eine abrundende Hypnose mit ihr zu machen und wähle dafür die Technik *Sammeln und Loslassen*. In ihrer rechten Hand sieht die Patientin Feuer ›wie mattes Licht‹, in der linken Hand Wasser ›wie eine Spieglung‹. Es taucht das Bild auf ›Alle sind am Strand‹, ein Weg führt in die Dünen, der Sohn, erwachsen, erscheint in einem blauen Monteuranzug, die Patientin schließt daraus, dass er seine Ausbildung absolviert habe, und freut sich darüber. Sie und ihr zweiter Mann gehen auf den Sohn zu, und sie umarmt ihn. Die Patientin sieht auf die Kugel in ihrer Hand, die Kugel sagt ihr, dass sie Geduld und Gelassenheit haben solle, und die Patientin hat das Gefühl, dass sich ›etwas Gelartiges‹ aufgelöst hat. Wir beenden die Visualisation, lösen die Trance auf, die Patientin fühlt sich gut. Die Therapie ist beendet.

Hier bestimmte sicher auch der Kontext den Prozess. Die Patientin war nicht auf eine ausführliche Therapie, sondern eine Kurzintervention ihrer Internistin eingestellt. Unbewusst ist sie ganz selbstständig halsbrecherische Pfade gegangen, allerdings mit schützendem Halt im Hintergrund.«

2.3.8 Eine festgefahrene Therapiestunde? – *Ortswechsel!*

Bei eingefahrenen therapeutischen Prozessen und wenn der Patient offensichtlich in seinem Denk- und Gefühlssystem gefangen ist, laufen die Gedanken im Kreis, und bleierne Schwere erfüllt den Raum. Da hilft nur noch: Raus aus dem bequemen Fauteuil und die Lage von außen betrachten!

In einer Art Beobachterstatus nehmen Patient und Therapeut andere, der ursprünglichen Sitzposition gegenüberliegende Plätze ein und betrachten gemeinsam als Kollegen die Vorgänge im Therapieprozess. Wie hören sich die redundanten Klagen von außen an, wie sieht die Angstglocke, die Depressionswolke, unter der der Mensch da gegenüber steckt, von außen aus? Als Betrachter seines Systems soll der Patient nun in der Rolle des Therapeutenkollegen Rat geben, denn er weiß vielleicht am besten, was der andere dort braucht. Wenn er die

Augen dabei geschlossen hält, wird sich von alleine eine leichte Trance mit erhöhter Konzentration und vermehrter Intuition entwickeln. Eine sehr belebende Intervention.

2.3.9 »Auflösen der Symptomtrance« – Auflösen der Symptomatik in Mikroschritten

Indikation und Strategie
Beschreibt ein Patient ein Problem oder Symptom, in welches er immer wieder wie ferngesteuert hineinrutscht, und das in einer Krise, einer Panikattacke, einem Streit oder einer Art Katastrophe endet, ist die Technik *Auflösen der Symptomtrance*, was heißt Aussteigen aus den »Ich-Zuständen«, eine erfolgreiche Intervention von tiefer Wirkung. Sie basiert auf der Ego-State-Theorie und -Praxis von Watkins und Watkins (2003). Der Patient versetzt sich dabei in seinem inneren Bild zuerst in einen normalen, gesunden »Ich-Zustand« und vollzieht dann im Stehen und Gehen im Raum auf einer imaginierten »Zeitlinie« Schritt für Schritt den Prozess der Symptomentwicklung nach. Nach einer Momentaufnahme (wie wenn der »Film« der Handlung angehalten wird) in der miserablen Situation, in der er alle Sensationen konkret nachfühlt und beschreibt, tritt er aus dieser Situation heraus. Er betrachtet sich von außen und erlöst sich mithilfe des Therapeuten aus der Symptomtrance.

Voraussetzung für die Tiefe der Arbeit ist die aufmerksame und nahe Begleitung des Therapeuten.

Ziel: Der Patient lernt, Kontrolle über sein Symptom zu erhalten und über ein breiteres Spektrum an Optionen auf der Gefühls- und Verhaltensebene zu verfügen.

Technik: Es geht um die Entschlüsselung der Hypnosephänomene (Altersregression, Altersprogression, Amnesie, Hypermnesie, Analgesie, Anästhesie, Hyperästhesie, Katalepsie, Dissoziation, Halluzination, ideodynamische Reaktion, sensorische Veränderung, veränderte Zeitwahrnehmung, mentale Fokussierung) von pathologischen »Ich-Zuständen«. Der Patient wählt dafür eine konkrete Situation aus der (jüngeren) Vergangenheit aus, die er kurz beschreibt.

Anschließend stellt er sich in den Raum, der Therapeut dicht in seiner Nähe, und versetzt sich in Fantasie vorerst in eine konkrete, positive Situation, in der er sich »pudelwohl« fühlt, in der »die Welt in Ordnung« ist, in der es ihm einfach gut geht. Hier beantwortet er der Reihe nach alle unten aufgelisteten Fragen. Der Nachvollzug einer positiven Situation am Anfang hebt das folgende pathologische Geschehen, da anfangs (im Gegensatz zu später) alle Fragen noch mit positiven Aussagen beantworten werden, hervor und bestärkt das Wissen, dass man sich wohl fühlen kann.

Daraufhin übertritt der Patient eine imaginäre Schwelle (bei mir dargestellt durch ein langes afrikanisches Holzkrokodil), womit er auf der so genannten Zeitlinie, einer sich vorgestellten geraden Linie auf dem Boden, die von ihm ungefähr 4 Meter geradeaus wegführt, landet. Auf ihr werden in chronologischer Reihenfolge die Ereignisse, die in das Symptom führen, lokalisiert. Am Ende dieser Linie kann der Eklat, der Höhepunkt des Geschehens oder des Symptoms mit irgendeinem Ding (Kissen, Stein) symbolisiert werden. Der Patient soll nun den wirklich allerersten Moment des Krisengeschehens zu fassen bekommen. Das kann allein der Gedanke an die bevorstehende Möglichkeit der Krise, die Antizipation des noch gar nicht angefangen habenden Problemablaufes sein. An dieser Stelle ist die konkrete Situation – am besten mit geschlossenen Augen – zu vergegenwärtigen. Dazu ist (natürlich auch wieder in der Fantasie) in die Kleider dieses Momentes zu schlüpfen und z. B. das Telefon mit dem bedrohlichen Anruf klingeln zu hören. Hier wird der Prozess gestoppt, und es sind wiederum die unten aufgelisteten Fragen zu stellen. Es wird sich hierbei offenbaren, dass die Hypnosephänomene in pathologischer Weise vom Patienten schon Besitz ergriffen haben.

In einem automatisierten Selbsthypnoseprozess pathologischer Art, der sich zunehmend verselbstständigt, gehen kompetente Ich-Anteile immer mehr verloren.

Die Fragen an den Patienten, erst den positiven Zustand und weiterhin den Prozess der »Symptomtrance« betreffend, erkundigen sich nach den hypnotischen Phänomenen, um einerseits die Selbstwahrnehmung zu schaffen, andererseits die Symptomkomponenten voneinander zu entkoppeln.

1. Zeitwahrnehmung, Fluss der Zeit: »Wie vergeht für Sie jetzt momentan die Zeit? Vergeht sie, wie die Uhr sie anzeigt, oder anders, schneller oder langsamer?«
2. Energiepegel: »Was passiert gerade mit Ihrer Energie?«
3. Körperwahrnehmung, Veränderung des Körperschemas: »Was fühlen Sie von Ihrem Körper?«

4. Fokus der Aufmerksamkeit: »Sind Sie mehr nach außen orientiert oder mehr innerlich mit sich beschäftigt?«
5. Selbstsuggestion: »Was sagen Sie sich gerade in diesem Moment?« Oder: »Welcher Gedanke herrscht gerade vor?«
6. Zeitregression, -progression: »Wie alt fühlen Sie sich gerade?«
7. Zugang zu Ressourcen: »Inwieweit können Sie noch spielerisch mit der Situation umgehen?« – »Was fallen Ihnen für Varianten des Verhaltens ein?« – »Wie steht es um Ihren Humor?«
8. Erinnerungsfähigkeit (Amnesie?): »Welchen Zugriff haben Sie zu Erinnerungen, die Ihnen helfen können, das Problem zu überwinden?«
9. Hypermnesie: »Was für eine Situation kommt Ihnen in diesem Zusammenhang in den Sinn?«
10. Angst vor Kontrollverlust: »Gibt es noch Möglichkeiten, die innere Kontrolle wieder zu erhöhen?«

Beispiel: Den Scheinwerfer des Lebens auf sich selber richten. Marie-José und Jacques

Frau M. hatte mich vor sechs Jahren schon mal auf Empfehlung ihres Gynäkologen aufgesucht, da sie sich selber immer wieder Verletzungen im – wie sie sagt – »Schambereich« zufügte. Der ausgesprochen hübschen und chic gekleideten Frau Mitte vierzig sah man natürlich äußerlich nichts von dem Problem an. Sie lebte damals in einer braven Ehe mit einem Beamten, den sie als uninteressant, aber zuverlässig schilderte. Die zwei Kinder, zu jener Zeit 14 und 17 Jahre alt, wuchsen normal heran. Sie selber ging einer Halbtagsbeschäftigung nach. Da sie – aus dem Chiemgau kommend – eine ziemlich lange Anfahrtsstrecke hatte und die Erwartung an die Therapie entsprechend hoch war, wurden gleich die ersten Sitzungen recht intensiv. Und tatsächlich, bei einer der ersten Hypnosen tauchte vor ihr das Bild ihres Vaters, der sich auf ihr befriedigte, auf. Sie fuhr erschreckt hoch, kombinierte aber sogleich einige Anhaltspunkte. Es lag durchaus im Bereich des Möglichen, dass sie ein Opfer von Kindesmissbrauch gewesen war. Erinnerungsfetzen kam zu Erinnerungsfetzen, zum Beispiel der Frauenarzt, der sie während einer Untersuchung, als sie 16 Jahre alt war, fragte, ob bei ihr sexueller Missbrauch vorliege, sie habe eine »so verletzte Scheide«. Damals wunderte sie sich nur über seine Feststellung. Oder der Nachbarsjunge, der sie vergewaltigte – und wie sie danach daheim der Mutter erklärte, sie blute, weil sie mit dem Fahrrad gestürzt sei und der Lenker sich in ihren Schoß gebohrt habe. Einer Mutter, die immer wegschaute und nichts wissen wollte.

Inzwischen sind einige Jahre vergangen, sie hat sehr an sich gearbeitet, auch die Mutter mit diesem Teil ihrer Geschichte konfrontiert. Deren knapper Kommentar: »Ja, das trau ich ihm auch noch zu, diesem Schwein!« Kein Nachfragen nach den Auswirkungen auf die Tochter, keine weitere Stellungnahme. Deutlich wurde nur, dass die Mutter diesen Mann nie liebte und ihn nicht neben sich im Bett haben wollte. Zu ihrem eigenen Schutz hatte sie das kleine Mädchen an seine Seite gelegt.

Gedächtnisprotokoll der Patientin zur Technik *Auflösen der Symptomtrance*

»Problemstellung
Ich habe Jacki insgesamt € 1.000.– geliehen. Dabei hatte ich immer das Gefühl, ich müsste es tun und könnte nicht anders. Weiß, dass ich damit neue Abhängigkeit schaffe. Spüre, dass ich das Geld nie wiederkriege.
Meine Therapeutin schlägt vor, mit einer besonderen Technik an meinem Problem zu arbeiten. Ich stehe auf, stelle mich im Raum vor das hölzerne afrikanische Krokodil, das eine Schwelle symbolisiert, und vergegenwärtige mir zuerst eine Situation, in der es mir ganz gut geht. Dazu wähle ich einen schönen Abend beim Tanzen.

Gute Position – vor der Schwelle (Krokodil)
Ich stelle mir eine Situation vor, in der ich mich richtig gut fühle. Bin in der Disco, tanze, spüre meine Ausstrahlung, weiß, dass ich gut ankomme, fühle mich schön, locker und gelöst. Bin sehr vorteilhaft angezogen.

1. ohne Zeitgefühl und gut
2. Energie fließt
3. strafferer Körper, Energie im Brustbereich
4. nach außen orientiert, aber auch innerlich verbunden
5. fühle mich meiner mächtig. ›Das Leben ist schön!!‹, fühle mich jung, um die 30
6. habe Zugang zu Witz, Humor und schlagfertigen Antworten
7. habe das Gefühl, mit Problemen so umgehen zu können, dass eine positive Wendung erfolgt.

Erste Position – nach der Schwelle/dem Krokotier
Begebe mich in die Situation, in der ich das Gefühl habe, dass mein Partner Jacques mit seinem Geld wieder mal am Ende ist. Er kommt dann besonders oft, isst und trinkt bei mir, gibt selber nichts mehr, bringt selber nichts mit. Ich ahne, dass er mich bald nach Geld fragen wird. Es ist Abend, wir braten zusammen Steaks.

2.3 Von der Direktive zum Unbewussten, je nach Patient – Therapieren heißt Begegnen

Eintretende Trancephänomene:
1. die Zeit vergeht langsam, wie klebrig
2. fühle mich energielos und müde, ausgenutzt und ausgenommen
3. Druck auf der Brust, hängende Schultern, schwarze Kugel in der Brust
4. bin innerlich mit mir beschäftigt, wie in einem Strudel
5. ‚Nicht schon wieder!!‹
6. ich fühle mich alt und verdorrt, er dagegen ist gut drauf und sieht aus wie das blühende Leben
7. kein Kontakt mehr zu mir selber, abgeschnitten und leer/hohl
8. drehe mich im Kreis, sehe keine Lösung
9. sitze mit meinem Vater am Küchentisch, er erzählt mir aus seiner Kindheit; seine Mutter hat ihn mit acht Jahren weggegeben; als er ihr nachlaufen wollte, hat sie ihn vom Fahrrad aus mit dem Fuß in den Dreck gestoßen; ich habe großes Mitgefühl mit ihm, er konnte wohl nicht anders werden, als er eben war ...
10. fühle, dass ich mich irgendwie verliere

Außenposition
Ich trete aus dieser Situation zwei Meter zur Seite, öffne die Augen, atme tief durch. Schließe meine Augen wieder und gehe in einen positiven ›Ich-Zustand‹. Dazu erlebe ich eine Situation in den Bergen, wo ich eine weite Aussicht genieße. Schaue dann auf die Situation der Zeitlinie, wo es der Marie-José so schlecht geht. Ich sehe mich ›vakuumverpackt‹, eingehüllt in eine Plastikfolie ohne Luft! Wie kann ich mir helfen? Aus spontanem inneren Antrieb ziehe ich die Folie über meinen Kopf und dann vom ganzen Körper runter. Mein Körper explodiert förmlich nach außen. Alle Haare stehen mir zu Berge, die schwarze Kugel in der Brust explodiert nach außen, und die Haut füllt sich mit Feuchtigkeit. Es geschieht eine gewaltige Veränderung, und ich kann nicht einschätzen, was aus mir wird, womöglich ein Tier?

Zurück auf den vorherigen, gleichen Standpunkt auf der Zeitlinie
Fühle mich der Situation nicht mehr ausgeliefert, lockerer, stark und aktiv. Das Gefühl, ausgenutzt zu werden, ist weg. Ich fühle mich in der Gegenwart. Wir sind beide gut drauf und hocken zusammen. Fühle mich jung, schön und angenommen.

Zweite Position – nach der Schwelle (Ausklammerung der Lösung der ersten Position)
Begebe mich in die Situation, in der er mich dann tatsächlich fragt, ob ich ihm noch einmal € 500.– leihen würde. Es ist Freitagabend, habe das Gefühl, er will nur mein Geld, nicht wirklich mich, so wie ich bin.

Trancephänomene
1. die Zeit vergeht langsam, zieht sich zu einem Punkt zusammen
2. fühle mich sehr sehr müde
3. hängende Schultern, Druck auf der Brust/mein Partner dagegen ist gut drauf
4. bin voll innerlich mit mir beschäftigt
5. ‚Ich kann gar nicht aus!‹
6. fühle mich wie ein sehr schnell gealtertes Kind, klein, zusammengeschrumpft und hässlich
7. wie unter Zwang, von allem abgeschnitten
8. Ausweglosigkeit
9. bin ca. 17 Jahre alt, halte eine Puppe im Arm und sitze mit meinem Vater am Küchentisch; er redet intensiv auf mich ein, weiß aber nicht, was er sagt; bin mit ihm alleine
10. spüre, ich kann nicht anders, muss ihm das Geld geben, wie ferngesteuert

Außenposition
Ich trete aus der Ausgangssituation raus und sehe aus zwei Meter Entfernung von außen auf mich. Wie kann ich mir helfen?

Spüre sofort sehr viel Mitgefühl für diese ›gefesselte‹ und ›gefangene‹ Marie-José. Sie ist von oben bis unten mit einem dicken Seil verschnürt, sieht aus wie eine Mumie. Ich schneide die Fesseln auf – lauter Striemen am ganzen Körper. Endlich kann ich mich in den Arm nehmen. Ich gehe nicht mehr weg von mir, will mich trösten und halten und mir viel Kraft geben. So was lässt die starke Marie-José nicht mehr zu! Ich werde da sein, wenn die schwache Marie-José mich braucht! !

Auf einmal verspüre ich, wie ich in die Marie-José hineinschlüpfe und sie mit meiner Kraft ausfülle. Ich bin intakt.

Zurück auf den gleichen Standpunkt in der Zeitlinie

Fühle mich stark. Die Situation hat sich geändert. Es ist nicht mehr die Rede von Geldleihen. Wir plaudern und lachen zusammen.«

Wieder in meinem Sessel, bin ich wie ausgewechselt und fühle mich sehr zuversichtlich. Frau Kaiser braucht mir gar nicht zu sagen, dass es durch diese Arbeit nie mehr so sein kann wie früher, weil ich meine Reaktionen so genau aufgeschlüsselt habe. Ich weiß das, nein, ich bin mir sicher. Ich fühle mich locker und gut, als wäre etwas Schweres von mir abgefallen. Noch bei Frau Kaiser erhalte ich eine SMS von Jacki: ›Du machst auch was mit mir, ich weiß schon!‹ Er ahnt schon, dass ich verändert aus der Therapiestunde kommen werde. Es ist unglaublich, wie das funktioniert.

Ich werde den Scheinwerfer des Lebens auf mich selber richten!«

Seitdem hat sie das Rauchen aufgehört, kein Geld mehr an Jacques geliehen und geht seinetwegen (und ihretwegen) zu einer AA-Angehörigengruppe.

(Diese Technik ist mit Skizze ausführlicher beschrieben in Kaiser Rekkas 2001b, S. 164.)

2.3.10 Die abgepolsterte Konfrontation – »Der Fregattenkapitän«, »Masken«

»Der Fregattenkapitän«
Ziel: psychische Veränderung und Entwicklung bei wenig Selbstkritik und Introspektionsfähigkeit über das Inbeziehungsetzen mit einer anderen Person

Technik: in Trance eine analoge Patientengeschichte berichten oder eine Metapher nutzen, um über den unwillkürlich ausgelösten assoziativen Vergleich mit sich unbewusst eine Korrektur auszulösen

Kritik zu ertragen ist nicht jedermanns Sache. Und es gehört schon einige Größe dazu, Kritik als Interesse des anderen oder sogar Engagement zu bewerten. Je rigider das intrapsychische System ist, umso indirekter muss man sich vortasten, um eine Veränderung anzustoßen. Gut, dass eines der Hypnosephänomene die Dissoziation ist. Da können wir sozusagen eine Innenschau von außen halten. In Hypnose können wir anregen:

- sich selbst von außen zu sehen
- eine andere Person mit der gleichen Problemstellung von außen zu sehen
- ein Lebewesen, das die Störung symbolisiert, erscheinen zu lassen
- sich eine Landschaft, die die Symptomatik symbolisiert, vorzustellen (Kraterlandschaft, Ödland, Sumpfgebiet, Flussdelta, Wüste).

Anschließende Fragen nach Eindruck, Aussehen, Gefühl der Person, Wünschen, Ansichten, Erfahrungen, Fantasien, geheimen Befürchtungen und offen liegenden Ängsten, die das visualisierte Objekt betreffen, vertiefen das Verständnis des Patienten von sich selbst.

Frech wie Oskar! Warum nicht? Den Spiegel vorhalten und das System zurechtrücken, indem man z. B. eine Annonce vorliest? Alles

2. Techniken, einfach und elegant

eingebettet in Achtung vor der Person und ohne Zynismus, versteht sich. Besonders gut geht das, wenn man über eine ganz andere Person spricht, im Prinzip einen Leidensgenossen, aber eben jemand völlig anderes. Die kann mit kritischem Stehvermögen betrachtet werden. Ohne dass man das Gesicht verliert, kann eine innere Neuorientierung im Stillen vor sich gehen. Das ist zwar im Gespräch möglich, aber wie immer ist auch dieser »Eingriff« in Hypnose schonender und zugleich von tieferer Ausstrahlung.

Da kommt ein vor Kraft sprühender und über alle Maßen von sich selbst überzeugter 35-Jähriger für Hypnose. Er wünscht Hypnose, aber die richtige, er kenne sich da aus, und ob man das Verfahren denn überhaupt beherrsche. Er besitzt eine Landwirtschaft, ist Computerspezialist, begabt in jeder bayerischen Sportart, überhaupt ein Pfundskerl, es mangelt ihm nur an einem – und das ist ein Weib, ein passendes. Und dafür möchte er Hypnose. Wie er sich das konkret vorstellt, kann er nicht so äußern, aber »gehen müsste das doch«. Hinter einem Alibi oder auch nur einem fadenscheinigen Grund, einen Therapeuten aufzusuchen, können sich ja bekanntlich ganze Dramen verbergen, so bekommt er nach einem ausgiebigen Gespräch und auch einer Information darüber, was in Hypnose machbar ist und was nicht, eine Anleitung für eine kleine, harmlose Wohlfühlhypnose, natürlich eher klassisch und mit der Augenfixation per Farbtafel als Induktion.

Er entspannt sich schneller als erwartet, erlebt eine Handlevitation und wirkt richtig menschlich. Nach Ausleitung der Hypnose versucht er natürlich, daran herumzumäkeln, aber dass er die verstrichenen 20 Minuten fälschlicherweise als nur »drei, höchstens vier« einschätzt, lässt ihn doch stutzen. Dieser kleine Moment der Verwirrtheit wird genutzt, ihm zu seiner Hypnosefähigkeit zu gratulieren, was ja »eine Voraussetzung für große Entwicklungen ist«. Er wird gebeten, sich nur dann für eine weitere Sitzung anzumelden, wenn er irgendeine gute Auswirkung dieser ersten Intervention verspüre.

Er meldet sich wieder, und zwar nach fünf Tagen. In der daraufhin einberaumten zweiten Sitzung wird – nach seinem Bericht über die vergangene Woche – Hypnose, diesmal im Liegen, eingeleitet. Das Therapieziel lautet weiterhin offiziell »Das Finden einer gebührenden Frau«, inoffiziell »Das gebührende Finden von sich selbst«.

Nachdem er mit Handlevitation offensichtlich eine gewisse Trancetiefe erreicht hat, werden ihm, eingebettet in wohl meinende Suggestionen, seine beim ersten Treffen über sich geäußerten fabelhaften Wesenszüge – im Wortlaut schriftlich festgehalten – rezitiert.

»Und während Sie so ruhig daliegen und tiefer und tiefer entspannen und im inneren Erleben vielleicht gerade in den wolkenlosen Himmel über sich schauen ... in dieses tiefe Blau des bayerischen Himmels ... sind Sie sich Ihrer ganzen wunderbaren, unübertrefflichen Eigenschaften vollkommen klar ... [An dieser Stelle werden diese wörtlich beim Namen genannt.] und Sie wären wohl vollkommen glücklich, wenn die Natur da nicht noch etwas anderes für ein solches Prachtexemplar von Mann wie Sie in petto hätte: die Komplettierung mit einem anderen Menschen, mit einer Frau ...!«

Pause.

»Aber das ist eine Aufgabe, die nicht ganz leicht ist für einen Mann wie Sie!!

Und wie viel großartige und untadelige Männer haben schon eine Frau gesucht ... aber dabei einen kleinen Fehler gemacht ... Ich weiß ja auch nicht, wo der genau steckt [!] ...

Und da habe ich doch zufällig gerade eine Anzeige gefunden, eigentlich nur, weil sie so groß war ... unübersehbar und unübertrefflich ... von einem Mann auf Suche, ein Mann, den Sie nicht kennen [!] ... und den auch ich nicht kenne [!] ...«

Nach diesem kleinen Prolog bekommt er in aller Ruhe und wie aus einem entfernt laufenden Radio Auszüge aus dieser Annonce vorgelesen, die ich gerade am Tag zuvor (Juli 2004) in der *Süddeutschen Zeitung* gefunden hatte. Sie lautet:

Deutscher Marineoffizier – Fregattenkapitän
181/82 kg, geb. an einem Sonntag 1942, Köln. Biologisch 40 J. jung, rheinische Frohnatur, immer gut gelaunt.
    Akademiker, Studium: Universität Köln. Melanchthon-Akademie. Dt. Sporthochschule Köln. Studium: Geschichte, Erdkunde; Diplomsportlehrer, Dr. der Sportwissenschaften Harvard. Sternekoch, Romantiker; schreibe Gedichte, singe zur Gitarre, Masseur, Heilpraktiker, Chiropraktiker, Physiotherapeut, Sportmediziner, Arzthände, grüne, leuchtende Augen, dunkles Vollhaar mit Silberstreifen. 5 Sportschulen mit 20 Sportarten. Inhaber Flutkatastrophenrettungsmedaille Hamburg, Niedersachsen. Sportabzeichen gold, DLRG-Leistungsschein gold, Kampfsporteuropameister, 8 Mal schwarzer Gürtel, hohe Dan-Grade, handwerklich versiert, geschieden.

2. Techniken, einfach und elegant

> Veranstalter von Welt-, Europa und dt. Meisterschaften, Landespolitiker, 12-facher Bauherr. Mehrsprachig, topgesund, Villa am Meer 300m², am schönsten Ort Europas, mit drei romantischen Badebuchten, tropischem Garten, Meerblick, weiße Küste und Hügel. Welterfahrung, Sportwagen.
> Sehe aus wie: James Bond, Sean Connery, vor 20 Jahren.
> Preußische Tugenden: treu, zärtlich, zuverlässig, pünktlich, glaube an Gott, Nichtraucher, Antialkoholiker, Nichtspieler, sexuell sehr aktiv. Liebe Pussykatzen, reisefreudig, küssiger Mund, leichte Brustbehaarung. Die Nr. 1 in Europa.
> Suche Lady mit Niveau für immer, ca. 40. J. jung, ca. 1,70 m, romantisch, häuslich, treu, dankbar, hübsch, unabhängig. Kl.-Größe 38/40, sexy; bettelarm, sehr lieb, schmusig. Berufs- u. Schulbildung egal, gesund, keine Emanze oder zickig oder zänkisch. Beziehungswillig. Stimmt die Chemie, spätere Heirat mit Testament. Vaya con dios. Ihr
> ...
> Freiherr und Samurai mit Schwert, Tel. u. Fax: Spanien ...

Ob er auf diese Art wohl fündig wird?
Aber jeder von uns hat die Chance, anstatt sich anstrengend aufzuplustern, zurückzulehnen ... gut durchzuatmen ... und eine ganz andere Kraft in sich zu spüren ... und einen Impuls ... neue Eindrücke wahrzunehmen ... Etc.

»Und in den nächtlichen Träumen kann eine neue Variante schon mal geprobt werden ... in aller Sicherheit ...«

Wie erwartet, fühlt sich der Heiratskandidat nach der Hypnose gut. Er hat nur vage Erinnerungen an den Inhalt. Es habe mächtig in ihm gearbeitet, er müsse wohl einiges überdenken. Er wird darüber träumen und nächstes Mal vielleicht mit seinen wirklichen Sehnsüchten oder auch Ängsten rausrücken.

Aber selten bin ich so frech, und meistens ist es auch nicht angebracht. Die Provokation muss sensibel gehandhabt werden. Lieber greife ich auf Textstellen aus der Literatur zurück, um den anderen zu berühren. Ein Beispiel aus meiner Sammlung ist die Erzählung *Masken* (vgl. Kaiser 1966) meines Großonkels Georg Kaiser (1878–1945), der Klassiker des expressionistischen Dramas. Sie trifft den Menschen, der einem Traum nachjagt, und am Leben oder an seinem Partner vorbeilebt.

> **»Masken«**
> Es waren einmal ein Mann und ein Weib. Beide jung an Jahren. Zwei Menschen voll Neugier und Sehnsucht. Da geschah es, daß sie sich zum

erstenmal auf einem jener Maskenfeste trafen, wie sie zu einer gewissen Zeit in den engen Straßen südlicher Städte veranstaltet werden. Bunter Schein floß aus runden Lampions über ihr Haar. Noch waren sich ihre Gesichter unbekannt geblieben, verborgen hinter dem Stoff der Masken; da ergriff sie beim Tanz die Liebe, nur über die Berührung der Hände getauscht. War es Angst vor der Kälte der Erkenntnis? Vielleicht nur der Übermut ihres Lachens, daß sie sich also darüber vereinbarten, in dieser Nacht nicht die Masken vom Antlitz zu lösen, um sich am Morgen unerkannt zu trennen. Nur die Liebe sollte ihr Gewissen sein, eine Fackel bis zum Anbruch des Tages. So schieden sie voneinander, ohne den Namen des andern zu kennen, ohne das Bild des andern in der Erinnerung zu tragen. Nie würden sie sich wiedersehen, nachdem sie die Fremde der Jahre voreinander verschluckt. – Zeit und Leben flossen weiter. Nur das Traumbild jener Maskennacht glitzerte auf ihren Wellen, jedem der Höhepunkt eines unerreichbaren, verlorenen Glücks. Was konnte ihnen die eheliche Verbindung bedeuten, die sie später eingingen, lebte doch ein jeder, versponnen ins eigene Idol, teilnahmslos und dumpf an seinem Ehepartner vorbei.

Nach Jahren starb des Mannes Weib. Eine kalte Nacht folgte dem Leichenbegängnis. Wieder war's Morgen, als der Witwer den Nachlaß der Toten zu ordnen begann. In ihrem Schreibtisch, zwischen den Erinnerungsstücken verborgen, fand er – die Maske. Lehre des Schicksals, daß er, ohne zu wissen, die zum Weib genommen, der seine verborgene Liebe gehörte. Mit jeder Nacht hatte er an ein Wahnbild vertan, was er hinter der Wand der Maske gewonnen.

2.3.11 Die Integration des Ich – »Die Waldmeisterbowle«, »Das goldlockige Kind in den Flammen«

Technik: entwickelt aus der *Part's Party* (nach Virginia Satir) in Hypnose

Die Integration der Persönlichkeitsanteile auf der *Part's Party* stammt von Virginia Satir, der großen Familientherapeutin. Im Rollenspiel werden die verschiedenen Persönlichkeitsteile zu einer Party eingeladen. Die dafür ausgewählten Rollenspieler erhalten einen für den jeweiligen Teil typischen Satz, mit dem sie sich auf der Fete begrüßen. Unter einfühlsamer therapeutischer Leitung verselbstständigt sich das Geschehen, bis letztendlich alle Teile um die Hauptperson einen Kreis bilden, sie berühren und Kontakt herstellen.

Die *Part's Party* in Hypnose, sozusagen auf der »inneren Bühne mit inneren Gestalten« – unter Voraussetzung guter bzw. geschulter Vorstellungsfähigkeit –, ist eine sehr bereichernde, ergiebige Technik. Sie eröffnet den Zugang zu den verschiedenen Persönlichkeitsteilen und vergrößert die Wertschätzung auch der sich widersprechenden Seiten. Es bildet sich ein produktiver intrapersonaler Austausch mit Steigerung der Kompetenz, der Selbstkontrolle und des Selbstwertes.

Technik

Der Patient wird in Trance angeleitet, einen passenden Platz für seine ganz persönliche Party zu finden: ein Schloss, ein Kreuzfahrtschiff, den Strand an einer Meeresbucht, eine weiträumige Piazza oder eine Waldlichtung. In der Fantasievorstellung wird der Ort dekoriert, und es wird für Musik, Getränke, Speisen gesorgt. Schon erscheint der erste Gast. Wie sieht er aus? Was sagt er? Was bringt er mit? Wie verhält er sich? Was trägt er zum Gelingen des Festes bei? Wie reiht er sich ein? Über welche besondere (vielleicht bislang unerkannte) Qualität verfügt er?

Da tritt der nächste Gast hinzu. Wie stellt er sich vor? Wie interagieren die Partygäste? Was ist erstaunlich, auffällig? Und ganz wichtig: Wie ergänzt der eine Gast den anderen?

Der Therapeut ermutigt den Patienten durchgehend, mit allen Sinnen genau zu beobachten und neue Erfahrungen und Erkenntnisse über sich zu sammeln. Wer kommt »rein zufällig« hereingeschneit?

Während der Hypnose sind Patient und Therapeut verbal immer in Kontakt. Mit geschlossenen Augen gibt sich der Patient dem inneren Schauspiel hin. Nach einer Weile der nach innen gelenkten Konzentration berichtet er über die Vorgänge, wonach zur weiteren Beobachtung ermutigt wird. Der Therapeut gibt beharrlich Anregungen, sehr aufmerksam zu sein, vielleicht auch unter den Tisch zu schauen, ob sich da ein Gast versteckt haben könnte, und auch keinen draußen vor der Tür zu lassen. Bei befremdlichen Gestalten stärkt der Therapeut dem Patienten den Rücken für die Begegnung.

Abschließend begibt sich der Gastgeber auf Anraten des Therapeuten in die Mitte der Gäste, alle stehen im Kreis um ihn herum und berühren ihn, wodurch er mit der Summe seiner Persönlichkeitsteile in Kontakt kommt.

Th.: »Merken Sie, über wie viel Spielbreite Sie verfügen?«

»Die Waldmeisterbowle«

Evelin erlebt ihre *Part's Party* auf einer Waldlichtung. Alle Wesen, die ihr Unbewusstes für wichtig hält, werden sich für ein »Stelldichein« zusammenfinden. Eine große Tafel mit weißen Tüchern ist aufge-

deckt, es ist gegen Abend, der Himmel tintenblau, Fackeln beleuchten die Szene.
Es duftet nach Waldmeisterbowle, Geruch aus der Kindheit.
Als Erstes erscheint eine sehr alte Frau, das ist fast etwas unheimlich. Dann betritt der vor 30 Jahren verstorbene Vater, dann ihre ebenfalls verstorbene Mutter die Bühne. Was sich zuerst nur undeutlich erkennen lässt, wird allmählich klarer.
Da tobt ein wildes, aber sympathisches kleines Mädchen heran. Ein großer Hund flegelt sich doch tatsächlich auf dem Tisch herum, was aber keinen so richtig stört.
Weitere Personen tummeln sich plötzlich auf dem Platz. Evelin hört ihre Worte, sieht ihre Mitbringsel. Sie kennt die Personen und kennt sie auch nicht. Noch nicht.
Auf einmal nimmt die alte Frau jugendliche Züge an, wird zur Großmutter von den alten Fotografien. Evelin lernte sie nie kennen, sie war lange vor ihrer Geburt gestorben.
Zuletzt trifft die Fee ein. Sie weiß mehr. Evelin fragt sie, wann die Kinder eintreffen würden. Sie wartet auf die Kinder. Die Fee erklärt, diese seien da, aber unsichtbar. Evelin vernimmt auf einmal Kinderlachen und wird ganz froh. Die Fee erzählt auch über die alte Frau: Sie komme und gehe und lebe zwischen den Welten.
Evelin betrachtet voller Staunen das wirbelnde Miteinander der Gegensätze. Nie hätte sie das für möglich gehalten!
Schließlich bilden alle Gäste einen Kreis, fassen sich an den Händen, Evelin in der Mitte.
Im Hintergrund vergnügen sich Elfen ...
Evelin, von ihrem Erlebnis entzückt, weiß vorerst den tiefen Sinn noch nicht zu fassen.

Annettes »Part's Party«
Annette übt diese Technik mit Stefan, beide sind in der Hypnoseausbildung. Ihr Tranceerlebnis hat ganz andere Komponenten. Sie steht eindeutig immer im Mittelpunkt und durchlebt viele Gefühle. Stefans einfühlsame Begleitung und seine wenigen, aber klaren therapeutischen Anregungen nimmt sie positiv an. Wäre sie bei mir Patientin, würde ich sie in der nächsten Sitzung – voraussichtlich über ideomotorische Zeichen – fragen, wie diese Arbeit in der Stille weitergewirkt hat.
Sie erzählt: »Nach kurzer Tranceinduktion wanderte ich umher, um einen schönen Platz für die Party zu suchen. Zunächst tauchten

die gewohnten Bilder der *safe places* auf. Dort blieb ich aber jeweils nur kurz, weil sie mir nicht passend erschienen. Ich fühlte mich schon gelangweilt und ziemlich lustlos und wollte Stefan bitten, die Trance abzubrechen, als sich vor meinem inneren Auge langsam etwas Dunkles, Graues, eine Art Fels entwickelte. Dieser wuchs weiter zu einem Quader, der auf einem mehrstufigen Podest stand.

Plötzlich tanzte ich mit großer Leidenschaft auf diesem Podest. Ich trug ein hellblaues Kleid, hatte helles, groß gelocktes Haar, meine Statur war eher zart, aber innerlich kräftig. Ich war jung. Die vielen Menschen, die sich in diesem großen Saal befanden, wanderten langsam im Uhrzeigersinn um das Podest, nahmen aber keine Notiz von mir. Ich tanzte aus purem Vergnügen, schaute den Menschen auf ihre dunkelhaarigen Köpfe.

Eine junge Frau hielt inne und schaute zu mir herauf. Ich lud sie ein, mit mir auf dem Podest zu tanzen. Nach einer Weile fühlte es sich aber bedrängend, nichts sagend und leer an. Sie hörte auf und ging. Ich tanzte weiter, alleine, und fühlte mich frei.

Ein junger Mann mit schwarzen, glatten Haaren, dunkler Haut und weißen, blitzenden Zähnen schaute zu mir empor, lachte mich an, stieg zu mir aufs Podest, und wir tanzten gemeinsam. Diesmal war es einfach harmonisch und passte.

Nach einer Weile schaute ich wieder auf die Köpfe der immer noch langsam gehenden Menschen und erblickte einen großen, schlaksigen jungen Mann, lässig am Türrahmen angelehnt. Er hatte blondes, kurzes Haar und leuchtende hellblaue Augen. Ständig murmelte er, den Blick auf mich gerichtet: ›Gut entwickelt, gut entwickelt!‹

Hm, ich freute mich natürlich über das Kompliment und genoss meinen Tanz. Aber es begann, fad zu werden. Stille. Leere.

Stefan: ›Dreh dich doch einmal um, und schau, was du da vielleicht entdecken kannst!‹

Ich sah das gleiche Bild, viele Menschen, die prozessionsartig um das Podest wanderten – doch plötzlich gingen die Menschen auseinander. Auf dem Boden lag irgendetwas, das mit einem dunklen Tuch bedeckt war. Ich näherte mich, um das genauer zu betrachten, wandte mich aber gleich wieder ab – ich war schockiert. Ich fühlte mich aber auf seltsame Weise davon angezogen und näherte mich erneut. Zwei Putzfrauen kamen mit großen Besen, um diesen Haufen wegzukehren, ich hielt sie aber davon ab.

Irgendjemand hob das Tuch kurz an. Darunter lag ein zusammengekauertes Skelett, umgeben von den Farben Schwarz und Braun.

Erschrocken ging ich ein paar Schritte zurück, und wieder näherte ich mich langsam. In mir spürte ich, dass ich das Skelett beschützen muss.
Die Menschen standen jetzt nur da. Stillstand.
Stefan: ›Reaktiviere doch, wie beim Computerspiel, das Skelett!‹
Tatsächlich erhob sich das Skelett und wuchs zu einer großen, mächtigen blonden Frau heran. Ich stand als kleines Mädchen vor ihr und schaute zu ihr auf. Sie wollte etwas von mir fordern. Ich erwiderte ihren Blick aber mit großen, verwunderten Augen und hatte dabei das Gefühl, ganz bei mir zu sein. In diesem Moment, meine eigene Zentriertheit fühlend, wurde die Frau wieder kleiner, und ich wuchs. Sie veränderte sich zu einer dürren, alten Frau.
Die Weglauf und Beschützergefühle waren gleich stark in diesem Hin und Her. Ich nahm sie beide an.
Jetzt stand auf einmal ein zartes, scheues kleines Mädchen vor mir.
Ich war wie erschlagen und fühlte mich ganz wackelig auf den Beinen.
Dann plötzlich ein zartes, scheues Glücksgefühl.
Ich lud das zarte, scheue, fast zerbrechliche Kind zu mir auf das Podest zum Tanzen ein, langsam, behutsam, die ersten gemeinsamen Schritte.
Ich war endlich mit mir vereint – so seltsam das auch klingen mag.«

Das goldlockige Kind in den Flammen
Um nicht den Eindruck zu erwecken, dass mir nie Fehler unterlaufen, bringe ich hier ein Beispiel, das aufzeigt, dass diese Patientin für die Intervention nicht stabil genug war. Ich hatte mich für diese Technik entschlossen, um die Patientin, die (aufgrund wiederholter Traumata während der Kindheit) unter dissoziativen Störungen litt, innerlich zu sammeln. Letztendlich hat sie alles gut verkraftet, aber ich verblieb mit einem flauen Gefühl, sie überfordert zu haben.

Vorhang auf, Hypnose läuft
Sie dekoriert einen weitläufigen Burgsaal. Kaum ist sie fertig, stürzen schon alle herein. Eine Schlampe in Latzhose, ein anderer verwahrloster Kerl, drei übermütige Dinger, junge Mädchen, noch ein paar wilde Typen, dann auf einmal die süße Kleine mit den blonden Korkenzieherlocken. Alles Teile von ihr, die sie gut identifizieren kann.

Jahrelang lief sie in unansehnlichen Latzhosen rum, irgendwie fühlt sie sich oft wie verwildert, dann wieder die kleine blonde Unschuld. Die Kleine rührt sie, aber die wilden Kerle ängstigen sie, bedrohen sie, und sie bekommt große Angst. Alles Zureden, diese Teile genauer in Betracht zu nehmen, hilft nicht. Inzwischen balgen sich die schlimmsten Typen in einer Ecke. Da legt sie, ohne eine Intervention von mir abzuwarten, in dieser Ecke Feuer. Feuer hatte ja schon in einer anderen Trance reinigende Funktion für sie gehabt. Erst verfolgt sie mit Genugtuung, wie die Flammen über dem Haufen zusammenschlagen, dann schreit sie:

»Die Kleine brennt!«

Sie scheint wie gebannt, ohnmächtig und handlungsunfähig.
»Schnell, schnell, retten Sie die doch. Laufen Sie!«, rufe ich ihr zu.

Sie läuft. Gott sei Dank. Sie rettet sie. Aber das vorherrschende Gefühl ist das Entsetzen, dass sie beinahe ihr blondlockiges inneres Kind hätte in den Flammen aufgehen lassen. Sie nimmt es in den Arm. Erst dann merkt sie, dass noch eine Menge anderer Gäste aufgetaucht sind. Die sind ihr wohl gesonnen. Eine richtige Feststimmung kommt aber nicht mehr auf. Sie ist mit dem Kind beschäftigt.

Auch als sie aus der Trance zurückkehrt, ist sie schockiert, dass sie so schlecht auf ihr Kind aufgepasst hat. Sie, diese fabelhafte Mutter von vier leiblichen Kindern.

»Aber Sie haben sie doch gerettet!«, versuche ich sie zu beruhigen.

Ich kann ihr das Gefühl, nicht Sorge getragen zu haben, nicht richtig nehmen. Sie ist verstört. Ich erinnere sie daran, wie Feuer für sie eine reinigende Bedeutung habe, betone aber zu ihrem Schutz auch, dass dies nur die innere Vorstellung von Feuer leisten könne, symbolisches Feuer, niemals ein reales Feuer (!).

Ich bitte sie, jeden Abend vor dem Einschlafen ihr inneres Kind in den Arm zu nehmen und mit ihm zusammen am *safe place* ihrer stattlichen Trollblume zu kuscheln.

Gedankenvoll verlässt sie mich.

Diese *Part's Party* verlief so ganz anders. Das Feuer musste sie wohl legen, um wie in einer Art Metamorphose gewisse Teile in sich zu überwältigen und sie dann neu zu integrieren. Aber das wusste ich zu dem Zeitpunkt noch nicht. Ich machte mir Vorwürfe, diese so wenig strukturierte Übung angeleitet zu haben. Und jetzt waren erst mal drei Wochen Weihnachtsferienpause. (Vgl. Kaiser Rekkas 2002.)

2.3.12 Familien- oder Paar-Skulptur in Trance – »Bronze, Marmor, Speckstein«

Sehr viel Hinweise für die Therapie gibt und somit sehr ergiebig ist die Visualisation einer Skulptur. Je nach Kontext des Patienten eine Paarskulptur oder – wenn vermutlich die Störung aus früherer Zeit herrührt – auch eine Skulptur der Ursprungsfamilie. Natürlich ist auch eine Skulptur der Beziehung zum Chef, Lehrer oder auch Schüler möglich. Wie stehen die Personen? Oder liegt oder hockt einer? Wer sieht in welche Richtung? Wo sind die Hände? Wie und in welche Richtung stehen die Füße? Wer ist mit wem in körperlicher Berührung, und wie? Was löst das gefühlsmäßig aus? Nachdem die Wirkung der Skulptur eine Zeit lang gespürt wurde, wird der Patient aufgefordert, dem ersten Impuls einer Veränderung ins Positive nachzugehen. Jede Person in der Skulptur darf eine einzige neue Bewegung machen: die Hand heben, den Fuß anders setzen, das Gesicht wenden, das Gewicht verlagern u. Ä. Danach wird wiederum der Auswirkung der Veränderung nachgespürt. Dazu gibt es therapeutische Suggestionen zur inneren Umorientierung, Equilibrierung oder sonstige, die dem Kontext angemessen und hilfreich sind. Bei diesem Vorgehen wird nie analysiert oder interpretiert. Die Fragen lauten: »Wie sieht das für Sie aus?« – »Wie fühlt sich das an?« – »Was bewegt Sie gerade?« – »Was ist Ihr erster Impuls, das in positiver Richtung zu verändern?« Äußert der Patient, er sehe nichts oder fühle nichts, fordert der Therapeut auf, dieses »Nichts« mal näher zu betrachten, sich damit zu beschäftigen. Oft erfolgt daraufhin eine tiefere Berührtheit, die Hinweise für eine weitere Arbeit gibt.

Der junge Mediziner aus 1.2 sah sich in seiner Skulptur am Boden kauern, während alle um ihn herum aktionistisch zogen, drängten, drückten und ihn durch diese übermäßige Hilfe immer mehr lähmten. Erst als er sie wegschob (der erste Impuls) und den Blick nach oben richtete, konnte er wieder durchatmen. Die junge magersüchtige Frau aus 3.3.2 fühlte sich in ihrer Skulptur aus Speckstein als die Jochträgerin der Familie. Sie schüttelte das Joch ab, was auch die anderen befreite (erst in der Trance, später aber auch in der Wirklichkeit).

Es ist bei dieser Technik nicht wichtig, ob es objektiv so bei dem entsprechenden Paar oder in der Familie zugeht. Es handelt sich um das Bild und Empfinden derjenigen Person, die die Skulptur imaginiert und damit eine Veränderung bei sich in Gang bringt.

2.3.13 Den richtigen Partner finden – »Mann von Format«

Carola rennt. Carola rennt über die Kontinente, weltweit im Einsatz für große Konzerne im Auftrag einer renommierten Strategy-Consultant-Firma. Sie ist 31 Jahre alt, sehr erfolgreich, schön, kommt immer direkt vom Flugzeug zur Therapie, der Rollkoffer im Hausflur und ihr harter, hochhackiger Tritt kündigen sie an. Ja, sie ist hart, hart zu den anderen und auch zu sich. Als sie vor zehn Monaten das erste Mal bei mir auftauchte, hatte sie 20 Jahre nicht mehr geweint. Und sie war am Ende. Sie fühlte sich nicht mehr, und das machte ihr Angst.

Langsam taut sie auf, erzählt von ihrer immer betrunkenen Mutter, die, Flüche und Drohungen ausstoßend, an die Tür trommelte, wohinter sie sich mit ihrer größeren Schwester verbarrikadiert hatte. Die Angst, die Panik, dann diese Gefühllosigkeit. Der geliebte Vater, zu dem sie später zieht, lässt sie fallen, »wie eine heiße Kartoffel«, als er eine neue Frau findet. Carola litt und trat die Flucht an, die Flucht nach vorn. Sie war ehrgeizig, fleißig, sie wurde erfolgreich. Über Jahre löst sie Probleme gewaltiger Größenordnung, innerlich kommt sie zu kurz. Von Anfang an ist sie offen für die Therapie. Und die Hypnose bietet genau das Richtige: Sie muss nichts tun. Sie kann wachsen ohne Anstrengung.

Eine gute therapeutische Beziehung entwickelt sich, sie macht, trotz aller äußeren Belastung, große therapeutische Fortschritte, achtet mehr auf sich, raucht nicht mehr, grenzt sich im »Haifischbecken« erfolgreicher ab, die unsensiblen und taktlosen Telefonate ihres Vaters gleiten an ihr ab. Viel Tränen sind geflossen, und sie fühlt sich wieder. Eigentlich ist sie fröhlich, vital, will leben, am Strand mit nackten Füßen laufen. Aber wie sieht ihr Leben aus? Drei 40-Stunden-Wochen in einer. Hier ihre E-Mail aus Singapore, nein, Sydney:

> Hallo, ein Lebenszeichen von mir vom anderen Ende der Welt. Bin gerade in Sydney. Das ist jetzt meine 5. Station in den letzten 4 Wochen (Warszawa, Ostsee, Madrid, London).
> Am Freitag geht's nach Sao Paolo, danach Mexico City, dann NY und dann Vietnam.

2.3 Von der Direktive zum Unbewussten, je nach Patient – Therapieren heißt Begegnen

Bis jetzt war es eigentlich echt ganz gut, wenn auch unglaublich anstrengend.

Die schönen Dinge sind: der Kontakt zu Einheimischen (anders als im Urlaub, wie ein Miniaustauschprogramm), Kennenlernen neuer Dinge (und sei es wie in Warszawa nur Restaurants oder aber wie in Sydney Strandspaziergänge und Wanderungen), Sprachkenntnisse verbessern, Städte sehen, in die ich teilweise nie gefahren wäre oder aber in die ich immer wollte (NY, Sydney).

Das Anstrengende ist:
- Man hat keine Minute für sich, da der Kunde (es ist immer einer in einer Stadt) erwartet, dass man ein Rundumprogramm bietet. Die finden das ganz klasse alles und gehen nach 1 Woche immer völlig fertig zurück und sagen dann: »Jetzt muss ich mich erholen.« Der kleine Unterschied ist nur, dass die bei den site-visits nicht arbeiten (wir stehen dementsprechend um 04:00–5:00 am Morgen auf, um die Abendessen arbeitsmäßig wieder reinzuholen). Und am We fliegen wir dann unsere 24-Stunden-Flüge.
- Die ewig neue Positionierung. Ich bin es ja gewöhnt, mich immer wieder neu zu verkaufen (immerzu 150 % zu leisten), aber jede Woche eine neue Firma in einer neuen Kultur und dort 150 % zu bringen ohne Pause ist hart.
- Die vielen Eindrücke. Alleine in den letzten 24 Stunden!
- Gestern am Morgen ist mein Kollege zurückgeflogen, da sich seine Mutter umgebracht hat. Als er es mir erzählte, war sie noch im Überlebenskampf, und als wir die Übergabe besprachen (Dokumente und so), ist sie dann gestorben. Das war echt richtig schlimm. Ich weiß nicht genau, warum, aber die Situation hat mich auch völlig aus der Bahn geworfen.
- Direkt danach dann zum Kunden, um Präsentationen zu halten (zwischendurch den internen Projektleiter beruhigen ob des Ausfalls – der ist hier in Sydney –, kurz vor ihm geheult, aber dann war natürlich alles wieder easy) Von den Themen, die ich präsentiert habe, habe ich teilweise natürlich keine Ahnung, da die mein Kollege gemacht hat. Natürlich wieder alles neue Kunden.
- Mittagessen mit Kunden am Strand.
- Am Abend weggehen mit dem Kunden, sight seeing (»Carola, you must feel terrible, you can also stay in your hotel ... But what should I do in Sydney on my own?").
- Völlig fertig im Zimmer. Habe mich auch total überfordert gefühlt ob der ganzen kommenden Termine in den ganzen Kontinenten, alleine.
- Am Morgen joggen und Frühstück mit dem Kunden.

- Office mit Präsentationen und dann eine Evakuierung des Office, weil es begonnen hat zu brennen (das ist irgendwie fast lustig, all die Australier mit Ihren Profi-Outfits und Listen, lauter grüne, weiße, gelbe Helme).
- Versuch, dem Kunden (der mir helfen wollte) ein wenig was zu delegieren, aber die sind einfach zu langsam.
- Abendessen im Harbour (auch mit einer Freundin, die zurzeit hier ist). Das war auch strange – die macht zurzeit nichts als Urlaub, aber hat keine Zeit, meinen Rock zu einer Reinigung zu bringen. Und als fast die Oper begann und der Kunde und meine Freundin völlig relaxed ihren Schampus tranken, ich hingegen völlig nervös wurde, da die Oper eben begann (ich hatte als Einzige eine Uhr), belächelt wurde (da eh alles easy ist, aber sich im Endeffekt dann doch alle auf mich verlassen ...), Zusammenbruch vor der Oper (mein Rücken streikte) – hatten eigentlich Karten –, also nur Kunde und Freundin in der Oper.
- Ins Hotelzimmer – überlegt, wen ich denn nun anrufen könnte. Da fielen mir leider nicht so viele ein: totales Einsamkeitsgefühl.
- Gearbeitet – Sao Paolo Sachen geklärt (Hotel etc.).
- Und jetzt mir eben alles mal von der Seele geschrieben ... (zumindest die letzen Stunden).

Neben meinem Bett liegen übrigens all Ihre Kassetten. Ich höre die jeden Abend. Ich denke, das hilft echt sehr gut. Habe wieder aufgehört zu rauchen. Gehe 3-mal die Woche laufen und bin noch nicht ganz durchgedreht. Dafür auch ein ganz großes Dankeschön an Sie.

Merke gerade, wie krank das alles klingt. Es war auch sehr viel Tolles dabei. Aber halt alles sehr viel ... Gerade jetzt mit der Selbstmordgeschichte. Meine Mutter hat mir ja auch immer gedroht, dass sie sich umbringt und ich dann schuld bin ...
Liebe Grüße aus Sydney, C.

Sie genießt die Hypnoseübungen richtig, nimmt sie als Tonband mit und hört sie auf dem Weiterflug. Nur eines krankt noch. Wie gerne würde sie sich an die Schultern eines Mannes lehnen! Wie herrlich wäre es, jemand würde ihr abends ein Bad bereiten, Champagner servieren, Kerzenlicht ...

Aber welche Männer sucht sie sich aus? Verheiratete, Workaholics, Abgegraste, welche vom »Stoppelfeld«, wie wir lachend resümieren. Umsonst wartet sie auf versprochene Anrufe, fliegt zu einer Verabredung nach London, um ihre rare Zeit alleine im Hotel zu verbringen. Eine Frau wie sie!

Eigentlich weiß sie, was sie falsch macht. Nun, da gilt es, in der Hypnose das Triebwerk zu reinigen. Und vorher muss natürlich erst mal eine dicke, fette Anerkennung für erfolgte therapeutische Veränderung ausgesprochen werden. Und weil gerade Oktoberfest ist und sie sich dort gerne amüsiert, kann man ja mal mit dem Fliegenden Teppich, ganz unsichtbar, die Spreu vom Weizen trennen ...

Text
Lachend (sie kann ja Hypnose und ist sowieso eine Schnelle): »Heute mal ganz spartanisch: Augen zu, Atmung tief ... gut, und alleine das Liegen hier lässt den Körper sich an Trance erinnern, und das Hören meiner Stimme lässt die Ohren sich an Trance erinnern, so gehen Sie mit jedem Atemzug in diese innere Ruhe, in diese exquisite Zeit, die nur Ihnen alleine gehört, die Sie an sich verschwenden, verschwenden im positivsten Sinne ...

... um noch den Rest, der übrig geblieben ist von der vielen Arbeit, die sie schon erledigt haben, zu bewältigen. Sie haben enorm viel dazugewonnen und enorm viel erledigt in den letzten Wochen und Monaten. Vielleicht ist es gut, als Erstes einfach dazu mal dieses Gefühl von Stolz auf sich zu verspüren. Dieses ›Ich bin stolz auf mich‹, ›Ich habe viel geleistet‹ ›Ich habe mir erlaubt, in meiner Lebensgeschichte aufzuräumen, die Dinge zu sichten und zu sortieren, einen gesunden Abstand in Vieles hineinzubringen und sogar die ›Heiße Kartoffel‹ entsorgt.‹

Sie fokussieren auf ein Ziel, das eine Perspektive hat und das vieles umschließt: Gesundheit, innere Freiheit, glücklich sein, irgendwann zum rechten Zeitpunkt eine Familie gründen und einen Platz zum Leben finden, wo Sie sich richtig wohl fühlen. Und eine Arbeit, die Ihrem Talent entspricht, Sie aber nicht überanstrengt, sondern wo sie zurückgelehnt Ihre Qualifikation ausüben können.

Und so sinken Sie tiefer und tiefer, ohne etwas Besonderes zu tun, ohne verstehen zu müssen, und schweben davon, wie auf einem seidenen Teppich, den Sie wohlig und angenehm unter sich fühlen. Und im Schweben noch verspüren Sie diese Leichtigkeit und die zunehmende Ruhe und Sicherheit.

Und wenn das Unbewusste bereit ist, an den Rest zu gehen, an das, was jetzt noch heute geordnet bzw. gesichtet werden soll, dann kann der ›Ja-Finger‹ sich heben ...«

FZ: »Ja.«
»Gut. Sehr gut ... Wir bräuchten nur noch zu wissen, welches der ›Nein-Finger‹ ist, dass der ›Nein-Finger‹ sich hebt, ein bisschen deutlicher noch!«
FZ: »Nein.«
»Der kleine Finger ... sehr gut.

Dann frage ich mal das Unbewusste: ›Sind Sie denn in der Tiefe eventuell, ohne dass Sie es bewusst merken, vielleicht schon viel weiter als in Ihren äußeren Handlungen? Dass Sie sich eigentlich schon viel mehr abgekehrt haben von diesen Männern, bei denen Sie nicht das finden, was Sie suchen?‹«
FZ: »Ja.«
»Hmm, das denke ich nämlich auch ... genau ... sehr gut.

Jetzt machen Sie einfach mal ein kleines Experiment. Ihr seidener Teppich schwebt vorübergehend in einen bestimmten Raum. Und in diesem Raum sind – zu Ihrer Verwunderung vielleicht – Szenen abgebildet, Szenen, wo Sie mit einem Mann zusammen waren und die nicht gut waren. Oder Sie waren gar nicht mit ihm zusammen, sondern haben nur vorbereitet, ihn zu treffen. Und sind, um es auf Deutsch zu sagen, versetzt worden. Und jedes Mal, wenn Sie eine solche Szene sehen, kann im gleichen Augenblick der ›Nein-Finger‹ ein deutliches ›Nein‹ zeigen, um ein bestimmtes inneres ›Nein‹ dazu auszudrücken. ›Nein‹ das nicht mehr.«
FZ: »Nein!«
»Genau ... das war eine Szene, schauen Sie sich um und lassen diesen Teppich herumschweben, und jedes Mal, wenn Sie eine Szene wiedererkennen, aus diesem oder dem letzten Jahr oder welchem Jahr auch immer, und so ein ungutes Gefühl bei dieser Szene aufkommt, sagt immer der Finger ›Nein‹. Nein, das ist nicht gut, das will ich nicht mehr, das mache ich nicht mehr. Egal, ob die Namen der Männer mit ›D‹, mit ›T‹ oder mit ›G‹ anfingen oder mit einem anderen Buchstaben, lassen Sie sich Zeit. Sie sehen sich, Sie sehen die Carola, wie sie läuft und sich abhetzt, irgendetwas Aufwändiges tut, aus einem inneren Impuls heraus, der ja menschlich ist, aber nicht sinnvoll.

Nicht Ihrem Alter und Ihrer Reife entsprechend, nicht Ihrem Format entsprechend!!«

Es erfolgt eine Anzahl von ideomotorischen ›Nein-Anzeigen‹

»*Und jedes Mal sagt der ›Nein-Finger‹ deutlich ›Nein‹. Das nicht und das auch nicht mehr. Und so wird dieses ›Nein‹ stärker. Die vielen ›Neins‹ sammeln sich zu einem starken, kräftigen ›Nein‹. Sie haben Abstand von dem. Gut. Egal, aus welchen Gründen das früher so gewesen ist und vor kurzem noch. Wir wissen, das hat Gründe, aber die Zeit ist vorbei.*

Sie sind eine erwachsene Frau, Sie haben alle innere Freiheit, ein ganzes Spektrum von Verhalten an den Tag zu legen und nicht nur das eine!!

Sie machen das sehr gut. Da sind ganz viele ›Neins‹ und das hallt richtig wider. Die Glocke schlägt dazu ›Nein, nein, nein‹. (Der Haidhauser Dom lädt zur Messe.) Gut, und wenn Sie das abgeschlossen haben, lassen Sie den Teppich weiterschweben. So schwebt er wieder hinaus, Sie tanken auf, Sonne draußen, Licht, blauer Himmel.«
   Pause.

»*Und er schwebt in einen anderen Raum. Und nehmen wir an, es sei so etwas wie ein großes Zelt, mit vielen Menschen, mit vielen hübschen Frauen, vielen attraktiven Männern, und Sie sind völlig unsichtbar, und jetzt schweben Sie herum in diesem Zelt mit diesen vielen attraktiven Männern in unterschiedlichem Alter. Junge und alte, aber auch welche in einem Alter, das gut zu Ihnen passt. Und jetzt schauen Sie, wen es da alles gibt. Und Sie sehen und Sie fühlen, welcher Mann Sie früher angezogen hätte und attraktiv für Sie war und bei dem Sie jetzt von vornherein wissen, nein, nicht mehr! Und andere, wo Sie sagen, der ist nett, ist gut, aufrecht, aber auch nichts für mich, eine Frau von Format! Sie fühlen das in Ihrem Herzen, spüren Sie mal hin!*
   Da ist einer, ganz natürlich, normal und aufrecht. Und der will eine Frau kennen lernen wie Sie, mit vielen guten Qualitäten, tüchtig, spontan, lebendig, vital.

Jetzt schauen Sie sich weiter um, und wenn Sie so einem vom alten Muster begegnen, quasi einen ›Abgegrasten‹, einem vom Stoppelfeld, wird der ›Nein-Finger‹ Ihnen ein deutliches Zeichen geben. Und wenn Sie einem anderen begegnen, wo Sie sagen könnten, das wäre eine aussichtsreichere Sache, kann der ›Ja-Finger‹ ein Zeichen geben, und das ›Nein‹ haben wir schon gesehen. Sie lassen sich alle Zeit!«
FZ: »*Ja.*«

2. Techniken, einfach und elegant

»Genau. Prüfen Sie mal! Hat er Format?«
FZ: *»Ja.«*
»Da würde es sich lohnen, näher hinzuschauen, sich vielleicht eine Telefonnummer geben zu lassen. Sie schauen genau hin und fühlen mit dem Herzen, mit Ihren neuen Fähigkeiten, um auf jemanden zu treffen, der Ihnen etwas entgegenbringt, was neu ist, gut, bereichernd, liebevoll, wo Sie sich auch ausprobieren, sich auch verändern werden, eine Herausforderung, Sie werden daran lernen, anders zu reagieren!«
Pause.
Es erfolgen mehrfach ideomotorische Zeichen, sowohl »Ja«- (wenige) als auch »Nein-Signale« (viele).

»Jetzt schauen Sie ein bisschen weiter. Lassen Sie sich Zeit. Vielleicht gibt es jemanden. Der gut ist ..., aber da sind noch eine Menge vom Stoppelfeld.«
Pause.
Im Folgenden reagiere ich einfach auf die deutlich sichtbaren ideomotorischen Signale.

»Und die Finger können es anzeigen. Hmm, der taugt nichts, der hätte Sie früher gereizt. Hmm ... Schauen Sie genau hin, ob Sie sich nicht täuschen, ob der wirklich o. k. ist. Gut, dann wären es schon mal zwei. Dann schauen Sie mal weiter, lassen Sie sich Zeit, eine Minute äußere Zeit, ganz andere innere Zeit. Und Sie sind immer gewandter, können immer schneller die Situation abchecken, der ist nix, nein. Und der? Könnte man mal ein Treffen vereinbaren. Und der? Nein, der ist überhaupt nichts. Der auch nicht. Der nicht. Da sieht man mal, wie wenig für einen tatsächlich passt! Aber da ist wieder einer. Der aber nicht, genau.

Vielleicht sollten Sie da mal in der Realität Ausschau halten, in der Wirklichkeit. Da sind viele, die nicht zu Ihnen passen, zu Carola, einer Frau von Format. Sie trainieren, wählerisch zu sein im besten Sinne.

Sie werden fündig werden, auch wenn sie noch kleine Veränderungen vollziehen müssen, aber das geht ja fast von alleine und sogar nachts im Schlaf, wenn Sie die kleine Carola fest im Arm halten. Sie werden reif für eine schöne, frohe und glückliche Beziehung mit einem ›Mann von Format‹. Sie sind es wert!

Jetzt lassen Sie sich Zeit, da wieder hinauszuschweben. Ist ja auch genug. Um irgendwo hinzuschweben, wo Sie sich einfach nur einen

Moment erholen. Das war ja eine richtige Leistung, toll, sehr schön. Und freuen Sie sich auf das, was Ihnen das Leben bieten wird. Und wie spannend das alles ist. Und dass Sie Freiheit gewonnen haben, und, wenn das neu war für Sie, kann der ›Finger für das Neue‹ ein Zeichen geben und sich heben.«
FZ: »Ja.«
»Das ist der ›Ja-Finger‹, brauchen wir noch den ›Neu-Finger‹.«
FZ: »Neu.«
»Hmm ... sehr schön.

Zum Ausruhen gehen Sie jetzt noch mal tief in Hypnose, um das Ganze innerlich zu stabilisieren.«
Carola bestätigt anschließend die innere Beteiligung. Gesehen habe sie nichts, aber gefühlsmäßig wäre sie sehr engagiert gewesen. Genau das bedeutet Fortschritt.

Inzwischen ist Carola von ihrer beruflichen Tournee über alle Kontinente zurückgekehrt. Drei weitere Sitzungen folgen, und die Therapie läuft nach 14 Monaten mit insgesamt 25 Stunden dem Ende zu. So fasst sie ihre »therapeutische Tournee« zusammen:

> Ich hatte die Absicht, eine Therapie zu beginnen, zwölf Jahre lang von mir hergeschoben. Die Angst, alles wieder mühsam aus dem Unterbewusstsein hervorzukrammen und die seelischen Qualen wieder durchzuleben, hielt mich davon ab. Mir war immer klar, dass ich meine Kindheit und Jugend bearbeiten muss, da ich mich im Laufe der Zeit immer stärker von mir entfremdete, denn ich spürte mich, meine Bedürfnisse und meinen Körper nicht mehr.
> Nach einem Jahr depressiver Verstimmungen, Krankenhausaufenthalte wegen Überarbeitung und etlicher gescheiterten Beziehungen mit gefühlskalten Männern war der Leidensdruck endlich hoch genug, um etwas zu ändern. Ich beschloss eine Therapie bei Frau Dr. Kaiser Rekkas zu beginnen. Die Idee, eine Hypnosetherapie zu beginnen, kam von meiner Schwester, die selbst Therapeutin ist. Ich wusste, dass eine Therapie, in der ich z. B. nur reden musste, mein Problem, die Entfremdung von mir selbst, sicht nicht lösen konnte. Der Schlüssel zu mir musste also im Erleben von Gefühlen liegen.
> Obwohl ich, aufgrund der Empfehlung meiner Schwester, der Therapeutin und der Therapieart großes Vertrauen entgegenbrachte, hatte ich beim ersten Mal, ale ich eine Therapie-CD hörte, unglaubliche Panik, die Kontrolle über mich zu verlieren. Mit der Zeit verging aber auch

durch die sehr humorvollen Gespräche mit Frau Dr. Kaiser Rekkas diese Angst vor etwas vermeintlich »Mystischen«, und ich genoss das Gefühl, endlich ohne Druck zu sein, zu entspannen, nichts wollen zu müssen, die zeitweise Geborgenheit und auch das Gefühl der inneren Freiheit.

Die Therapieerfolge liefen in Wellen ab. Anfangs machte ich, übereifrig und effizient wie ich bin, sehr schnell Fortschritte. Ich konnte wieder weinen, mir teilweise eingestehen, dass ich einfach nicht mehr kann. Das war auch der Zeitpunkt, zu dem ich ein sechsmonatiges Sabbatical (Auszeit) von meinem Job beantragte. Diese Auszeit wollte ich ein halbes Jahr später beginnen. Auch in alltäglichen Dingen zeigte die Therapie Wirkung. Ich verlor die Scheu, in Englisch Verhandlungen zu führen und begann endlich Geld zu sparen. Nach ungefähr vier Monaten kam nach einer Sitzung, die sehr viel in mir aufwühlte, ein relatives Tief. (Das war die Sitzung, wo ich in Trance die »Heiße Kartoffel« in dem dunklen Gewölbe entdeckte. All die angestaute Beklommenheit, die Angst und ohnmächtige Hilflosigkeit, die ich als Kind im Kontakt mit meiner Mutter durchlebte, kam wieder hoch.) In dieser Zeit hatte ich auch meine Zweifel an den Erfolgen der Therapie. Ich begann wieder zu rauchen, kam nicht von einem Mann los, der mit mir nur spielte. Ich überlegte auch, ob ich vielleicht gar nie wirklich in Hypnose war und das einfach nur spielte.

Daraufhin folgte eine längere Phase der Stabilisierung.

Zur Vorbereitung auf eine monatelange beruflich bedingte Weltreise, die sehr anstrengend war, nahm mir Frau Dr. Kaiser Rekkas mehrere Kassetten auf, die ich bei Bedarf immer hören konnte. Um den Stress besser zu überstehen (jede Woche ein anderes Land, teilweise unterschiedliche Kontinente, 70 Stunden Arbeit in der Woche, der Selbstmord der Mutter meines Kollegen, der daraufhin nach Hause musste, sehr starker Erfolgsdruck vonseiten des Kunden etc.), hörte ich die Kassetten jeden Abend zum Einschlafen. In dieser Phase wurde mir bewusst, dass ich diesen beinahe übermenschlichen Stress niemals so gut ohne diese Hypnoseanleitungen gemeistert hätte.

Aber die wirklich weitreichenden Wirkungen der Therapie zeigten sich auf einmal nach einem Urlaub, den ich im Anschluss an die berufsbedingte Reise machte. Ich hörte auf zu rauchen, begann mit Sport und änderte meine Pläne für das nun anstehende Sabbatical. Anstatt sechs Monate durch die Welt zu reisen (»effiziente Freizeitgestaltung«) gestand ich mir ein, dass alles, was ich brauche, mehr Ruhe und einfach ein normales Leben ist. Der Entschluss, sechs Monate ohne Plan und Druck zu sein, gab mir ein unglaubliches Gefühl der Erleichterung. Die schwierige Beziehung zu meinem Vater (ein wichtiges Thema in der Therapie) ist besser geworden, da ich nicht mehr so viel von ihm erwarte. Jedoch wird es wahrscheinlich noch ein wenig dauern, bis ich ohne Verletzungen mit ihm sein kann.

Den Mann »vom Stoppfeld« konnte ich endlich hinter mir lassen und lernte jemanden kennen, der mit gut tut. Eigenartigerweise ist das jemand, den ich normalerweise nicht wahrgenommen hätte. Ein Künstler, einer, der nicht mit Druck umgehen will und kann, der nicht härter und erfolgreicher ist als ich. Genau dieser Mann gibt mir aber zurzeit das Gefühl der emotionalen Geborgenheit. Er mag mich, ohne dass ich dafür etwas leisten muss. Ich wiederum schaffe es das erste Mal, mit weniger Druck eine Beziehung einzugehen und das auch etwas spielerisch zu sehen.

Es gibt immer noch ein paar kleine Ziele, an denen ich arbeiten möchte (weitere Reduktion von Verlustängsten, die ab und zu noch hoch kommen, noch mehr auf meine Körpersignale hören und einen neuen Job finden, in dem auch Zeit für ein Privatleben bleibt).

Ich bin sehr froh, diese Therapie nun ein Jahr gemacht zu haben, denn ohne fremde Hilfe hätte ich nicht mehr zu mir gefunden. Im nachhinein betrachtet, verstehe ich auch, warum sich eine Zeit lang weniger bewegt hat. Ich denke, dass eine wirkliche Veränderung im eigenen Empfinden wohl doch etwas mehr Zeit braucht, und in dem permanenten Stress (andauernd im Flieger von Stadt zu Stadt) hat man keine Muße oder Nerven, mal inne zu halten und zu reflektieren. Trotz dieser äußeren Umstände konnte die Therapie zum Glück ohne meine bewusste Kraftanstrengung ihre Wirkung zeigen. Ich bin dankbar, solch große Erfolge mit einer so sensiblen und beschwingten Therapie, die mein Leben in eine gesunde Richtung lenkte, errungen zu haben, ohne durch ein Tal der Tränen gehen zu müssen.

Carola rennt nicht mehr.

2.4 Schmerz (Juckreiz), Chemotherapie und andere Herausforderungen

Die Hypnoseanleitungen für Linderung von Schmerz und Hilfe bei der Chemotherapie stehen stellvertretend für Hypnoseinterventionen bei bestimmten Vorgaben. Die Umwandlung der Hypnoseanleitung *Der Körper weiß exakt Bescheid* (für die Unterstützung der Chemotherapie) durch eine Patientin mit Kachexie (Auszehrung) (s. 3.3.2) verdeutlicht, wie einfach die Übungen in ein anderes Fach zu transponieren sind. Maja verfolgt für sich in diesem Beispiel das Ziel, nach einer langjährigen Essstörung wieder gesund und normal Nahrung zu sich zu nehmen: »Mut zum Essen.«

Das Vorgehen ist einfach, und der Ablauf orientiert sich logisch an den inneren Prozessen, wobei sich offene Anregungen mit klaren Suggestionen abwechseln:

- Entspannung hervorrufen
- von allen anderen Belastungen und Fragestellungen Abstand nehmen
- das Ziel benennen
- das persönliche Entspannungsbild bzw. den sicheren Ort entstehen lassen
- die Kräfte der Natur, Technik oder Medizin betonen
- die Möglichkeit der veränderten Zeitwahrnehmung als Hilfe ansprechen
- zur Hingabe an den inneren Prozess ermutigen
- das erfolgreiche Durchlaufen der kritischen Phase imaginieren
- ein Zukunftsbild entwerfen
- Zuversicht erzeugen

2.4.1 Schmerzen/Juckreiz lindern – »Der Alpenbrunnen«

Zum Thema Schmerz habe ich schon Grundsätzliches geschrieben (2001a, b). Hier möchte ich zwei wirksame Übungen vorstellen.

Ziel: Anleitung für hypnotische Analgesie bzw. Anästhesie im Falle, dass Kühle angezeigt ist, beispielsweise bei Verbrennungen (kleineren Ausmaßes; für großflächige Verbrennungen braucht es gezielte Direktiven)

Technik: Die Kühle wird durch die Vorstellung fließenden Wassers aus einem Brunnen in den Bergen zuerst in einer Hand provoziert und dann auf den gewünschten Körperbereich übertragen.

»Mach jetzt bitte drei ruhige Atemzüge, diese drei magischen Atemzüge, um von allem Äußerlichen abzuschalten ...«
Pause.
»... und dann konzentrierst du dich auf die linke (oder auf die rechte) Hand ...«
Pause.
»... die jetzt etwas Besonderes spüren wird ... wohlige Kühle, kühle Frische ...«
Pause.
»Diese Kühle kann sich von selber entwickeln einfach durch die Kraft der Vorstellung ...«
Pause.

»Erinnere dich dafür mal an eine Wanderung in den Bergen ...

Schon riechst du die klare Luft, frisch-klare Luft, die gute Fernsicht [!] ermöglicht ...«
Pause.
»Tritt für Tritt gehst du deinen Weg ... dir ist nach Erfrischung ...
und du weißt, nach langem Gehen in den Bergen kann man sich an Brunnen kühlen ...
... eiskaltes Wasser aus den Bergen plätschert in ausgehöhlte Baumstämme ... plätschert munter vor sich hin ...«
Pause.

»Wie angenehm ist es gerade dann, wenn man von der Wanderung erhitzt ist, die Hände einzutauchen ... Wasser zu schöpfen ... das Gesicht zu benetzen ...«
Pause.
»Und so können die Hand wie auch das Gesicht angenehm frisch und kühl werden ...
Alpenluft umweht dich, erfrischende Kühle umsprudelt dich ...
Kühle, die deine Hand erfrischt,
Kühle, ergötzliche Kühle, lindernde Kühle, angenehme Kühle ...«
Pause.

»Ja, und nun kann diese Kühle dahin strömen, wo es dem Körper gut tut ...
... weiterströmen, genau dahin, wo es für dich ...
... [betont] jetzt ...«
Kurze Pause.
»... wohl tut und gut ist ...
Frische, klare, beruhigende, lindernde Kühle ...«
Pause.
»... und du schaust vielleicht auf diese schneebedeckten Berge ... das ewige Eis, die Gletscher, die sich in der Sonne spiegeln ...
Und der Körper verbreitet ganz alleine die Kühle.
Und dein Auge ruht auf den beschneiten Gipfeln ...«
Pause.
»Wie sie glimmern und glitzern!«
Pause.

»Diese frische, klare Luft füllt deine Lungen bei jedem Atemzug und macht dich weit ... auch deinen Kopf klar und weit ...

Hmmm, ein gutes Gefühl, so drüberzustehen [!] ...
... weite Sicht zu haben ...
... ganz woanders zu sein ...
... während der Körper sich kühlt und beruhigt ...«
Pause
... sich kühlt ... und klärt ...

Angenehme Kühle strömt genau dahin, wo sie gebraucht wird ...
in einen eisblauen Fluss ...«
Pause.
»... blau ... heller blau ... dunkler blau ... türkisblau ... genau hin bis zu dem Organ (oder: der Körperregion), wo es gut ist, kühl zu werden, kühl und ruhig, blass und glatt, angenehm ...

Und du kannst das in deiner Vorstellung ausmalen und intensivieren oder auch abschwächen, sodass es genau richtig ist, passend für dich und dir gut tut ...
So machst du eine neue Erfahrung ...
... und staunst vielleicht, was du für Fähigkeiten hast, innerhalb von so kurzer Zeit – rein durch die Kraft der Vorstellung – deinem Körper Gutes zu tun, ihn zu erfrischen und ihm sogar beruhigenden Schlaf zu schenken ... Hypnoseschlaf ... [hypnotische Analgesie bzw. Anästhesie]«
Pause.

»Gut ... und wenn du erreicht hast, was du erreichen wolltest, kannst du als Person wieder hierher kommen ... dein Körper aber kann – solange er es braucht – die angenehme Kühle und Ruhe behalten ...«
Pause.

So kann aus kurzfristiger Linderung langfristige Heilung werden!

»Und ich bin einfach still ...
... so wie auch alles andere [der Schmerz] still und friedlich sein kann ... und bleiben wird [!].

Und wenn Kühle und Ruhe nachlassen sollten, kannst du einfach wieder in Hypnose gleiten und an deinen Brunnen gehen, um dir lindernde Kühle zu holen.
Der steht dir ab jetzt immer zur Verfügung!«

2.4.2 Schmerzbefreiung – »Der Magnet«

Hierbei handelt es sich um therapeutische Visualisation bei Schmerzzuständen schneidender oder stechender Art.

Für Schmerzen, die als schneidend oder stechend (»wie durch tausende von Nadeln gepeinigt«) beschrieben werden, ist folgende therapeutische Visualisation, die von einer Schmerzpatientin entworfen wurde, hilfreich.

Nach der Hypnoseinduktion begibt sich der Patient in seiner inneren Vorstellung auf eine Wiese oder an seinen besonderen Ort und wartet dort ein wenig. Er atmet ruhig und tief, entspannt sich und entblößt in aller Ruhe seinen Körper. Die Luft ist rein, klar und wohl temperiert.

Nach einer Weile kündigt schon ein gewisses Sirren in der Luft eine majestätische Wolke an. Diese Wolke trägt ihn, den ganz speziellen »Schmerzmagneten«, mit sich. Die Wolke segelt näher und näher heran. Je näher, umso tiefer wird die Hypnose. Die Wolke bleibt direkt über dem Schmerzgeplagten stehen. Dann gibt sie einen schön anzusehenden, rhombenförmigen, riesigen Magneten frei. Er schillert metallisch silbern im Sonnenlicht. Nach und nach positioniert er sich in den richtigen Abstand. Die starke magnetische Kraft ist schon zu verspüren!

Und auf einmal geschieht das Wunderbare. Begleitet von einem kühlenden Windzug [!], zieht der Magnet alle peinigenden Marterwerkzeuge aus dem Körper: Nadeln, Messer, Schraubstöcke und Zangen, eins nach dem anderen … Es fühlt sich jedes Mal an, als wenn man einen Dorn aus dem Fleisch zöge. Wie erleichternd!

Es dauert, bis alle Arbeit getan ist.

Der Magnet reinigt den Körper gründlich von allem, was Schmerz verursacht. Sobald er sein Werk vollendet hat, schwebt er zurück zu seiner Wolke. Aus der Wolke aber regnet – besonders auf jene Körperbereiche, für die es wichtig ist – ein kühlendes bläuliches Gel, das lindert und Schwellungen [Entzündungsherde, Abbauprodukte, Schadstoffe] absaugt.

Danach entfernt die Wolke sich wieder mit dem gleichen Sirren. Sie fliegt bis über einen großen See, wo der Magnet mit einem deutlichen

»Plopp« die Marterwerkzeuge, die Zangen, Nadeln, Schraubstöcke und Messer, ins Wasser abwirft.
Jedes »Plopp« vertieft wiederum die Hypnose und steigert und verlängert deren wohltuenden Effekt.
Der Körper kann sich grundlegend erholen. Heilung kann sich vollziehen.

2.4.3 Hilfe für die Chemotherapie –
»In einer anderen Welt«, »Der Körper weiß exakt Bescheid«

»In einer anderen Welt«
Beispielhafte Hypnoseanleitung für eine Patientin mit Mamma-CA., die die Chemotherapie besser vertragen möchte; Ziel ist dabei das Abstandnehmen in Bezug auf das äußere Geschehen (Dissoziation), das Annehmen der Chemotherapie und die Vorstellung von Kraft spendenden Bildern.

Zweite Sitzung: Einleitung der Hypnose mit Erläuterung der Methode, anschließend Konfusionstechnik
»Am Anfang braucht es immer eine kleine Weile, sich umzustellen, von einer wachen Orientierung nach draußen zu einer ebenfalls wachen Orientierung nach drinnen. Denn Hypnose hat ja keineswegs etwas zu tun mit Lethargie oder mit Wegschlummern, Dösen oder gar Einschlafen, sondern mit der Fokussierung auf die innere Lebendigkeit, und die ist natürlich schon verbunden mit einem gewissen Abschalten, aber dem Abschalten ...«
Pause.
»Und lassen Sie sich doch jetzt ein paar Minuten Zeit, noch einmal das Draußen wahrzunehmen, die Schritte im Haus .... die Geräusche ... die Temperatur ... die Liege, auf der Sie liegen ... und die Augen haben Sie ja schon geschlossen ... und nachdem das alles sicher und in Ordnung ist ... – sonst verändern sie einfach noch was, wenn Sie etwas drückt oder belästigt – ...
... können Sie gemächlich mit jedem Ausatmen mehr und mehr in Hypnose gehen ... und das Äußere bleibt einfach der Rahmen, der Sie hält in einem äußeren Hier und Jetzt ...
... sodass Sie sich der inneren Welt zuwenden können ... die Verbindung nach draußen behalten Sie durch meine Stimme.
Sie können mir zuhören, brauchen es aber auch nicht. Dann hören einfach die Ohren zu und hören das heraus, was ihnen gute

Anregungen liefert, gute Ideen, sinnvolle Unterstützung, und so kann aus dem, was ich Ihnen erzähle oder vorschlage, etwas ganz Eigenes entstehen, etwas Besseres, ein eigenes Bild, das sich für Sie mit Ihren Farben ausmalt, Farben, die Ihnen gefallen.«

Dissoziation durch Anschluss an die letzte Hypnose und den dabei intensiv erlebten schönen Ort am Meer
»Vielleicht gehen Sie dafür einfach wieder auf Ihre Klippe, also den Ort, der Ihnen letztes Mal so gut gefallen hat, den Sie gerne haben ... ... lichtdurchwirkt, frei und weit, Sie können richtig schön durchatmen ... das Blau des Himmels über sich ... auch ein Sportflugzeug genießt die Weite ... [draußen brummt gerade ein Hubschrauber über den Dächern] ... und schauen Sie einmal, welche Farbe es hat ...«

Vertiefung der Hypnose durch die Konzentration auf Naturphänomene
»... und die Nase erinnert sich, wie es riecht dort am Meer, schnuppert die jodhaltige Luft, diese Frische, erfrischende Luft ... und jedes Atmen, jedes Einatmen füllt Sie, reichert Sie an ... Sauerstoff füllt Sie, weitet Sie, macht Sie leichter und luftiger, und bei jedem Ausatmen sinkt der Körper schön angenehm und schwer ..., dort wo Sie ganz bequem gerade sitzen oder liegen ... auf diesem Felsen, der Sie trägt, sicher und standfest, ein besonderer Platz der Natur voller Kraft.

Die Ohren hören vielleicht die Möwen kreischen, die Wellen an den Strand plätschern ... und mag sein, die Hände spüren die Rauheit des Felsens ... die Glätte der Steine ... die Körnigkeit des Sandes ... Sie betasten und zerbröseln Gräser, diese harten Gräser der Küste, Sie spüren alles besonders intensiv ...«

Das »doppelte Christinchen«
»Sie sind ganz woanders, an einem anderen Ort, zu einer anderen Zeit ... ganz auf sich konzentriert und ... was das Besondere ist ... ganz für sich selber da. In Ruhe, mit einer ganz besonderen Zugewandtheit, Christine für Christine ... liebevoll zugewandt, als wenn Sie zu zweit dort wären, so wie das ›doppelte Christinchen‹, wo eins für das andere sorgt, auf natürliche, schwesterlich liebevolle Art und Weise.

Und so sinken Sie tiefer und tiefer in Hypnose, die Schultern sinken zurück, ganz entspannt, und vielleicht merken Sie, wie in einem kleinen Ruck die Spannung nachlässt, wie Spannung abfließt und wie Sie sich hinten anlehnen an die Schulterblätter und es breiter wird im Brustraum und Kraft im Rücken hinauffließt, zwischen den Schulterblättern, und sanft über die Schultern streicht, hinüber zu den Oberarmen, hinunter zu den Unterarmen und zu den Händen hin und unten im Bauchraum die Organe richtig schön ruhen in den Beckenschaufeln, sich entspannen, ausdehnen ... und Kraft, die sich im Rücken bildet, in der Kreuzbeingegend, warm und angenehm hinunterströmt über das Gesäß, die Oberschenkel, durch die Kniekehlen in die Unterschenkel und in die Füße.«

Hervorrufen einer Handlevitation
»Und kann sein, dass so viel Kraft aufgetankt wird, dass sogar eine Hand leichter wird, ganz von alleine leichter und leichter ... und da sind die Luftballons wieder dabei in allen Farben, die ihnen gefallen und gut tun, vielleicht wieder befestigt am Handgelenk ...

Die Luftballons nehmen die Hand ganz sachte über das Bändchen am Handgelenk und tanzen und schweben in die Luft, sodass sich der Ellenbogen anbeugt ... und je tiefer Sie in Hypnose gehen, umso höher kommt die Hand in diesen kleinen, ruckartigen Bewegungen, die typisch sind für Hypnose ... und wo man immer mehr innere Kontrolle über sich selber erfährt, in dem man äußere Kontrolle abgibt ...

... gut ... gut ...«

Installation und Abfrage der Fingerzeichen
»... und es ist so angenehm, zu erfahren, dass etwas von alleine geschieht ... und man könnte es stoppen ... doch weil es so angenehm ist, lässt man es zu. Die Hand kann man jetzt benutzen als Zauberhand, als besondere Verbindung zur unbewussten Ebene in uns, mmh, und wir können mal schauen, ob es Fingerzeichen gibt, die mit ›Ja‹ und ›Nein‹ antworten. Schauen wir mal, ob ein Finger ganz von alleine – und der Finger macht das, nicht Sie [!] –, ob ein Finger für die Antwort ›Ja‹ eine Bewegung macht, ganz von alleine ... hmm, genau da war ein ›Ja-Finger‹, das ist der Daumen,

... hmm, und da war der ›Nein-Finger‹,... und ein Finger für ›Ich will nicht antworten‹ ... na, wunderbar, ja, das ist der Zeigefinger ...

Dann frage ich doch gleich mal die Finger: ›Geht es Ihnen gut jetzt?‹«
FZ: »Ja.«
»Und dann frage ich Sie auch auf der bewussten Ebene: ›Geht es Ihnen gut?‹«
Pat. antwortet: »Ja!«

2.4 Rückfall und Notfall

»Sind Sie an Ihrer Klippe am Meer?«
FZ: »Ja.«
»Gut, hmm, hmm, sehr schön, dann frage ich mal die Finger: ›Gibt es etwas, das sie noch tun können, damit es ihnen noch besser geht, jetzt?«
FZ: »Nein, nein!«
»... aha, es ist alles schon gut, also kann man es einfach nur genießen, hmm, vertiefen und genießen ...«

An dieser Stelle braucht nicht Weiteres angeboten zu werden, da die Fingerzeichen signalisiert haben, es sei nichts mehr nötig. Nun können einfach die bislang erfolgten Suggestionen wiederholt werden, zumal die Patientin in tiefer Trance ist.

»Ein besonderer Ort, ein Ort der Kraft, ein Ort des Lichtes, der Weite, der Frische ... der Körper kann auftanken, der Körper erholt sich und gewinnt an Kräften,... das kann man richtig spüren ... und das ist auch wichtig ... man kann auch einiges hinter sich lassen. Das ist auch ein Ort des Vergessens ... und man vergisst, was einen unnötig belastet ...

... wo man sich aber auch erinnert an etwas, was einem gut tut, sich daran zu erinnern ... irgendeine Erfahrung, in der man eine besondere Fähigkeit hatte, die einem jetzt hilfreich sein kann ...

... denn in diesem veränderten Bewusstseinszustand der Hypnose haben wir eine besondere Erinnerungsfähigkeit ... und wenn das Unbewusste Sie sich an irgendetwas sehr Schönes, Positives, und Nützliches erinnern lässt – jetzt –, kann der ›Ja-Finger‹ noch einmal ein Zeichen geben ... gerade da, wo Sie sind, der Natur hingegeben ...«
FZ: »Ja.«
»Hmm, genau, da war schon was, sehr schön, und das kann deutlicher werden und in der Waagschale mehr wiegen als das andere ... gut, sehr gut ...

... und erinnern Sie sich gut, mit allen Sinnen, vielmehr die Sinne erinnern sich, der Körper erinnert sich ... und Sie beobachten einfach und tanken auf ... der Körper kräftigt sich ... jetzt haben sie ein zweifaches Auftanken und zweifache Kräftigung durch Ihren besonderen Ort und durch diese besondere Erinnerungen, und jetzt frage ich nur noch mal:
‚Ist das Unbewusste bereit, das, was Sie jetzt erleben, nutzvoll einzusetzen in den nächsten Tagen und in der nächsten Zeit, sodass es Ihnen besser gehen kann?‹«
Es erfolgt vorerst keine ideomotorische Antwort.

2. Techniken, einfach und elegant

»... hmm, da braucht der ›Ja-Finger‹ einen Moment, bis er antwortet, das ist gut, dass das Unbewusste seinen Beitrag leistet, dass es Sie einfach immer wieder, wenn es nützlich ist, an diesen schönen Platz bringt, der Ihnen viel besser tut, als wenn Sie sich um etwas anderes kümmerten.

Warum sollten Sie es sich nicht angenehm machen, egal wie die Farbe aussieht [der an sich stabilen und kooperativen Patientin wurde schon beim Anblick der roten Farbe der Infusionsflüssigkeit übel] ... und Sie machen das sehr gut!«

FZ: »Ja.«

»Schön ... und der Körper lenkt die hilfreiche Flüssigkeit genau dahin, wo er die Unterstützung braucht, um die Tumorzellen zu überwältigen, sodass diese Zellen kollabieren, zerfallen, resorbiert und über ganz natürliche Wege ausgeschieden werden.

... jetzt genießen Sie, genießen einfach noch ein wenig die Ruhe dort ...

... und der Körper gewinnt die gesunde Oberhand ... und nutzt, dass er durch die Medikamente unterstützt wird ... und vielleicht ist es gut, den gesamten Körper dafür noch mal dieses Licht spüren zu lassen, ja ... ihn förmlich einzuhüllen in Licht und auch in Liebe, besonders da, wo er es braucht ... und dass Sie damit in Ruhe gehen, tiefe innere Ruhe ... so auch der linke Arm, der Unterarm, der sich langsam ablegt ... sich herunterlegt auf Ihre Brust oder den Bauch.

Einfach die tiefe Stille erfahren ... Ruhe ... dort, an Ihrem Ort ... und die Berührung der Hand auf dem Bauch kann die Hypnose nochmals vertiefen, die Hypnose, in der man lernt, innere Bilder auszutauschen, in der man überhaupt lernt ... lernt, ohne wissen zu müssen, dass man lernt, und wo manches einfacher ist ... als wir es sonst gewohnt sind ...

... und Sie ruhen in Ihrem Körper wie in einem weiten inneren Raum ... gut!«

Posthypnotische Suggestion mit direktiven Suggestionen
»*Und das nächste Mal, wenn Sie wieder die Infusion bekommen, die Heilung aktiviert wird, werden Sie die Nacht vorher sehr tief schlafen und sich am folgenden Tag sehr angenehm entspannt fühlen. Sie werden die Infusion als Hilfe betrachten, und das wird der einzig wichtige Gedanke sein. Wenn die Infusion angelegt ist, fühlen Sie, wie die Wirkstoffe zu den*

Krebszellen hinfließen, wo immer sie im Körper auch sind. Sie werden die Augen schließen und das sogar innerlich sehen können, wie die Medizin im Körper fließt, hilfreich und wirkungsvoll. Das wird Sie derart entspannen, dass Sie ganz beruhigt alles geschehen lassen können und im inneren Erleben vielleicht sogar eine schöne Reise in ein fernes Land machen können, eine interessante Stadt besichtigen und intensive Bilder dabei haben. Sie werden davon so erfüllt sein, dass sie sich nach der Behandlung fühlen wie nach einer interessanten Reise.«
Pause.

»Und jetzt bin ich einfach still ... und Sie können sich weiter der Hypnose hingeben, weil Sie spüren, das tut Ihnen gut ... und irgendwann wird es für Sie Zeit sein, angenehm wach und frisch und geklärt wieder hierher zu kommen, sich durchzustrecken und die Augen aufzuschlagen und sich wohl zu fühlen, voller Zuversicht ...«

Seit langem steht sie wieder tatkräftig in ihrer Zahnarztpraxis. Ihr Brief bestätigt, dass die begleitende Hypnose während der Chemotherapie die Nebenwirkungen erheblich reduzieren und Kraft geben konnte.

Liebe Frau Kaiser Rekkas, das normale Leben hat mich wieder. Ich arbeite wieder und versuche, einen vernünftigen Ablauf in die Dinge zu bekommen. Was heißen soll: Mittagspause einhalten, pünktlich mit der Arbeit enden, nicht zu viele Patienten einbestellen. Aber ich hab mir noch ein Schmankerl gegönnt, bevor es wieder losging. Ich war für zehn Tage in Kapstadt und hatte einen herrlichen Urlaub.
Meine Behandlungen habe ich alle hinter mir, jetzt kommt die erste Nachuntersuchung in der nächsten Woche – ich bin optimistisch!!!! Ich möchte gern eine Therapiepause einlegen, würde mich aber sehr freuen, wenn unser Kontakt nicht ganz einschlafen würde. Schließlich haben Sie einen sehr großen Anteil an meinem jetzigen Wohlbefinden. Die Sitzungen bei Ihnen haben mich über die Chemo-Zeit gerettet, ich weiß nicht, ob ich ansonsten so standhaft gewesen wäre. Ganz liebe Grüße und vielen, vielen Dank für Ihre Zeit, Ihre ...

»Der Körper weiß exakt Bescheid«
Der medizinische Apparat konzentriert sich beim Patienten mit einer Tumorerkrankung auf das Pathologische, und sobald ein Laborwert aus der Spur läuft, blinken die roten Lampen Alarm, der Patient erstarrt in Angst. In der Hypnotherapie sollte deshalb immer der gesunde Part des Körpers angesprochen werden.

2. Techniken, einfach und elegant

Diese Hypnoseanleitung betont die wichtigen Voraussetzungen, die mentalen und physischen Stärken, für eine erfolgreiche Chemotherapie.

»Das ist eine Hypnoseanleitung für Sie speziell für die Chemotherapie, damit Sie sich während der Behandlung wohl fühlen und auch danach, damit es Ihnen besser geht als erwartet und die Therapie eine gute Wirkung zeigt.

Hypnose ist einfach. Sie können Hypnose. Sie haben Hypnose sicher schon oft in Ihrem Leben bewusst oder unbewusst erfolgreich angewendet, und Sie wissen, Sie brauchen nichts Besonderes zu tun, Sie brauchen nichts zu verstehen und Hypnose geht nur ohne Anstrengung. Sie können die Augen schließen, und wahrscheinlich haben Sie sie schon geschlossen. Sie können noch mal nach draußen fühlen, noch mal nach draußen hören, lassen noch einmal die Sinne nach außen schweifen. Eigentlich nur, um festzustellen, dass alles in Ordnung ist und dass alles Äußere von Ihnen abrücken kann, damit Sie mehr bei sich sind.

Sie können auf Ihre Atmung achten und darauf, wie die Brust sich beim Einatmen hebt und entlastet zurücksinkt beim Ausatmen. Und wie nach und nach die Schultern mehr nach hinten sinken und eine ganz angenehme Entspannung sich in Ihnen breit macht. Ruhige, tiefe und langsame Atemzüge tun gut. Sie atmen langsam aus, um *das ganze innere System auf Ruhe* umzustellen und *für eine ganz besondere Aufgabe bereit*zuhalten.

Richten Sie jetzt Ihre Aufmerksamkeit auf die Gegend um die Augen und entspannen willkürlich den Augenbereich so, dass alles ganz glatt wird. Die kleinen Mimikmuskeln ganz entspannt. Die Augen liegen ruhig und angenehm in den Augenhöhlen wie zwei klare Seen, in denen sich der Himmel spiegelt. In konzentrischen Kreisen breitet sich diese Entspannung von den Augen her nach außen aus, über die Stirne, über die Schläfen, über die Wangen, die Nasenpartie, Mundpartie, über die gesamte Kopfhaut, über den gesamten Kopfbereich. Und so wird nicht nur die Stirne glatt, sondern auch alles hinter der Stirne, innen im Kopf, ruhig und entspannt und klar und befriedet.

Und die *Entspannung* fließt weiter und weiter in den Brustkorb, die Arme, Hände, den Bauchraum, das Becken, die Oberschenkel, Unterschenkel und die Füße.

2.4 Rückfall und Notfall

Alle äußeren Geräusche sind unwichtig, und in der Klinik ist alles letztendlich für Sie da, um *die Behandlung optimal und so sicher* wie möglich zu machen.

Während die Infusionsflüssigkeit in Ihren Körper dringt, die natürliche Abwehr unterstützend, tun Sie nichts anderes, als sich wohl und gelassen zu fühlen. Alles entspannt und offen dafür, das *Medikament anzunehmen* und dorthin laufen zu lassen, wo der Körper es braucht. So fließt die Medizin durch die Venen, die wie ausgekleidet sind mit einem Gleitgel, sodass sie völlig unbehelligt bleiben von der Flüssigkeit – und die Flüssigkeit weiter- und weiterfließt.

Der Körper weiß exakt Bescheid. Besser als noch das feinste Gerät der Medizin weiß der Körper, wo die Tumorzellen sitzen, und genau dahin lenkt er die Medizin, die unterstützende Flüssigkeit, damit sie hilft. Und wie auf einer großen Landkarte mit Straßen, großen und kleinen, kann das Auge verfolgen, wie die therapeutische Flüssigkeit durch diese Straßen fährt, alle gesunden Zellen außer Acht lässt und genau dahin fließt, wo es wichtig ist, damit der Körper Unterstützung erhält, um die Tumorzellen zu überwältigen. Vielleicht können Sie das sogar auch sehen, wie die Tumorzellen kollabieren, zusammenfallen – ja wie ein Luftballon, den man anpiekst, ›Pfft‹ macht, zusammenfällt. Die Hülle bleibt leer übrig, und der Körper hat nur noch die Aufräumarbeit, hat die Überreste weiter zu zerlegen, zu resorbieren und auf gesunde Art und Weise auszuschwemmen.

Und während der Körper seiner Aufgabe nachgeht, können Sie ganz woanders sein. Auf Ihrer schönen Insel, winddurchpustet *auf einem wunderbaren Spaziergang*, mit weiten Schritten, schwingenden Armen und den Wind im Gesicht mit der Luft, die Sie jetzt richtig riechen können, diese Meeresluft der See, und den Geräuschen der Brandung oder dem Glucksen des Wattenmeeres, dem Kreischen der Möwen. [Oder ein anderes, dem Patienten entsprechendes Bild einsetzen.]

Und der Körper kann sich auch daran erinnern, wie es sich anfühlt, mit vollen Lungen zu atmen, physisch so richtig präsent zu sein *in der Natur, mit der Natur und mit allen Kräften der Natur*.

Und während Sie immer mehr Abstand nehmen von dem Geschehen der Medizin und immer mehr auf Ihrer Insel sind, die Ihnen so viel gibt und die Ihnen so gut tut, *kann die Zeit ganz anders verrinnen*, anders, als die normale Uhr sie anzeigt. Sie kann schneller laufen, und das Erlebnis auf Sylt [oder woanders] kann intensiver sein als alles andere.

Geben Sie sich der Therapie hin wie einer guten Massage, dankbar und ganz offen für das, was geschieht im Körper, gehen dabei tiefer und tiefer in Trance und fühlen sich auf einer anderen Ebene sehr wohl bei Ihrem Spaziergang.

Sie können so tief in Hypnose gehen, wie es für Sie gut ist, und immer wieder auch mal ein bisschen aufmerksamer sein, wo Aufmerksamkeit benötigt wird, und dann wieder tiefer sinken, ganz den Umständen entsprechend, so wie es für Sie richtig ist.

Vielleicht hören Sie auch eine schöne Musik, vielleicht ruhen Sie einfach ganz in der angenehmen, schönen Erinnerung, die lebendig in Ihnen wirken kann und indirekt die *Konzentration auf die Hilfe der Medizin verstärkt.*

Alles andere, was noch etwa zu erledigen ist [z. B. auch die Frage, weshalb es zu diesem Rezidiv gekommen ist] das *schieben Sie beiseite.* Das werden wir ein anderes Mal genauer erforschen.

Jetzt geht es um Überwindung der Tumorzellen und Heilung. Die Tumorzellen werden von der Durchblutung und der Ernährung abgeschnitten, alles wird gedrosselt, sodass diese Zellen zusammenfallen. Die Gefahr löst sich auf.

Sie gehen einfach tiefer und tiefer in Hypnose, Ihr ganzes inneres System ist in Ruhe. Das vegetative System in Ruhe, der ganze Bauchraum fühlt sich wohl, und später, wenn die Zeit der Infusion vorbei sein wird, werden Sie vielleicht eine Müdigkeit verspüren und sich *einen angenehmen, tiefen Schlaf* gönnen und nur erwachen, wenn es notwendig ist.

Danach werden Sie *besinnliche Dinge* tun, vielleicht einen Spaziergang machen, Appetit haben, etwas zu sich nehmen, sich stärken, etwas aufschreiben, was auch immer für Sie richtig und wichtig ist.

Sie werden die Ärzte damit überraschen, *wie gut es Ihnen geht*, und das wird Ihnen Freude machen.

Sie werden sehr erfolgreich diese Hilfe der Medizin, entstanden aus langjähriger, groß angelegter Forschung, in Anspruch nehmen, werden sich helfen lassen, sodass Sie gesund werden.

Und die *gesunden Zellen sind in der Mehrzahl*. Sie werden die Tumorzellen überwinden, weil Sie das Beste an Medizin bekommen, was Sie kriegen können, und Sie werden das nutzen. Und die Nebenwirkungen – falls es überhaupt welche gibt – können gering sein, und vielleicht überschlafen Sie sie einfach. Damit *erhöhen Sie von alleine Ihre Abwehrkräfte*.

Und wenn ich jetzt aufhöre, zu Ihnen zu sprechen, können Sie einfach tiefer in Hypnose gehen, tiefer und tiefer, sich einfach wohl fühlen und wie in einen Traum versinken, schöne Bilder haben und vielleicht auf Ihrer Insel *noch etwas Schönes entdecken, was Sie noch nicht entdeckt haben.*«

Maja hat eine Idee:
Den Text für die Chemotherapie fand ich sehr ansprechend, und ich habe ihn spontan für mich umgeschrieben. Ich hoffe, dass das in Ordnung ist, weil er ja eigentlich nicht für mich bestimmt war. Nun hätte ich eine Bitte: Wäre es möglich, dass Sie den Text für mich auf Kassette sprechen? Es wäre sehr wichtig für mich, weil ich mich so an Ihre Stimme gewöhnt habe und ich glaube, dass es mir sehr helfen würde, die Angst vor den Nahrungsmitteln langsam zu verlieren.

Und so lautet Majas Version, die ihr helfen soll, nach Jahrzehnten psychisch und organisch (aufgrund einer bis vor kurzem nicht diagnostizierten massiven Gallensteinbildung) bedingter gestörter Nahrungszunahme nach und nach wieder gesund essen zu können:

»Mut zum Essen«

»Das ist jetzt eine Hypnoseanleitung für Sie, speziell dafür, dass Sie geheilt und gewichtiger werden: damit Nahrung eine gute Wirkung hat, damit Sie sich während des Essens wohl fühlen und auch danach und damit es Ihnen besser und besser geht und damit Sie sich zunehmend [!] stärker und widerstandsfähiger fühlen.

Hypnose ist einfach. Sie können Hypnose. Sie haben Hypnose jetzt schon oft in Ihrem Leben bewusst oder unbewusst erfolgreich angewendet, und Sie wissen, Sie brauchen nichts Besonderes zu tun, Sie brauchen nichts zu verstehen und Hypnose geht nur ohne Anstrengung. Sie können die Augen schließen, und wahrscheinlich haben Sie sie schon geschlossen. Sie können noch mal nach draußen fühlen, noch mal nach draußen hören, lassen noch einmal die Sinne nach außen schweifen. Eigentlich nur um festzustellen, dass alles in Ordnung ist und dass alles Äußere von Ihnen abrücken kann, damit Sie mehr bei sich sind.

Sie können auf Ihre Atmung achten und darauf, wie die Brust sich beim Einatmen hebt und entlastet zurücksinkt beim Ausatmen und wie nach und nach die Schultern mehr nach hinten sinken und eine ganz angenehme Entspannung sich in Ihnen breit macht. Ruhige, tiefe und langsame Atemzüge tun gut. Sie atmen langsam aus, um das ganze innere System auf Ruhe umzustellen und für eine ganz besondere Aufgabe bereitzuhalten.

Richten Sie jetzt Ihre Aufmerksamkeit auf die Gegend um die Augen und entspannen willkürlich den Augenbereich so, dass alles ganz glatt wird. Die kleinen Mimikmuskeln ganz entspannt. Die Augen liegen ruhig und angenehm in den Augenhöhlen wie zwei klare Seen, in denen sich der Himmel spiegelt. In konzentrischen Kreisen breitet sich diese Entspannung von den Augen her nach außen aus, über die Stirne, über die Schläfen, über die Wangen, die Nasenpartie, Mundpartie, über die gesamte Kopfhaut, über den gesamten Kopfbereich. Und so wird nicht nur die Stirne glatt, sondern auch hinter der Stirne glätten sich alle Gedanken, innen im Kopf ist alles ruhig und entspannt und klar und befriedet.

Und die Entspannung breitet sich weiter und weiter aus, über den Brustkorb, die Arme, Hände, den Bauchraum, das Becken, die Oberschenkel, Unterschenkel und die Füße.

Und alles Äußere ist unwichtig, und nur noch Wohlbefinden ist wichtig.

Während Sie die Nahrung aufnehmen, heilsam und wärmend, tun Sie nichts anderes, als sich wohl und gelassen zu fühlen. Alles entspannt und offen dafür, die Nahrung aufzunehmen, anzunehmen und dorthin zu lenken, wo der Körper sie braucht. So gelangt die stärkende und wohltuende Speise durch die Speiseröhre in den Magen, später entlang an Leber, Galle und Bauchspeicheldrüse in den Darm, Dünndarm, Dickdarm. Und alles Unverdauliche wird wieder ausgeschieden.

Und der Körper weiß exakt Bescheid. Besser als noch als die feinste Maschine weiß der Körper, was zu tun ist, wo die Nahrungsbestandteile zerlegt werden und wo sie gebraucht werden, und dahin lenkt er sie.

2.4 Rückfall und Notfall

Und wie auf der großen Landkarte mit Straßen, großen und kleinen, kann das Auge verfolgen, wie die Nährstoffe durch den Körper fließen und alle Zellen gesund nähren. Vielleicht können Sie das sogar sehen, wie die Nahrung in winzige Teilchen zerlegt wird und wie die Teilchen transportiert werden, zu den Zellen, und wie die Zellen gesund wachsen. Freude, Wärme breitet sich aus – Freude über die neue Energie, einfach bereitgestellt, ohne Anstrengung, ohne Bedingung. Einfach so, um Sie zu stärken, damit Sie wieder im Leben stehen.

Und während der Körper seiner Aufgabe nachgeht, können Sie ganz woanders sein. Auf Ihrer schönen Insel, winddurchpustet, und einen wunderbaren Spaziergang machen, mit weiten Schritten, schwingenden Armen und dem Wind im Gesicht.

Und der Körper kann sich auch daran erinnern, wie es sich anfühlt, mit vollen Lungen zu atmen, physisch so richtig präsent zu sein in der Natur, mit der Natur und mit allen Kräften der Natur. Und während Sie vielleicht immer mehr Abstand nehmen von dem Geschehen der Nahrungsaufnahme und immer mehr auf Ihrer Insel sind, die Ihnen so viel gibt und die Ihnen so gut tut, kann die Zeit ganz anders gehen, als die normale Uhr sie anzeigt. Das Erlebnis am Meer kann intensiver sein als alles andere.

Sie können so tief in Hypnose gehen, wie es für Sie gut ist, und immer wieder mal ein bisschen aufmerksamer sein, wo Aufmerksamkeit benötigt wird, und dann wieder tiefer sinken, ganz den Umständen entsprechend, so wie es für Sie richtig ist. Vielleicht hören Sie auch eine schöne Musik, vielleicht ruhen Sie einfach ganz in der Konzentration auf die Ernährung und die angenehme, schöne Erinnerung, die Sie haben und die ganz lebendig in Ihnen wirken kann. Alles, was noch etwa zu erledigen ist, auch die Fragen, weshalb es zu dieser Auszehrung gekommen ist, schieben Sie beiseite. Jetzt geht es um Heilung, Erwärmung und darum, seinen Raum im Leben einzunehmen.

Sie gehen einfach tiefer und tiefer in Hypnose, Ihr ganzes inneres System befindet sich in gesunder Achtsamkeit. Das vegetative System in ausbalancierter Tätigkeit, der ganze Bauchraum fühlt sich wohl, und später, wenn die Nahrungsaufnahme abgeschlossen sein wird, werden Sie vielleicht eine Müdigkeit verspüren und sich eine angenehme Mußezeit gönnen: besinnliche Dinge tun, vielleicht einen Spaziergang machen, erneut Appetit haben, etwas zu sich nehmen, sich stärken, etwas aufschreiben, was auch immer für Sie richtig und wichtig ist.

Schritt für Schritt werden Sie zu Kräften kommen, und alle damit überraschen, wie gut es Ihnen geht, und das wird Ihnen Freude machen. Nahrung kann zu einem Freund werden, den Sie willkommen heißen, um sich wieder und wieder wärmen zu lassen – um sich helfen lassen, sodass Sie gesund werden. Und alle gesunden Zellen Ihres Körpers freuen sich und stärken sich, und die Angst darf vergehen, weil Sie das Beste bekommen an Nahrung, was Sie bekommen können, und Sie werden das nutzen. Und unangenehme Gefühle – falls es überhaupt welche gibt – können so gering wie möglich sein, und vielleicht entgehen Sie Ihnen einfach.

Und wenn ich jetzt aufhöre, zu Ihnen zu sprechen, können Sie einfach tiefer in Hypnose gehen, tiefer und tiefer, sich einfach wohl fühlen und wie in einen schönen Traum versinken.
Alles geht ganz von alleine seinen natürlichen und heilsamen Gang.«

2.5 Von der Direktive zum Unbewussten, je nach Patient – Therapieren heißt Begegnen

2.5.1 Die Wunschhypnose –
»Kobolde verjagen«, »Villabiancas neue Zähne«

Manche Patienten kommen mit dezidierten Wünschen, wie die Hypnose zu sein habe. Da sage ich nicht Nein, greife ihre Formulierungen auf und tue doch, was ich für richtig halte.

»Kobolde verjagen«

Beispiel einer direktiven Vorgehensweise
Eine 75-jährige Dame leidet seit Jahren an Hypertonie. Sie kommt auf Anraten ihres Heilpraktikers. Ich sei die Einzige, die ihr helfen und sie »umprogrammieren« könne. Natürlich hüte ich mich, sie über das wahre Gesicht der Hypnose aufzuklären, und fange stattdessen fleißig an zu »programmieren«. Man soll Patienten, die so festgefahren sind, nicht zum Besseren überzeugen wollen, sondern die Chance nutzen, die sich bietet. Ich bin die Einzige, na, das ist doch was. Die erste Sitzung hat ihre Wirkung schon getan, sie fühlt sich gelassener, »wie in einer schützenden Hülle«.

Sie leidet unter Druck, den sie sich selber macht. Wenn sie nicht durch Aktionen wie Keller ausräumen, dem erwachsenen Sohn einkaufen helfen oder Umbau gefordert ist, sausen ihr die Gedanken durch den Kopf. Sie findet es selber lächerlich, dass sie sich nachts, anstatt zu schlafen, Gedanken darüber macht, für welches Weib sich Boris Becker entscheiden wird. Sie wälzt diese Frage hin und her, bis der Morgen graut. Am Anfang der zweiten Stunde stöhnt sie ihre Klage in geradezu poetischer Formulierung heraus:

»Meine Gedanken habe ich nicht unter Kontrolle, und sie sind Herr in meinem Haus!«

Sofort kommen mir Kobolde in den Sinn, die durch ihr Gebälk turnen und Unheil anrichten.

Mit viel Brimborium und mesmerschen Streichungen leite ich die Hypnose ein. Sie soll sich auf die Ausatmung konzentrieren, dann beim Ausatmen innerlich ein »U« sprechen, das sich wie eine weite, ruhende Schale in ihren Körper senkt.

Ich begleite ihren innerlich erklingenden Vokal:

»›U‹ wie ›guut‹. Guuut, wenn diese lästigen Kobolde verschwinden ...! Bald wird Ruuuhe herrschen ...«

Als Nächstes soll beim Einatmen im Stillen ein ›E‹ gesprochen werden, damit Sie jetzt innerlich selber wieder allen Platz einnehmen kann.

»Alles wird leeer, uneeendliche Weite, bis in jede Faser, jedes Gefäß [!], der Kopf weit und frei, ›E‹ ... ganz das Eigene, Sie fühlen, wie Sie Ihren Körper meehr und meeehr in Besitz neeehmen.«

Jetzt kommt das »A«, wieder beim Ausatmen. Es atmet alle Spannung ab, aaah ...

»Der Kopf klaaar,
ein Zustand tiefer Zufriedenheit ... gelaaassen.

In Ihrem Kontrollturm herrscht nur eine, und das sind Sie!«

Sie erhält Suggestionen für die Vertiefung der Trance und für das Gefühl, in einer flauschigen Wattewolke zu schweben, weich und sicher, in vollkommener Kontrolle über sich selbst.

Sie schwebt – auf mein Programm (!) hin – über ein sommerliches Ährenfeld.

»Schauen Sie nur, wie die Ähren sich genüsslich in der Sommerbrise wiegen ...!

Und der Klatschmohn entfaltet seine zerknitterten Blütenblätter, strafft sich und fängt die Sonnenwärme auf. Seine Adern, weich und

2. Techniken, einfach und elegant

elastisch, lassen die Säfte steigen. Alles fließt frei und ungehindert ...
Die Kornblume aber hat einen kühlen Kopf, denn sie trägt Blau. Kornblumenblau ...

Ein harmonisches Ensemble aus dem Gold der Ähre, dem Rot des Mohns und dem Blau der Kornblume, die Farben von Luftballons, die in die Luft schweben, schweben wie die rechte Hand ...

... und das Unbewusste lässt die ungehörigen Kobolde wie dicke, schwarze Tropfen aus der Wolke fallen, dicke Tropfen fallen heraus ...
Und um sie endgültig zu verscheuchen, schickt die schützende Wolke noch ein Gewitter hinterher. Da laufen sie, zurück in ihre Wälder, dahin, wo sie hingehören ...

... und immer, wenn sie sich nachts wieder einmogeln möchten, hüllt sich die schützende Wolke um Sie herum und stupst die frechen Dinger raus.
Sie schlafen nachts ruhig und tief, mit guten Träumen. So können wirklich wichtige Gedanken morgen zutage treten.«
Tatsächlich schläft sie in diesem Moment kurz ein.

»Denn wer ist schließlich der Herr [normalerweise hätte ich ›die Dame‹ gesagt, aber unter diesen Umständen ...] in *Ihrem* Haus ...? Niemand außer Ihnen!«

Diese Intervention ist direktiv und simpel. Meiner Erfahrung nach funktioniert das aber, wenn der Patient voller Erwartung und die Hypnose ausreichend tief ist. Die Patientin bestätigt, es gehe ihr »hervorragend«.

»Villabiancas neue Zähne«

Die Patientin ist mir seit zwölf Jahren treu und beglückt mich einmal im Jahr. Sie ist schon in meinem ersten Buch *Klinische Hypnose und Hypnotherapie* (2001b) unter KLin H u. Hth. 2 Ausg Seite 248 Umprogrammieren, zu finden.
Ich stelle mir ihren Hypnoprozess folgendermaßen vor: Nach unserem Termin wirkt die Intervention – natürlich auf Tonband festgehalten – über zehn Monate lang unermüdlich. Die nächsten zwei Monate ist sie damit beschäftigt, die Inhalte für die nächste Hypnose

zusammenzustellen. Sie haushaltet dabei sehr geschickt mit ihrem Vermögen. Mein Stundenhonorar (runtergehandelt auf € 100) ist über zwölf Monate ja sehr ökonomisch aufgeteilt und wirklich gut zu verkraften. Signora kommt mit etwa zehn Blättern Papier voller Stichpunkte zu mir in die Behandlung, natürlich für Hypnose. Während sie diese vorliest, linst sie immer über ihre Zettel hinweg zu mir, ob ich ihre Wünsche auch kapiere und brav mitschreibe. Ich schreibe brav:

Thema »Herz«
- Dank an das Unbewusste für die bisherige Leistung
- Herzfehler zurückbilden nach kosmischer Ordnung
- falls etwas zu verzeihen ist, verzeihe ich, was auch immer
- alle Gefäße gut durchblutet, elastisch

Thema »Körper in der Waagerechten«
- Beckenschiefstand ausgleichen
- beide Kiefergelenke gleichmäßig belasten
- Ohrläppchen auf gleicher Höhe

Thema »Narben«
- Störfelder auflösen
- Blockaden energetisieren
- Energiefluss erlauben etc.
- Kontrolle abgeben: »Du brauchst das nicht mehr!«

Thema »Schmerz«
- Vertrauen, Zuversicht, Distanziertheit
- Schalterbedienung

Thema »Zähne«
- uneingeschränkte Toleranz gegenüber Material im Mund
- Schutz für die Zahnarztbehandlung
- komplikationslose Behandlung

Thema »Materialtest für Zahnersatz«
Zement, welcher?
Brückenmaterial Keramik und Nichtedelmetall
oder Remanium (?) 200

Ich komme mir jedes Mal etwas bekloppt vor. Ich sitze da wie der Sekretär von Frau V. und notiere meine Aufträge wie die Liste für den Großeinkauf. Wieso quatscht sie sich das nicht selber auf Band, wenn sie sowieso schon alles weiß?

Aber nein, das ist es ja. Meine Stimme, ihre Entspannung, die unglaubliche Hypnosewirkung. Frau V. hat die gruseligsten Zahnarztbehandlungen trotz ihrer Allergien bestens überstanden, sich während einer OP am offenen Herzen (wobei ich vorher in Hypnose per ideomotorische Signale testen musste, ob eine Schweineklappe vom Körper besser als eine aus Gummi akzeptiert wird) wie unter einem Baldachin aus Hypnose gefühlt und überlebt so Jahr um Jahr in einem ärmlichen Leben, seit Ewigkeiten ohne Kontakt zu den erwachsenen Kindern, der Mann entschwunden. Gut, dass sie die Hypnose hat. Einmal jährlich bei mir und dann in Konserve.

Ich rede Unfug. Gar nicht druckreif, gar nicht nachzuahmen. Aber es wirkt nicht wie Unfug. Gänzlich unkorrigiert gebe ich es hier wieder und bitte, wirklich nur quer zu lesen. Ich selber finde diese Hypnoseanleitung total bescheuert. Aber ich weiß, sie tut ihr gut, hilft ihr über viele Schmerzen und Ängste hinweg. Therapieren heißt Begegnen. Ich versuche, dieser Frau beizustehen.

Text: »Draussen liegt ... dick und weich flockig der Schnee ... und Sie liegen hier, zwischen diesen weichen Decken [drei Stück] ... und haben schon so viel gearbeitet vorher ... auf der bewussten Ebene ... daran, was Sie sich als Ziel setzen für heute ... und wo Sie den Weg ebnen möchten ... und das ist schon wirklich bewundernswert, wie Sie das machen ... dass Sie mit einem so dezidierten Programm hierher kommen ... und so voller Vertrauen auch in sich selbst und Ihr Unbewusstes und in unsere Zusammenarbeit ... dass man da schon alle Hochachtung dafür haben kann und auch haben sollte ... und da kann ich wirklich voller Hoffnung sein, dass sich Ihre gesamten Kräfte auf der bewussten, aber vor allem auf der unbewussten Ebene einschalten werden ... das alles zu unterstützen, damit das, was im Körper vor sich geht ... optimal vor sich geht und auf gesunde Art und Weise und so, wie es die Natur vorgegeben hat, und das alles, was Sie weiterhin vorhaben an Interventionen, damit Sie wieder gut kauen können auf beiden Seiten, damit die Wirbelsäule grad und aufrecht ist wie eine Zypresse, das Becken in Balance wie eine Waagschale, die gleichmässig belastet ist ... damit das alles unterstützt wird durch Ihre ganze mentale Kraft ... mit aller kosmischen Energie ... und als Allererstes ... lassen Sie sich Zeit, noch mal tiefer und tiefer in diesen angenehmen Zustand der inneren Aufmerksamkeit zu sinken ... und lassen Sie den Körper angenehm gelöst entspannen, gleich angefangen bei den Augen ... die daliegen können in ihren Augenhöhlen ... wie ruhige, klare Bergseen, und die Muskeln um die Augen, diese Ringmuskeln, ganz glatt ... ganz entspannt sind ... entspannt und gleichzeitig in einem gesunden Tonus ... die Augen klar, ruhig ... sodass sie nachher ... wenn die Hypnose fortgeschritten sein wird ... besondere Bilder sehen können ... und besondere Erfahrungen haben werden, um die Sie ja schon wissen ... und so entspannt sich die Stirne ... das ist, wie wenn auf die Oberfläche des Sees ein kleines Blatt fällt ... oder vielleicht sogar die Feder eines Vogels ... und obwohl die Feder so leicht ist, gibt es eine fast unsichtbare konzentrische Wellenbewegung ... ein Verströmen von Ruhe und Gelassenheit über der Stirn, den Schläfen ... Nasengebiet, Wangen ... Mund ... Kinn ... Hals ... und ganz ruhig entspannt, schön und glatt, wie bei einem liegenden Buddha, der ganz verinnerlicht bei sich ist ... liegt Ihr Gesicht da ... auch im Kopf tritt zunehmende Ruhe ein ... eine klare Stille ... eine wunderbare, konzentrierte Aufmerksamkeit ... mhm ... ich berühre Sie mal leicht an der rechten Schulter ... die Schulter sinkt zurück, sehr schön ... mhm ... gut ... die Hand ... ganz warm ... und entspannt ... und ich berühre Sie mal an der linken Schulter ... mhm ... die Brust hebt sich beim Einatmen ... sinkt locker und entspannt herunter beim Ausatmen ... der Bauch weitet sich beim Einatmen und schwingt locker und entspannt zurück beim Ausatmen ... die Wirbelsäule liegt entspannt da wie eine Perlenkette ... wo eine Perle nach der anderen sich sanft ablegt ... auf ihrem Samtbett niederlässt ... vielleicht von zärtlicher Frauenhand liebevoll auf das Samtkissen gebettet ... Alles im Lot ... wie die Natur es vorgegeben hat ... Becken, Hüftgelenke, Oberschenkel, Unterschenkel, Füße ... und während Sie hier liegen ... kann sich das Gefühl des Schwebens entwickeln und der Ruhe ... Weshalb? ... Weshalb, brauchen wir nicht zu fragen, weil Sie ja wissen ... zu was Sie fähig sind ... und was Sie sich mit unbewusster Kraft ... und der Kraft aus Raum und Zeit schon eröffnet haben ... durch was Sie alles hindurchschreiten konnten ... und geschützt waren ... sodass andere Leute sich gewundert haben ... wie Sie so ruhig bleiben konnten und so zuversichtlich ... und wie Sie wie unter einem Baldachin lagen, der Sie schützte ... und beherbergte ... ganz in Ruhe ... ganz bei sich ... und das wär, was Sie noch tun können jetzt ... und vielleicht das Einzige ... was noch auf bewusster Ebene zu tun ist, das ist ein Dank an Ihre unbewussten Kräfte ... dass Sie Ihnen in so wunderbarer ... und einzigartiger Weise beigestanden haben ... dass Sie da so viel lernen konnten zu bewältigen, dass Sie sich tief in Ihrem Inneren bedanken ... und das mit vollem Maße wertschätzen ... was Ihnen möglich war zu tun ... und zu lassen ... sodass Sie mehr erreichen konnten als andere, sogar Fachleute für möglich hielten ... wofür Sie Ihren tiefsten inneren Dank aussprechen ... Es kann sich diese Wärme des Dankes, des Dankeschöns wie eine wunderbare Umhüllung um Ihr Herz legen ... wie wenn Sie Ihr Herz herzlich umarmen, liebevoll, weich ... und es so richtig an den Busen drücken ... das gute, liebe Herz, das so viel Arbeit leistet ... und sich auch ein wenig übernommen hat über lange Dauer ... und dass es jetzt erlaubtermaßen in eine etwas ruhigere Gangart wechseln kann ... ruhig ... schlagen, ruhig ... dem Bedarf angemessen ... regelmäßig und ruhig ...

Das Herz wird gut versorgt ... vielleicht spüren Sie es gerade, wie es warm und stetig gut durchblutet wird, die Gefäße ... elastisch ... flexibel ... mit gesunder Spannkraft ... und die ab- und zuleitenden Adern ... in gesunder Größe ... der gesamte Organismus kann sich erinnern ... gesund und natürlich ... im richtigen Maße zu reagieren ... mhm ... Und wenn Sie nachher auf einer tieferen Ebene schweben, vielleicht hier sind, aber vielleicht auch ganz woanders, wo Zeit und Raum unwichtig ist ... wo nur noch wichtig ist, dass Sie bei sich sind ... sich mögen, sich fühlen ... dass Sie eine besondere Arbeit leisten und einen Gewebefehler ... der vielleicht ererbt ist, dass Sie den noch mal auf besondere Art und Weise betrachten ... und die Ursache annehmen ... und verzeihen, was auch immer gewesen ist ... was die Ursache löst ... und wenn nicht jetzt, dann in den nächsten Tagen und Nächten ... im Traumgeschehen, dass Ihre Seele dahin zurückwandert und mit zarter Hand die Ursache auflöst und, wenn ein Knoten im Gewebe wäre, diesen Knoten löst und das Gewebe wieder richtig strickt, sodass es ein gesundes Muster hat ... und vielleicht können Sie das auch vor dem inneren Auge sehen, ein gesundes Gewebe, ein schönes Muster ... mit zarter Hand gestrickt ... eine alte Stelle, die nicht in Ordnung war ... wieder geordnet ... wie beim Teppich, ein feines Gebilde, wo eine Stelle irgendetwas hatte ... wird restauriert und so fein und so vorsichtig, dass wenn man den Teppich anschaut heut ... von der Oberseite oder von der Unterseite ... tadellos geknüpft ist, mit wunderbaren Ornamenten ... und alles stimmt ... und das wären die Bereinigungen auf dieser Seite, und jetzt kann das Unbewusste prüfen, ob es sonst noch

Störfelder im Körper gibt ... und wenn diese rein körperlicher Art sind, dass Sie sie jetzt mit jedem Atemzug ... mit jedem Durchspülen des Körpers mit Sauerstoff entschwinden lassen ... die Energien fließen lassen und die psychischen Hintergründe, falls es welche gibt, können in den Träumen noch aufgearbeitet werden ... mhm ... sehr gut ... sehr schön!

Und jetzt haben wir noch eine ganz besondere Aufgabe ... da fangen wir bei den Zehen an, dass die Zehen sich wohl fühlen ... und die Fußsohlen warm und wohlig sind ... ob jetzt im Liegen oder ob nachher im Stehen oder Laufen ... dass die Fußsohlen warm, wohlig sind, dass sie beide den gleichen angenehmen natürlichen Druck verspüren, wenn Sie darauf stehen und wenn Sie sich in fließendem Gang vorwärts bewegen ... und damit die Fußsohlen sich wohl fühlen, dann sind die Beine im Lot ... gleiche Belastung, rechts und links und links und rechts und das Becken in Balance ... wie Waagschalen bei einer Waage ... bei gleichmäßig natürlicher Belastung. Die Wirbelsäule gerade, im Lot ... die Schulterblätter auf gleicher Höhe ... die Schultern auf gleicher Höhe rechts und links ... die Halswirbelsäule gestreckt ... die Kiefergelenke mit gleicher gesunder Spannung ... da kommen wir zum Mund ... und bei dem Mund ist es wichtig ... auch da Gleichmässigkeit auf beiden Seiten zu haben ... rechts kauen zu können und links kauen zu können ... und nicht nur, dass es schön aussieht und Sie gut sprechen können ... sondern ... dass Sie wieder eine volle, gesunde, natürliche Funktion haben, anders als in früheren Zeiten, wo die Leute einfach die Zähne verloren haben und dann nicht mehr kauen konnten, nehmen wir heute, damit wir gesund bleiben und unser Essen auch gut kauen können, gut verdauen können, die von Menschen entwickelte Hilfe in Anspruch mit Material, das uns die Natur gibt und das der Mensch optimal verarbeitet und verändert, sodass es der Organismus bestmöglich verträgt ... und davon haben Sie schon was im Mund, und es ist wichtig ... dass das weiter möglich ist, egal wie viel im Mund ist ... uneingeschränkt toleriert wird ... weil es wichtig ist, denn es hält die Gesundheit aufrecht und hält den Körper im Lot ... und dass Sie die ganze Zuversicht und das ganze Vertrauen sich in Ihnen ausbreiten lassen, dass alles gut geht ... denn Sie betreiben schon Prophylaxe ... eine Vorbereitung auf die Behandlung ... die Prophylaxe, die den vollen Schutz für den Organismus bietet ... dass Sie alles gut verkraften ... und dass das Material, das der Zahnarzt –

oder vielmehr: das Sie aussuchen jetzt dann gleich ... und der Zahnarzt einfach installiert, als Techniker ... dass das gut vertragen wird ... und vielleicht haben Sie auch dazu eine Idee, jetzt? Sie können jederzeit reden, wenn Sie reden möchten, nein? Alles ist gut ... wird sehr gut angenommen ... weil es dem Körper hilft, ins Lot zu kommen, was Ihnen hilft, am Leben Freude zu haben und an Ihrer Gesundheit ... und Freude tut dem Körper auch gut ... und eine Hand kann leichter werden ... mhm ... wollten Sie was sagen? ... gut ... wollen Sie das anfassen? [Patientin nimmt zur Testung die verschiedenen Materialien in die Hand.]

Dann nehmen Sie das in die Hand, gut, dann fangen wir mit dem Zement an, ja? Gut ... nehmen Sie das einfach mal in die Hand und vielleicht, dass das Fingerzeichen kommt bei der linken Hand, dass die linke Hand leichter und leichter wird ... oder spüren Sie es einfach so, ob es in Ordnung ist ... mhm ... Sie können die Hand ein bisschen aufstellen, dann ist das leichter mit den Fingerzeichen, schön, ja sehr schön warm ist die Hand, bitte einfach mal durch das Unbewusste den ›Ja-Finger‹ zeigen, damit ich weiß, welches der Finger für ›Ja‹ ist, der Zeigefinger, genau ... und dann den Finger für ›Nein‹ ... und der Finger für ›Ich will nicht antworten‹ ... der kleine ... gut, fragen wir mal: Ist der Körper bereit, mit aller unbewussten Kraft dieses Material anzunehmen im Mund, diesen Zement ... mhm ... na wunderbar, gut ... und ihn zu behalten im Mund über die Zeitdauer, wo er drin ist im Mund? ... und ... mhm ... mhm ... sehr gut! Fragen wir mal das Unbewusste, müssen wir sonst noch was fragen? Sonst noch etwas anderes fragen dazu? ... mhm ... alles geklärt ... ja, dann nehm ich das mal raus hier, mhm ... dann nehmen wir mal dieses Nichtedelmetall, Sie können dies mal hier in Ihre Hand reinlegen, so, und das ist ein ganz besonderes Material ... und dient auch dazu, Ihre Kaufunktion wieder herzustellen, also in Richtung Gesundheit, Normalität, Natürlichkeit, gesunde Funktion und Freude am Leben, Genuss beim Essen auch ... ist der Körper bereit, der Organismus bereit, dieses Material anzunehmen, komplikationslos? ... mhm ... ja, nein ... mhm ... ja, und ›Ich will nicht antworten‹-Finger, mhm ... [Patientin spricht, leider unverständlich] ... mhm ... schauen wir mal, es ist gut, wenn viel Keramik drum herum ist, damit das Metall gut umsäumt ist, umrahmt ist, gut, ja, mhm ... genau ... ist dann der Organismus bereit ... das anzunehmen? Was Sie im Mund spüren, ist ja dann wirklich Keramik, ein schönes, weißes Material, Porzellan, Porzellanzähne, Natürliches natürlich, genau, alles bereit ... mhm ... mhm ... sehr gut. Braucht der Körper dazu noch irgendetwas, um das annehmen zu können ... jetzt von unserer Seite? ... nein ... mhm ... Fällt Ihnen sonst noch was auf? Sie können auch reden. Wenn Sie sich das jetzt vorstellen im Mund, mit so viel schönem Keramik, Porzellan, das ist alles o. k.? Gut, den Eindruck hab ich auch, dann nehm ich das jetzt wieder raus, das Stückchen hier, gut, und die Hand kann dort bleiben, ja, die Hand kann sich runterlegen, sehr gut, sehr gut, und da kann die Zuversicht wachsen, dass, nachdem es der Techniker gut geformt hat, der Zahnarzt es nach der Präparierung der Zähne gut aufsetzen kann ... der Körper es gut annimmt, dass Sie das seelisch gut annehmen und meinen, dass es einen Sinn hat. Es hat auch den Sinn, dass Sie schön aussehen, dass Sie lachen können und sich des Lebens freuen, und das tut immer gut und ist gesund, und so können Sie, wenn Sie zum Zahnarzt gehen ... einfach schon, wie gehabt, sich zurücklehnen in den Sessel ... und die Verantwortung abgeben ... weil, er ist der Fachmann ... und Sie lassen Ihre Zähne schön machen ... so, dass alles im Lot ist im Mund, gut aussieht, gute Sprache, gut Essen können, sich gut fühlen ... die Halswirbelsäule entlastet, die Kiefergelenke entlastet ... Schultern auf gleicher Höhe ... Schulterblätter auf gleicher Höhe, die Wirbelsäule grade und aufrecht wie eine Zypresse ... das Becken grade und im Lot ... Hüftgelenke auf gleicher Ebene ... die Beine ... gleichmäßig verteilt die Schwere des Körpers ... die Füsse tragen mit Leichtigkeit den Körper ... die Fußsohlen fühlen sich angenehm warm an ... und die Zehen warm, elastisch und entspannt!

Lassen Sie sich einfach jetzt noch eine wenig äußere Zeit, ganz andere innere Zeit ... tiefer und tiefer gleiten und bei diesem ganzen wunderbaren Sonnenlicht, das Sie gerade erfüllt ... warm und sonnig und schön ... in das Sie immer wieder tauchen ... in dieses sonnenwarme Licht ... das der Himmel uns schenkt mit der ganzen kosmischen Energie, die Ihnen zur Verfügung steht ... damit Sie ganz in Ruhe sind ... und sich mit dieser Ruhe mehr dem Genuss des Lebens zuwenden können ... dankbar ... und freudig!«

Finito!!! Al prossimo anno!

2.5.2 Das Unbewusste engagieren – »Das Spiel mit der Stimme«
Technik: die Verantwortung an das Unbewusste abgeben

Asthma, Migräne, starke Verspannungen im Rücken und fehlende Lust bei der Liebe bringen sie in Therapie, eine zierliche 43-jährige Frau mit burschikosem Haarschnitt und Outfit. Am auffallendsten ist aber ihre ausdruckslose Stimme in monotoner Lage.

Seit Monaten braucht sie fast täglich ihren Spray gegen Asthma. Auch in der ersten Sitzung leidet sie unter Atemnot. Auf einer imaginären Skala von 0 (keine Beschwerden) bis 10 (stärkste Beschwerden) schätzt sie die momentanen Beeinträchtigungen immerhin auf 4–5 ein.

In der Hypnose nach dem Vorgespräch findet sie einen schönen Ort, erlebt fasziniert eine Handlevitation und Fingersignale und kann ihr Symptom durch Suggestionen der Weite und Elastizität sowie einfach über die Beeinflussung durch Fingersignale (»Ist Ihr Unbewusstes bereit, das Symptom zu reduzieren? Ja? Sehr gut! Dann lassen Sie es jetzt um die Hälfte zurückgehen, und wenn es soweit ist, kann es der ›Ja-Finger‹ anzeigen!« Dann wird noch mal um die Hälfte von der Hälfte reduziert usw.) immerhin auf den Stand von 3 reduzieren. Sie reagiert entsprechend erfreut und ist motiviert für eine weitere Therapie.

In den folgenden Stunden arbeiten wir hypnotherapeutisch an ihrem Selbstwert *(Schön, dass du da bist!)* und mit vielen verschiedenen hypnotherapeutischen Techniken an ihrer seelischen und körperlichen Stabilität und an der indirekten (zum Beispiel in nächtlichen Träumen) Verarbeitung ihrer Lebensgeschichte.

Ihrer Erzählung nach verhielt sie sich im partnerschaftlichen Bereich immer sehr zurückhaltend und schüchtern. Nach flüchtigen platonischen Freundschaften nahm sie eine Beziehung zu einem 16 Jahre älteren Mann auf, der sie zwar als seine erste Mitarbeiterin engagierte, dafür aber über Jahre sexuell nötigte. Nach neun Jahren gelang ihr endlich der lang heimlich vorbereitete Absprung nach München. Danach begann eine glückliche Zeit mit dem Gefühl, endlich frei zu sein. Zwei Jahre später lernte sie einen Mann kennen, mit dem sie eine »wundervolle Beziehung« lebt. Gleiche Hobbys vereinten die beiden. Sie heirateten.

Dank guter Suggestionen in tiefer Hypnose mit beidseitiger Handlevitation erlaubt sie sich (zu Hause) spontan starke sexuelle Gefühle ihrem Mann gegenüber, der völlig aus dem Häuschen ist. Sie ist richtig glücklich, und der Ehemann, mit dem sie im Alpenverein engagiert ist, schaut auf dem Foto auch wirklich nett aus. Sie fängt wieder an, zu joggen und Fahrrad zu fahren, ich meine: richtige Touren.

Dann kommt in der Therapie eine kleine Durststrecke von zwei Monaten, da die Krankenkasse sich mit der Bewilligung der Kostenübernahme Zeit lässt und die Patientin auf keinen Fall selber zahlen möchte, obwohl meiner Erfahrung nach bei ihr mit den fünf so genannten probatorischen Sitzungen und den zwei schon erfolgten weiteren die Hauptarbeit bereits getan ist. Jetzt heißt es eigentlich nur noch, das Erreichte stabil zu halten. Über die von ihr so empfundene Verzögerung verärgert, ist es ihr prompt sukzessive schlechter gegangen, allerdings nicht so schlecht wie vor der Therapie. Sie fühlt sich verspannt, klagt über Ängste und wieder leicht auftretendes Asthma.

Ich mache mit ihr im Stehen eine Yoga-Übung, die den Brustkorb öffnet und entspannt, die Atmung vertieft und beruhigt. Danach erfolgt im Sitzen die Übung *Kornähre* (Kaiser Rekkas 2001a, S. 189 ff.), bei der sie den Kopf nach und nach sehr gut loslassen und meinen Händen übergeben kann, während die hoch gehaltene Energie und alle ängstigenden Gedanken abfließen können. Sie geht dabei – über die vestibulären Reize ausgelöst – in eine sehr angenehme, tiefe Trance und fühlt sich danach »wie neugeboren«.

Eine Woche später berichtet sie: »Ich fühl mich richtig gut.« Sie hat ohne Probleme eine lange Bike-Tour gemacht und empfindet ihre Atmung als frei. Beim Fitness-Training hat sie reklamiert, dass sie mehr Beschwerden als früher im Rücken habe, und gleich werden neue Übungen vorgeschlagen. Dann hat sie Massagen gebucht. Das hört sich gut an, sie tut was für sich. Auch mich erinnert sie gleich daran, dass wir letzte Stunde vereinbart hatten, noch mal nachzuprüfen, ob hinter der ganzen (eigentlich gewesenen) Symptomatik noch ein Problem oder Trauma in der Tiefe vor sich hin schmort. Das wäre dann aufzulösen, zu heilen oder abzuschließen. Gut.

Nach der Hypnoseinduktion im Sitzen induziere ich eine Handlevitation mit der Kopplung, dass diese die unbewusste Einwilligung in tiefere Arbeit signalisiere.

Th.: »Das Unbewusste hat sich schon auf diese Arbeit eingestellt, es war vorbereitet. Sobald es bereit ist, jetzt [!] aktiv zu werden und Ihnen weiterzuhelfen, kann sich ein Unterarm langsam heben.«

Der Unterarm hebt sich.

Th.: »Sehr schön! Dann bitte ich mal den ›Ja-Finger‹ sich zu melden!«
Usw., ich frage die FZ ab.

Th.: »Gibt es noch irgendein Hindernis in der Tiefe, das eine kontinuierliche körperliche Gesundung und seelische Stärkung stört?«
FZ: »Ja.«
Th.: »Oh, da wissen wir ja schon mehr. Sehr gut!
Dann frage ich mal weiter: Liegt dieses Hindernis in der heutigen Zeit?«
FZ: »Ja.«
Th.: »Ach, interessant! In der heutigen Zeit ...
Stammt es zudem auch aus einer früheren Zeit, irgendwann in Ihrer Lebensgeschichte?« [Es kann ja von heute *und* von früher stammen.]

FZ klar und deutlich und schnell: »Nein.«
Th.: »Aha, sollen wir uns da nur mit dem Heute beschäftigen?«
FZ: »Ja.«
Th.: »Ist die Lebensgeschichte gut gesichtet und abgeklärt, sodass wir sie ruhen lassen können?« [Diese Frage dient der wiederholten Bestätigung, dass es erlaubt ist, die Vergangenheit ruhen zu lassen und in die Zukunft zu schauen.]
FZ: »Ja.«
Das heißt, dass die alten Geschichten, die sie mir noch für die erste Stunde aufgeschrieben hatte, inzwischen, vier Monate später, als Vergangenheit in den Hintergrund treten konnten. Der Vater litt ihrer Erinnerung nach schon immer an Asthma, die Mutter an Migräne. Bis zum dritten Lebensjahr ist sie nach ihren Erzählungen ein fröhliches Kind gewesen, erlebte dann mit drei Jahren den ersten großen Asthmaanfall während eines Aufenthaltes bei ihrer Oma. Bei dem folgenden Krankenhausaufenthalt dürfen die Eltern sie nicht besuchen, was sie heute noch als dramatisch bezeichnet. Danach ist sie häufig krank, Krankenhausaufenthalte folgen, ein Jahr Kinderheim in den Alpen zur Luftveränderung. Aufgrund des Asthmas besucht sie keinen Kindergarten, im Alter von fünf bis sechs Jahren erhält sie Unterricht bei einem Privatlehrer. Sie darf nur wenig Sport treiben und verhält sich sehr ängstlich. Das Asthma endet spontan, als sie 16 ist, tritt aber nach einigen Jahren wieder auf.

Th.: »Na, das ist eindeutig, gut. Ist das Unbewusste bereit herauszufinden, was das Hindernis genau ist?«
Z: »Ja.«
Th.: »Prima, dann lehnen Sie sich einfach zurück, gehen tiefer in Trance, und wenn Sie einen Hinweis bekommen, zeigt der ›Ja-Finger‹ das an.«
Nach kurzem Zögern: »Ja.«
Th.: »Sehr gut, das kann jetzt an die Oberfläche treten, also ins Bewusste. Dann können sie es mir sagen, Sie können sprechen!«
Die Patientin windet sich etwas.
Th.: »Was ist? Sprechen Sie es ruhig aus! Wir sind doch unter uns!«
Pat.: »Da ist ja dämlich.«
Th.: »Das erscheint sicher nur so, im ersten Moment ... Sprechen Sie!«
Pat.: »Meine Stimme und mein Körper.«
Th.: »Was ist damit«
Pat.: »Ich lehne beide ab.«
Th.: »Da haben wir ja was Konkretes, hervorragend! Dann frage ich mal wieder über die Finger: Weiß das Unbewusste schon, was zu tun ist, um das zu verändern?«
FZ: »Nein.«
Th.: »Aha, noch nicht. Ist es bereit, etwas zu finden?«
FZ: »Ja.«
Th.: »Na gut, dann fangen wir mal mit der Stimme an. Lehnen Sie sich zurück, gehen tiefer in Hypnose und lassen das Unbewusste etwas finden, ein Bild entwerfen, das Ihnen weiterhilft. Wenn es Sie etwas wissen lässt, wird sich der ›Ja-Finger‹ heben.« [Die Stimme habe ich intuitiv gewählt oder vielleicht auch, weil es mir als das leichtere »Objekt« erschien.]

FZ: »Ja.«
Th.: »Was kam Ihnen in den Sinn?«
Pat.: »Ich soll singen. [In abwertendem Ton] Aber das ist doch albern, das kann ich doch gar nicht. Und das mit *meiner* Stimme, hab ich ja noch nie gemacht! Blöde!«
Th.: »So blöde das erscheinen mag, vielleicht ist der Tipp doch ganz gut. Das Unbewusste hat uns doch bislang noch nie schlecht beraten!«
Ich plaudere ein wenig – wie nebenbei – von meiner Freundin Karin Quittkat, Hypnotherapeutin in Berlin, die gerade höchst privat

2. Techniken, einfach und elegant

Gesangstunde nahm und ihrem Mann mit einer selbst aufgenommenen CD zum 60. Geburtstag die größte Freude bereitet hatte.

Dann gebe ich Ihr wiederum die Anleitung, die Hypnose zu vertiefen und auf unbewusste Hinweise zu achten.

Th.: »Lehnen Sie sich zurück, gehen tiefer in Hypnose und lassen sich eine Variante finden, wie es für Sie persönlich richtig und gut ist, zu singen!«

Auch ich lehne mich zurück und habe ein kurze Vision, wie diese Frau mit ihrer Stimme spielt, ich meine bildlich, als wenn sie jongliere. Ja, sie steht auf einem Berg und jongliert mit ihrer Stimme wie mit einem Ball.

Nach ein paar Sekunden: FZ: »Ja.«
Th.: »Erzählen Sie doch mal! Ich selber hatte auch gerade ein ganz lustiges Bild. Aber lassen Sie mich erst mal Ihres hören!«
Pat.: »Ich stehe oben auf dem Berg und singe. Es ist nicht zu fassen. Ich trau mich. Ich stehe einfach da und singe.«
Th.: »Das ist aber toll, und ich hatte Sie auch schon jonglieren sehen, die Stimme flog ganz hoch dabei ...«
Pat.: »Ja, ja, ganz hoch ...«
Th.: »Gehen Sie nun wieder tiefer in Hypnose und verinnerlichen Ihr schönes Bild und das neue Gefühl, ja, spüren Sie sich singen! Und wenn das Neue sich richtig in Ihnen breit gemacht hat, kann der ›Finger für das Neue‹ es bestätigen.«
FZ: »Der Neue.«

Die Pat. ist inzwischen sehr tief in Hypnose.
Th.: »Und die befreite Stimme schwingt und vereint auf gute Art und Weise Körper und Seele. Sie werden staunen, wie glücklich Sie das machen wird!«

Die Pat. ist nach Abschluss der Hypnose sehr erstaunt und äußert bewegt: »So entspannt war ich ja noch nie.« Sie überlegt, wo sie Gesangsunterricht nehmen könnte.

Die nächsten Stunden sagt sie ab mit der Begründung, es gehe ihr gut. Ein halbes Jahr später erhalte ich einen knappen Gruß mit der Info, sie sei o. k. Meine Zeit für das Gutachten habe ich mal wieder umsonst investiert.

2.5.3 Psychotherapie indirekt – »Isarsteine«, »Das kleine Notizbuch«

Spielerisch und wie nebenbei, aber immer mit Wirkung können diese beiden Übungen eingesetzt werden. Wir entspannen uns. Das Unbewusste arbeitet.

»Isarsteine«

Ziel: metaphorische Arbeit mit Steinen zur Förderung von spielerischem Verhalten und unbewusster Lösungssuche

Technik: Der Patient artikuliert und beschreibt während der Therapiestunde seine zur Zeit bestehenden Probleme bzw. Problembereiche oder Fragestellungen. Daraufhin wird er aufgefordert, bis zum nächsten Mal irgendwo in der Natur (nicht in einer eventuell bestehenden Steinesammlung, wie mal jemand vorschlug) in aller Ruhe auf die Suche nach Steinen zu gehen, die genau zu den Problemen passen oder sie »verkörpern«. So kann ein sehr glatter Stein ein schwer zu fassendes Problem darstellen, ein zweifarbiger Stein dagegen ein Dilemma, ein dicker Brocken eine entsprechende Last. In der Münchner Gegend findet man solche vorzugsweise im Bett der Isar.

In der folgenden Stunde bringt er die Steine in die Stunde und stellt sie dem Therapeuten vor, vielleicht sogar mit Namen. Damit projiziert er seine Schwierigkeiten auf ein außen stehendes, materielles Objekt und fängt unbewusst an, Verbindungen herzustellen sowie zu einer neuen Betrachtungsweise zu gelangen.

Zu Hause positioniert er nun die Steine dergestalt, dass sie ihren ganz persönlichen und dem jeweiligen Problem entsprechenden Platz erhalten. Einer schaut vielleicht von der Schrankecke herunter, der Nächste lauert unter dem Teppich, einer giftet auf dem Schreibtisch vor sich hin, der Nächste prangt auf dem Nachttisch, steckt in der Hosentasche oder geifert und giert sogar unter der Bettdecke. Das muss erst mal bis zur nächsten Therapiestunde ausgehalten werden. Aber vielleicht verändert sich dabei auch schon was. Natürlich darf kein anderer als der Patient selber an den Steinen rühren.

In der Hypnose beim Therapeuten wird nun das Eigenleben der Steine während der Abwesenheit der betreffenden Person beobachtet. Was treiben sie, wenn der Hauptakteur weg ist? Wie treffen sie sich zusammen, raufen miteinander oder handeln was aus?

Aber vielleicht bewegen sie sich ja wirklich sogar selbstständig, sodass nach einer gewissen Weile keiner mehr am ursprünglichen Platz ist?

Diese metaphorische Arbeit dient vornehmlich der Entlastung des Patienten und ist bevorzugt einzusetzen, wenn man zur Zeit eine Konfrontation in der Therapie umgehen möchte, z. B. bei chronisch Kranken. Die »Steinarbeit« kann neben der Therapie einfach eine Zeit parallel laufen und unbewusste Lösungselemente hervorrufen. Irgendwann haben die Steine ihren Dienst getan und kommen zurück in ihr Bett, ins Bett der Isar. Diese Rückgabe kann zu einem der Therapie angemessenen Ritual ausgebaut werden.

»Das kleine Notizbuch«
Ziel: Ich-Stärkung, Selbstregulierung (im Sinne von Stierlin u. Grossarth-Maticek 1998)

Technik: Nach der Trance-Induktion wird der Patient aufgefordert, sein »Inneres Haus« zu betreten. (Dieses »Innere Haus« wurde entweder in einer vorherigen Hypnose schon installiert oder ist zu Beginn dieser Übung als Idee eines »Seelenhauses« mit allen Attributen eines Wohnhauses zu imaginieren.) Dort geht er durch manche Räume, öffnet Fenster, lässt das Sonnenlicht hereinfluten und betrachtet ganz in Ruhe die darin befindlichen Gegenstände. Auf einmal findet er an einem besonderen Platz ein kleines Buch, das seine Neugierde weckt. Er nimmt es in die Hand, schlägt es auf und entdeckt, dass es sich um ein einfaches Notizbuch handelt. Aber nein, es ist doch kein einfaches Notizbuch, denn auf jeder Seite steht oben in feinen Lettern geschrieben:

»Ich erlaube mir ...«,

und nur auf der ersten Seite sind beispielgebend ein paar Anregungen aufgeführt:

- mir mehr Zeit für mich zu nehmen
- zwischen verschiedenen Möglichkeiten wählen zu dürfen
- verschnupft zu sein oder sogar ärgerlich
- oder auch traurig zu sein
- vielleicht auch mal grundlos glücklich
- einen Fehler zu machen
- einen Krapfen zu essen

An dieser Stelle können natürlich auch andere, dem Therapieziel entsprechende Kriterien genannt werden. Möglichkeit der weiteren Anleitung im Wortlaut:

»Da liegt ja auch ein Stift! Was fügen Sie hinzu? Strengen Sie sich nicht an! Machen Sie es sich einfach! Gehen Sie tiefer in Trance, und lassen Ihr Unbewusstes den Stift führen!

Vielleicht hebt sich in Kürze von alleine der ›Ja-Finger‹ und zeigt damit an, wenn das kleine Buch eine weitere Schriftzeile – und zwar von Ihnen persönlich – erhalten hat ...«

Pause.

»Schauen Sie nun genau hin!
Lesen Sie!
Was steht da Neues geschrieben?«

Pause.

»Bitte teilen Sie es mir mit!«

Mitteilung abwarten, Feedback geben.

»Und immer wieder und immer, wenn Sie Selbsthypnose machen, halten Sie kurz inne, blättern in Ihrem kleinen Notizbuch und fügen eine neue Erlaubnis hinzu, die sich damit automatisch in Ihnen etabliert. Wie ein Lauffeuer geht die gute Botschaft von Zelle zu Zelle. So werden Sie stärker und sicherer, denn Sie werden mehr und mehr aus innerer Freiheit heraus handeln können ...!

Gehen Sie jetzt einfach noch mal tiefer in Hypnose und spüren nach, wie sich das eigentlich anfühlt, aus freien Stücken heraus handeln zu können ...!«

Sollte es dem Patienten unmöglich sein, sich das Thema ›Erlaubnis‹ zu erschließen, muss psychotherapeutisch gearbeitet werden. Hypothetisch könnte die Erlaubnis für ein bestimmtes Handeln oder Empfinden bei einer anderen Person abgefragt werden. Nun muss man damit so lange spielen, bis der Patient in der hypnotischen Wirklichkeit erlebt – und nicht nur kognitiv versteht (!) –, dass er der einzige Mensch auf der Welt ist, der sich aus seinen zu engen Bandagen lösen kann.

2.6 Rückfall und Notfall

2.6.1 Rückfall versus Vorfall – »Das optimistische Fröschlein«

Sobald der Patient Therapieerfolge aufweist, sind die Intervalle zwischen den Sitzungen nach der Devise »So viel wie nötig, aber so wenig wie möglich« zu strecken, und es ist Zeit, an Rückfälle zu denken und Prophylaxe zu betreiben. Es bedarf der Information, dass die Psychotherapie eine Eigendynamik aufweist, die einer Art höher strebender Wellenbewegung entspricht: Fortschritte und Rückfälle, wobei die Vorwärtsbewegung dominiert. Rückfälle sind natürlich und gehören zur Therapie.

Mit folgendem Programm in der Tasche fühlt sich der Patient sicherer, und in der Konsequenz wird die Wahrscheinlichkeit eines Rückfalles verringert (im akuten Fall nimmt die Betrachtung der Rückfälle als natürlicher Ereignisse die Heftigkeit sowie die Tiefe):

- Deklarieren Sie die Situation für sich selber als Rückfall.
- Erinnern Sie sich an die Information, dass Rückfälle zur Therapie gehören.
- Reflektieren Sie gut, ob der Rückfall Ihnen einen Hinweis geben will und letztendlich einen guten Sinn erfüllt.
- Erinnern Sie sich der Fähigkeiten, die Sie zuletzt bei den gleichen Schwierigkeiten erfolgreich eingesetzt haben.
- Wenden Sie Ihre Art der Selbsthypnose mit Ihrer eigenen Technik an.

Ist der Rückfall schon eingetreten, können wir ihm mit einer Metapher begegnen, wobei wir uns an den Aussagen des Patienten orientieren, wie in folgendem Beispiel.

»Das optimistische Fröschlein« oder: »Es ist nicht immer ein Heldentag«

Zielsetzung: einem Rückfall begegnen; Augenmerk auf dem Langzeitziel

Technik: Deklaration der Hypnose als Mittel zur Veränderung der Sichtweise, Feststellung, dass eine Therapie in Phasen verläuft, Erzählen einer Metapher

Wörtliche Wiederholung der Aussage des Patienten

Therapeut: »Sie haben von einem ›rabenschwarzen Rückfall‹ geredet ... von einem Gefühl, sich ›wie nasse Pappe zu fühlen‹ ... von den ›Scheuklappen‹, die Sie auf einmal wieder abhalten, in die Weite zu schauen, in die Ferne und in die Zukunft.«

Deklaration eines Rückfalles und Absprache, diesem jetzt zu begegnen, und zwar mit Hypnose
»Und all dies spricht eigentlich nur für einen ganz normalen, ja stinknormalen Rückfall, der durch Verschiedenes ausgelöst sein kann. Sie haben einige mögliche Ursachen benannt, die ich jetzt aber gar nicht noch einmal wiederholen möchte, denn wir machen Besseres. Einverstanden?«
Patient nickt.
»Rückfällen begegnet man am besten mit einer produktiven Hypnose, das wissen Sie schon ... Also, beginnen Sie einfach, Sie wissen den Weg ...«
Pause.

Hypnoseinduktion
»Und Sie sinken tiefer und tiefer in Hypnose ... [Patient macht einen tiefen Atemzug] ... genau, und diese guten Atemzüge bewirken, dass Sie zuerst körperlich entspannen und sich zurücklehnen, und dann geistig nachgeben und dabei zu Ihren Stärken finden. Während das ganz von alleine passiert, bekommen Sie allmählich Abstand von Ihren so plausibel klingenden Erklärungen ... Erklärungen, die erläutern, aber auch rechtfertigen sollen: Weil es früher so gewesen war, *muss* es ja heute so sein, ja kann es gar keine andere Möglichkeit geben: ›Weil ich früher einen Mangel erlebt habe, muss ich mich zwangsläufig heute so verhalten.‹
Ist dem denn wirklich so ...?«

Deklaration der Hypnose als Mittel zur Veränderung der Sichtweise
»*In Hypnose kann sich uns eine andere Sichtweise eröffnen ... denn wir wissen sehr gut, dass die alte Sichtweise nicht aussichtsreich ist und dass wir damit das Drama, das wir früher erleben mussten ... nur immer und immer wieder repetieren werden, jetzt ... morgen ... das nächste Jahr ... die nächsten zehn Jahre ...*
Und daraus ergibt sich eigentlich nur eine Konsequenz: Dass wir einen Rückfall als Rückfall betrachten und für eine Zeit lang liebevoll mit uns umgehen ... mit anderen Gedanken, offen für neue Ideen ...«

Feststellung, dass eine Therapie in Phasen verläuft
»*In der Therapie kommt es immer wieder zur Neuorientierung, das mag eine Phase der Konfusion sein. Das kann sich auch in einem Rückfall*

ausdrücken. Und es ist manchmal nicht ganz leicht, das auszuhalten. Das ist so, als wenn man irgendwo plötzlich frei im Freien steht, das mag sich anfühlen wie ausgesetzt. Als ob ein Flugzeug einen einfach irgendwo abgelassen hätte. Steht man da auf irgendeinem Stückchen Land, und es ist auch noch ganz wolkig ... Und dann bemüht man sich durch diese Wolken irgendwie hindurchzuquälen und weiß noch nicht einmal die Richtung ... aber je mehr man an sich glaubt und sich bewegt ... umso eher hat man die Chance, wieder herauszufinden.«

Einbau einer Metapher

»Dazu fällt mir eine Geschichte ein, die meine Mutter mir mal erzählt hat, als ich klein war ...:

Das ist die ›Geschichte von den zwei Fröschlein‹, vielleicht heißt sie auch ›Der pessimistische und der optimistische Frosch‹. Vielleicht kennen Sie die auch ...?

Diese besagten zwei Frösche waren gute Freunde und immer zusammen auf Achse. Das Schicksal wollte es, dass unsere beiden Freunde auf einer ihrer Streiftouren unerwarteterweise in einen großen Eimer mit Milch fielen ...

... und vielleicht hat meine Mutter das deshalb erzählt, weil sie aus der Schweiz kommt und es dort ja so gute Milch gibt ...

Also, diese zwei Frösche sind in einen großen Eimer Milch hineingefallen. Wie es dazu kam, weiß ich auch nicht ... – wusste meine Mutter übrigens auch nicht – ... ist ja auch egal ... Nach dem ersten Schreck haben sie realisiert, ihre Lage ist bedenklich. Gut, dass sie schwimmen konnten. Aber an dem steilen Eimerrand konnten sie natürlich nicht hinaufschwimmen, und Anlauf nehmen zum Springen konnten sie in der Milch ja auch nicht. Die Situation: ziemlich hoffnungslos. Sie fingen aber an zu paddeln, ja, haben eine ganze Zeit lang gepaddelt ...

Dabei hat das pessimistische Fröschlein aber immer nur die steile Wand vor Augen gesehen und fühlte sich dadurch immer hoffnungsloser und demzufolge auch kraftloser. Das optimistische Fröschlein redete ihm dauernd gut zu, aber sein kleiner Freund verlor zusehends den Mut. Bald half keine Ermunterung mehr. Der ›Pessimistische‹ ergab sich dem Schicksal, hörte auf zu paddeln, quakte nur noch heiser: ›Das schaff ich ja doch nicht ...‹ ... ging traurig in einem weißen Strudel unter und ertrank kläglich.

Das optimistische Fröschlein dagegen hat gepaddelt und gepaddelt und gepaddelt ... es sind ihm die Beine schon ein bisschen lahm geworden ... weiter und weiter ... und es dachte für sich: ›Mensch, Frosch, da wird's doch irgendwo 'nen Weg geben!‹

Es kam ihm wie eine Ewigkeit vor ...
Und siehe da, plötzlich änderte sich die Lage: Da gab es nicht nur einen Weg, sondern einen ganzen Felsen, der unter ihm gewachsen war, denn durch diese viele Paddelei wurde die Milch zur Butter.

So hat unser kleiner Frosch auf einmal auf einem Butterberg getrohnt ... aber das nur einen kleinen Moment. Er hat nicht lange überlegt und ist mit einem riesigen Satz hinausgesprungen, hinaus aus dem trüben Eimer!

Es sind die Gedanken, die uns leiten und die uns Kraft geben und nach vorne ziehen. Da müssen wir gut aufpassen, dass wir die Gedanken löschen, die uns schwächen und in uns schlechte Bilder auslösen. Der eine Frosch sah die Mauer, der andere glaubte an den Weg ...

Das Unbewusste kennt die Qualität dieser Gedanken. So ist es wichtig, die Gedanken zu pflegen, die uns stärken, kräftigen, die dem Leben einen Sinn geben und eine Freude und die uns helfen, dass wir den Sprung nach vorne machen ...

Und wir alle landen ab und zu mal in so einem Milcheimer ... und dann ist es gut, festzustellen: »Aha, ich stecke wieder drin, wieder so ein Rückfall ... Aber dann gehe ich einfach ein bisschen in Hypnose und paddle gelassen vor mich hin, bis ich unter mir wieder festes Fundament gefunden habe, ein Fundament, von dem ich abspringen kann ... und wo sich die Scheuklappen von alleine lösen und ich wieder richtig schauen kann, mein Geist frei wird ... und gute Ideen kommen, egal, was früher war ...«

Patient ist inzwischen tief in Hypnose, sodass jetzt die wichtigen Suggestionen ausgesprochen werden können

»Und es ist schlimm genug, dass es früher so war. Aber ich werd' mir doch nicht heute auch noch das Leben ruinieren, bloß weil es früher so war ... sondern umso mehr werde ich mir das Leben heute lebenswert machen ... mit Sinn erfüllen und diese ganz alltäglichen Widrigkeiten einfach nebenbei erledigen ... und immer neugierig sein, was der nächste Tag bringt ... und immer mein wirkliches Zukunftsziel im Auge behalten!«

2. Techniken, einfach und elegant

Posthypnotische Suggestion und Hypnoseausleitung

»Und nun lassen Sie sich einfach noch Zeit ... diesem und jenem Gedanken zu folgen ... Und der Teil in Ihnen ... der es gut mit Ihnen meint, der die Kraft hat, die auch die Therapie bislang so gut hat wirken lassen, kann wieder Oberhand bekommen, Sie an der Hand nehmen und Sie vorwärts führen, sodass Sie anders aus der Tür hinausgehen, als Sie hereingekommen sind, die Sicht nach vorne gestärkt, wieder in Kraft, in Stärke, mit Halt und Neugierde auf das Leben draußen ...«

Pat.: »Wir sind fertig? Oder nicht?«
Th.: »Doch, doch. Mir ist nichts mehr eingefallen. Ich dachte, jetzt habe ich Ihnen alles gesagt.«
Pat.: »Dann sind wir fertig.«
Therapeutin lacht.
Pat.: »Nö, das ist okay, das ist okay.«
Th.: »Kannten Sie die Geschichte von den Fröschen?«
Pat.: »Mir ist sie dann eingefallen. Ich habe sie mir auch ganz plastisch vorgestellt. Und das ist es, der Punkt, der ist es, der mir fehlt: ein bisschen paddeln. Diese vielen kleinen ...«
Th.: »Ja?«
Pat.: »Nicht immer nur die großen Entschlüsse, einmal eine große Tat und dann wieder in Passivität fallen ... *Es ist nicht immer ein Heldentag.*«
Th.: »Nein.«
Pat.: »Sondern jeder Tag ist Alltag.«
Th.: »Das ist auch besser so, sonst könnten wir es ja nicht aushalten.«
Pat.: »Gut, sehr gut! Also, bis zum nächsten Rückfall?« [lachend.]
Th.: »Ja, warum nicht? Oder vielleicht auch ›Vorfall‹?«
Pat. lachend: »Mit oder ohne Frosch!«

2.6.2 Notfall

Immer kann es passieren, dass eine Hypnose aus dem Gleis läuft. Das Unbewusste macht sich selbstständig und schlägt Kapriolen. Was tun? Einfache acht Schritte:

1. Ruhe bewahren und Souveränität ausstrahlen
2. bestätigen, dass man als Therapeut mit aller Stärke und Kompetenz anwesend ist
3. den Patienten im Hier und Jetzt orientieren
4. auffordern, ruhig und langsam zu atmen bzw. weiterzuatmen
5. die Angelegenheit oder Situation aus der Distanz betrachten lassen, z. B. von weiter oben

6. Zuversicht vermitteln
7. Falls sich zu viel Material für diese Stunde freisetzt, dieses in der inneren Vorstellung in einen Safe mit Zeitschloss packen lassen. Das Zeitschloss auf das Datum der nächsten Sitzung einstellen, sodass es sich erst dann wieder öffnet.
8. inzwischen eventuell Supervision wahrnehmen.

2.7 Selbsthypnose, Hynoseausleitung und Auffrischungshypnose

2.7.1 Autohypnose, das A und O –
Das Hypnosetauchbad: kurz und fündig

Die Selbsthypnose ist ein Muss in der Therapie, aber ein schönes. Der Effekt der letzten Sitzung wird mit der vom Therapeuten besprochenen CD oder dem Tonband reproduziert und somit verstärkt. Genauso wirksam ist eine standardisierte, fachlich gute Hypnoseanleitung auf CD. Empfehlenswerte Bücher zur Selbsthypnose gibt es seit langem (etwa Alman u. Lambrou 1996).

Gleichermaßen kann Selbsthypnose aber auch ohne alle Zutaten, ohne Abhängigkeit von Technik und Raum praktiziert werden. Das ist Zeit sparend und wird nach einigem Training in Hypnose eher praktiziert als eine ausgeklügelte, aber langwierige Prozedur.

Was sind dabei die allgemeinen therapeutischen Ziele?

Auf der körperlichen Ebene:
- den Atem verlangsamen und vertiefen
- mit dem Körper in Tuchfühlung kommen
- den Körperraum in Besitz nehmen
- Wärme, Entspannung und Wohlgefühl entwickeln.

Auf der geistigen Ebene:
- innehalten und Abstand nehmen von allem Äußerlichen
- Fokussierung auf ein Thema
- den Geist schweifen lassen und dabei neue Erkenntnisse gewinnen.

Auf der seelischen Ebene:
- Entlastung, Erleichterung, Befreiung, Friedlichkeit erleben
- Entfaltung verspüren
- Zuversicht empfinden.

Die sieben Schritte der Selbsthypnose
1. Je einfacher und kürzer die *Hypnoseinduktion*, umso praktikabler:
   »Drei befriedigende Atemzüge machen und in die ausgebreiteten Arme der Hypnose sinken.« Pause.
2. Jetzt geht es nicht um Programmieren, Affirmieren und Ähnliches, sondern um *Öffnung für sich selbst*:
   »Für sich selber da sein, sich selber Aufmerksamkeit schenken, sich zuhören.« Pause.
3. Gehe davon aus, dass *das Unbewusste weiß*, was das Thema ist: »Vertrauen in die unbewusste Arbeit setzen« – »Die bewusste Ebene verlassen und sich der unbewussten Intelligenz anvertrauen.« Pause.
4. Inbetriebnahme des *unbewussten Systems*: »Provokation der Handlevitation und der Fingerzeichen, Abrufen der drei Signale ›Ja‹, ›Nein‹ und ›Ich will nicht antworten‹.«
5. *Ideomotorische Fragen* stellen, aber lieber nur eine als zu viele: »Ist mein Unbewusstes bereit, mir zu helfen bei der Heilung bzw. beim Finden einer Antwort oder einer Lösung?« Pause, Fingersignal abwarten.
6. *Trancevertiefung*: Die Trance auskosten und sich wohl fühlen. – Große Pause.
7. *Hypnosebeendigung*: im Vertrauen auf die inneren Prozesse die Hypnose beenden, gegebenenfalls die heilende Trance im Körper belassen.

Erhalte ich bei Schritt 5 ein ideomotorisches »Nein«, stelle ich folgende Frage: »Ist mein Unbewusstes bereit, mir demnächst einen Hinweis zu geben, was ich vorher noch erledigen muss?«

Bedenke, dass die ideomotorische Frage oft nicht der Beantwortung wegen gestellt wird, sondern als Aufforderung fungieren und die Suche nach Lösungen initiieren soll.

2.7.2 Die Hypnoseausleitung – »München in Italien«

»Bleiben Sie einfach dabei, noch eine geringfügige Zeit, äußere Zeit … hören noch den Vogel zwitschern – draußen im Garten – und lassen das Unbewusste für sich arbeiten, sodass die positive Entwicklung weitergeht … während Sie einfach beim Ausatmen nur dieses eine Wort sagen … dieses Zauberwort … [oder: sich an dem magischen Ort befinden o. Ä.] das kennen Sie nun … und das ist schon alles …

[Verheißungsvoll gesprochen:] Das Unbewusste weiß, was zu tun ist ... weiß, was es nachts im Traum noch weben muss, um Sie wieder in Ihre Stärke zu bringen, in Ihre Kraft, zum Glauben an sich selbst, zur Energie und Dynamik, sodass Sie die Qualitäten, die Sie ja besitzen, spielen lassen können ...
... so können Sie in aller Ruhe sehr angenehm, stabil und bejahend wieder hierher zurückkommen ... und mag sein ... wenn Sie nachher zur Tür hinausgehen ... dass die Welt anders aussieht ...«

Oder, nüchtern gesprochen: »Und wenn Sie das jetzt so richtig fühlen, werden Sie von alleine das Bedürfnis bekommen, die Hypnose abzuschließen und angenehm und wach und klar wieder hierher zu kommen.«
Die Arbeit ist getan, die Trance klingt aus.
Fragen wir nun wohl meinend (und neugierig): »Und wie geht es Ihnen denn jetzt?«, erhalten wir meist kein überschwängliches Feedback, sondern ein karges »Gut!« in hoher, verwunderter Tonlage. »Gut!« – als könnte es gar nicht anders sein. Typisch Hypnose.
Trotzdem ist der stimmungsvolle Hypnoseausklang wichtig, er animiert dazu, für alle möglichen Überraschungen offen zu sein. So berichtete mir ein Patient, den ursprünglich seine Depression zu mir gebracht hatte, dass er nach der letzten Therapiestunde aus der Haustür hinaus auf den Wiener Platz (an dem meine Praxis in München liegt) getreten sei und alles als völlig verändert erlebt habe. Er habe sich tatsächlich gefragt:
»Ja, bin ich denn in Italien?«
Alles war so farbig, so lebendig, die Menschen lachten, alles war so heiter, so beschwingt. Ja, die Welt sah anders für ihn aus.

Jemand beschrieb die Veränderung durch Hypnose so: »Man geht anders, als man gekommen ist.« Ja, genau so sollte es sein. Und deshalb frage ich ja auch am Anfang der Stunde: »Was soll heute geschehen, damit Sie anders aus der Türe gehen, als Sie hereingekommen sind?«

2.7.3 Die Auffrischungshypnose –
»Was wäre, wenn mir ein Meteorit auf den Kopf fiele?«

Wahrscheinlich findet das in keinem anderen Beruf statt: Wir verbinden uns mit einem wildfremden Menschen, auf den wir normalerweise niemals gestoßen wären, innerhalb von nur wenigen Stunden sehr intensiv. Ein Mensch, der uns in unserem sonstigen Leben vielleicht nie interessiert hätte oder den wir vielleicht sogar spontan abgelehnt hätten, wären wir ihm woanders begegnet. Aber unter den Bedingungen der Therapie freunden wir uns gewissermaßen mit ihm an, entwickeln Interesse und, sobald dieser andere Mensch uns an seinem inneren Leid teilnehmen lässt, springt der Funke über, entwickelt sich Sym-Pathie.

Wir freuen uns an der Entwicklung und dem Erfolg und entlassen den Menschen, der uns für eine Zeit unseres Lebens innerlich so nah war.

Und sobald er gut drauf ist, ist er auf und über alle Berge. Natürlich ist das recht so.

Aber – einige Menschen bleiben uns treu und erinnern sich unser in Not. Sie schicken die Freundin oder kommen selber. Zur Auf-Frischung. Für mich ist das er-frischend. Zu hören, was inzwischen alles passiert ist, finde ich herrlich. Meine Neugier wird in höchstem Maße befriedigt. Es ist für mich noch schöner, den Geschichten und Entwicklungen zu lauschen, als mich in meine geliebten Bücher zu versenken.

Und da kommt sie schon, Julia, hoch gewachsen, schön, Juristin und schon seit langem ohne Bläh-Durchfall-Fress-Irri-Kotz-Krampf-Wieschwanger-Bauch. Den hat sie selbst im Fernsehen (NZZ-Format *Heilen mit Hypnose*, 2004) vorgezeigt. Jetzt hat sie »Was wäre, wenn mir ein Meteorit auf den Kopf fiele«-Gedanken. Das werden wir schon hinkriegen. Also, ich hab jetzt keine Zeit mehr, habe Arbeit, nein: Hypnose ... Adieu!

3. Live dabei

3.1 Die Minimalintervention, klassisch-suggestiv

3.1.1 Pickel, Warze, Mückenstich – »Makellos schön«

C. ist Teilnehmerin des Curriculums der Deutschen Gesellschaft für Hypnose. Bei der Ausbildungseinheit *Hypnose in der Psychosomatik* meldet sie sich zu Demonstrationszwecken. Sie hat nur eine »kleines« Problem.

C. hat schöne Beine. Aber die linke Wade hat einen kleinen Makel, eine erbsengroße rote Beule. Diese bildete sich nach einem Mückenstich vor zwei Jahren und blieb dann einfach hartnäckig bestehen. C. weiß, dass das nicht so tragisch ist, man könnte auch zum Dermatologen gehen, aber sie will es mit angeleiteter Hypnose (Selbsthypnose veränderte nichts) probieren, einfach so als Versuch.

Unser Unfallchirurg in der Gruppe scherzt: »If you are in doubt, cut it out!«

Die Psychotherapeutin entgegnet: »Willst du den Pickel werden lose, mach Hypnose!«

Nach so viel Humor ist der Einstieg in die Hypnose erst gar nicht so einfach, aber eigentlich eher für mich als für C., die die Augen schon geschlossen hat und eine geradezu klassische Handlevitation hinlegt.

Der Intervention eine Bedeutung geben
Als Einleitung stelle ich klar, dass das zu bearbeitende Problem zwar eine kleine Störung, aber keine große Belastung für C. darstellt (Ja-Haltung provozieren). Wenn sich dieses kleine Problem aber lösen lassen könnte, würde es von gewisser Tragweite sein. Denn es würde sich zeigen, wie Hypnose im Detail wirken kann, sowohl bei ihr selbst als auch für andere, denen sie diese eigene Erfahrung würde mitteilen können.

Danach frage ich die FZ ab, die klar und deutlich signalisiert werden. Dann folgen die Fragen an das unbewusste Antwortsystem der Fingersignale:

Th.: »*Ist das Unbewusste bereit,* uns bei der Lösung dieses kleinen Problems zu helfen? [Arbeitsvertrag mit dem Unbewussten]?«

FZ: »Ja.«
Th.: »*Weiß das Unbewusste schon*, was zu tun ist, damit diese Stelle am Bein wieder schön hautfarben und glatt wird?«
FZ: »Ja.«
Th.: »*Weiß der Körper*, was er tun muss, um die Stelle wieder vollkommen auszuheilen?«
FZ: »Nein.«
Th.: »Reicht es aus, wenn das Unbewusste es weiß?«
FZ: »Ja.«
Th.: »*Kann das Unbewusste jetzt veranlassen*, dass etwas da im Körpergewebe geschieht, um diese Stelle wieder zu reparieren?«
FZ: »Ja.«
Th.: »Sehr *schön, dann geh jetzt einfach tiefer in Hypnose und beobachte*, was du da fühlen kannst ... vielleicht ist es eine stärkere Erwärmung ... oder Abkühlung ...«
FZ: »Nein.«
Th.: »... vielleicht ein Brizzeln oder das Gefühl eines ausgleichenden Gels, das sich über dieser Stelle wohltuend ausbreitet ... um alles wieder gutzumachen, was dir die böse Mücke zugefügt hat ...« Pause, circa zwei Minuten.

Th.: »*Nimm dir alle Zeit*, ich spreche inzwischen ein wenig zu den anderen ...«

Positive indirekte Suggestion mithilfe eines Patientenbeispieles
Inzwischen wende ich mich der Gruppe zu und berichte von einer erfolgreichen Intervention bei einem Ekzem am Arm und in den Mundwinkeln bei einer Kollegin innerhalb eines anderen Seminars (3.1.3). Dieser Bericht wirkt natürlich indirekt als positive Suggestion auf die unbewusste Arbeit von C. Entsprechend könnte man bei der Behandlung eines Patienten die erfolgreiche Geschichte eines anderen Patienten einfließen lassen.

Ich wende mich wieder C. zu.

Frage nach der sich spontan vollziehenden Veränderung
Th.: »Ist inzwischen etwas geschehen bei dir?«

Suggestion zur Beschleunigung des Prozesses der Heilung
FZ: »Ja.«
Th.: »Kann das Bein wieder *makellos schön* werden?«
FZ: »Ja.«
Th: »Sehr schön! Na, da fragen wir doch mal nach der Zeit, die es braucht, bis wieder alles in Ordnung ist. Braucht es dafür mehr als drei Wochen?«
FZ: »Nein.«
Th. »Mehr als zwei Wochen?«
FZ: »Nein.«
Th.: »Mehr als eine Woche?«
FZ: »Ja.«

Positive Verstärkung
Th.: »Na, prima! Dann weißt du ja Bescheid. Mach einfach in den paar Tagen [!] noch ein paar Mal Selbsthypnose, dann kann das Gewebe jedes Mal ein bisschen glatt und glatter werden!«

C. berichtet anschließend, dass sie zuerst irritiert war, als ich die Mücke erwähnte. Dann sah sie plötzlich die Mücke um sich herumkreisen und auf ihrer Wade niederlassen. Sie holte (in der inneren Vorstellung) aus, und ... klatsch! Mücke platt. Sogar ein kleiner Blutfleck genau auf der Stelle. Diese Bilder kamen von alleine auf, wurden nicht von ihr gesteuert, was von der Tiefe der Hypnose und ihrer Auswirkung spricht.

Die Hautstelle fühlte sich danach gut und lebendig an, brauchte dann aber etwas Zeit, bis sie wieder ganz glatt wurde.

3.1.2 Spinnenphobie – »Die kleine Spinne«
Ziel: Auflösung einer Phobie
Technik: Mobilisation von Ressourcen, Zugang zu unbewussten Ressourcen

1. Der Therapeut initiiert in Hypnose die unbewusste Suche nach einer Situation, in der eine Fähigkeit vorliegt, die zur Bewältigung der heutigen Herausforderung dienlich ist (Zeitregression).
2. Das unbewusste Auffinden dieser Situation wird durch ein Fingersignal angekündigt.
3. Durch Suggestionen wird die bewusste Erinnerung an diese Situation gefördert.

4. Der Patient schildert diese Situation.
5. Die Trance wird wieder vertieft.

Integration dieser Ressource für eine erfolgreiche Lösungs- bzw. Konfliktstrategie

1. Durch Suggestionen wird die Fähigkeit der erinnerten Situation für die Lösung der aktuellen Schwierigkeit in das Verhaltensrepertoire integriert.
2. Der Ablauf der erfolgreichen Handhabung wird visualisiert (Zeitprogression).
3. Durch ein Fingersignal wird signalisiert, dass die neuen integrierten Fähigkeiten produktiv genutzt werden.

Posthypnotische Suggestion: Vertiefung der gerade geleisteten Arbeit und Suggestion, hinzugewonnene Fähigkeiten spontan zu nutzen.

Zur Person

Claudia ist eine junge Akademikerin, die gerade promoviert, und eine schöne Frau. Sie wirkt überlegt und selbstbewusst, ist Teilnehmerin der Hypnoseweiterbildung. Um sich ein wenig Geld zu verdienen, leitet sie zeitweise deutsche Reisegruppen in den USA. In Kürze wird sie auf einem Psychotherapeutenkongress in Sao Paolo (Brasilien) zu ihrem Dissertationsthema *Tiere als therapeutisches Medium* referieren.

Symptom

Nun leidet ausgerechnet Claudia an einer Phobie, die gar nicht so ungewöhnlich ist, aber in ihrem Falle schon merkwürdig: an einer Spinnenphobie. Claudia beschreibt zu Anfang der Sitzung, wie sie – und das schon seit ihrer Kindheit – beim Anblick einer Spinne in Panik gerate. Oft befinde sie sich in unnötigen Erregungszuständen, nur aus der Befürchtung heraus, es könne sich irgendwo im Raum eine Spinne befinden. Einmal warf sie einen Schuh nach einer Spinne und zog sich dabei einen Kapselriss am Fingermittelgelenk zu (immerhin spielt sie Klavier). Im Gegensatz zu ihrer sonstigen Tierliebe empfindet sie Abscheu und großen Ekel, ja sogar eine gewisse Bedrohung selbst bei kleinsten Individuen. Natürlich kommt ihr dieses Empfinden selber irgendwie absurd vor, und sie beteuert den starken Wunsch, ihr Angstsymptom aufzulösen.

Diagnose in der Hypnosesprache

Was Claudia beschreibt, ist der typische Fall eines *veränderten Ich-Zustandes*: Die kompetente und standfeste Person Claudia fällt quasi aus ihrer Rolle: ein inkompetenter Zustand, ausgelöst durch ein winziges, harmloses Tier (jedenfalls in unseren Breitengraden), kleiner als ein Hemdenknopf.

kompetente Situation   inkompetente Situation
(alltägliches Leben)   (Konfrontation mit
                             einer Spinne)

Als *Motivation* für die Hypnoarbeit gibt sie das Bedürfnis nach mehr Ruhe und Gelassenheit an.

Hypnoseinduktion

Durch ihre Vorbildung in Hypnose erfolgen Handlevitation und ideomotorische Signale spontan. Sie geht leicht in Hypnose. Meine Frage nach der unbewussten Kooperation für die Lösung des Problems wird ideomotorisch eindeutig mit »Ja« beantwortet.

Arbeit mit der Altersregression

Ich gehe weiter nach dem Schema »Mobilisation von Ressourcen« vor und rege an, durch unbewusste Tätigkeit eine bestimmte Situation aus der Vergangenheit zu finden, in der sie über Kompetenzen verfügte, die ihr in Zukunft bei der Begegnung mit Spinnen hilfreich sein können.

Nach kurzer Suche zeigt der »Ja-Finger« den »Fund« an.

Situation I

Ich ermuntere sie zum Reden und Beschreiben der ideomotorisch angezeigten Situation. Zuerst artikuliert sie ihre Überraschung bezüglich der ihr in den Sinn gekommenen Situation: Sie erlebt sich, wie sie als Oberstufengymnasiastin einem jüngeren Schüler Nachhilfe in Latein gibt.

Ich frage nach, ob in dieser spontan erinnerten Situation Fähigkeiten zum Vorschein kommen, die ihr nützlich sein könnten. Dies wird ideomotorisch bejaht. Weil ich mutmaße, dass das nicht alles gewesen sein kann, frage ich sicherheitshalber weiter, ob dies zum Auflösen des Symptoms schon ausreiche. Mein Gespür wird mit einem »Nein-Zeichen« bestätigt. So fordere ich Claudia auf, eine weitere, komplettierende Erfahrung aus ihrem Leben zu finden.

Der »Ja-Finger« zeigt nach kurzer Weile eine zweite Erfahrung an.

Situation II

Auf meine Aufforderung hin beschreibt Claudia lebendig und überzeugend die Situation, die ihr Unbewusstes gerade präsentiert: Sie ist im Aufbruch zu ihrem Studienaufenthalt in den USA. Selbstbewusst sitzt sie im Flieger, die Welt gehört ihr, sie weiß, sie wird es schaffen, und fühlt: »Das kann ich!« In freudiger Aufregung hebt sie in den Himmel ab.

Integrationsarbeit

Auf meine Frage bestätigt der »Ja-Finger« die gefundene Situation als Ressource für eine Auflösung ihrer Spinnenphobie. Jetzt wird Zeit zur Integration der Ressource in den (ehemals) inkompetenten »Ich-Zustand« gelassen, wonach der Finger für das »Neue« die neu erworbene Kompetenz singnalisiert.

Zeitprogression

Claudia erhält Suggestionen, in einer Art Zeitreise in die Zukunft sich in der Konfrontation mit einer Spinne als ruhig und gelassen zu erleben.

Posthypnotische Suggestion

Claudia ist nun in tieferer Hypnose. Eine kleine Geschichte, wie auch die Spinne in Ihrer Gegenwart sich künftig wohler fühle und entspanne, und eine Hand voll direkter Suggestionen zur Auflösung des Problems folgen. Dabei versäume ich nicht, im Hinblick auf ihre Reisen in tropische Länder einzuflechten, dass bei einigen Spinnenarten Respekt und Vorsicht durchaus angebracht sind.

Befinden nach der Hypnose

Nach der Hypnose fühlt sich Claudia sehr wohl und zuversichtlich in Hinblick auf die Befreiung von ihrer Phobie.

Nachträgliche bewusste Einsicht

Schlagartig versteht sie auch den Sinn der ersten Szene.

Sie erzählt, wie der Nachhilfeschüler schon bei dem Wort »Latein« völlig blockiert, sein Gehirn abgeschaltet war, seine Logik versagte. Sie half ihm damals darüber hinweg. Der Junge symbolisierte für sie unbewusst ihre eigene Blockade, er befand sich im gleichen veränderten Bewusstseinszustand. Claudias Unbewusstes sah in der Figur des Nachhilfeschülers ihren Ich-Anteil, der in einer bestimmten Situation seine Kompetenz verliert. Wie sie damals ihrem Schüler erfolgreich über die Klippe hinweggeholfen hatte, kann sie nun heute sich selber hilfreich sein. Was genau sie damals gemacht hatte, braucht sie bewusst nicht zu wissen, um es heute anzuwenden. Als unbewusste Leistung wird sich dieser Prozess von alleine vollziehen.

Besonderheit dieser Intervention
Bei dieser Arbeit wird nicht nur deutlich, dass der Sinn der unbewussten Wahl der Erfahrung bewusst oftmals nicht gleich erfasst werden kann, sondern auch, wie wichtig es ist, als Therapeut dem eigenen Gefühl zu vertrauen. In diesem Falle war es wichtig, sich nicht mit der Lösung aus Situation I zufrieden zu geben, sondern nochmals nachzufragen, ob das Erleben der ersten Situation schon ausreiche. So sind alle Techniken immer nur Gerüst oder Leitlinie und müssen feinfühlig und individuell auf den anderen Menschen übertragen werden.

Sechs Wochen später
Claudia besitzt inzwischen ein neues Haustier: eine kleine Spinne. Große kann sie immer noch nicht leiden und ermordet sie. Panik aber kriegt sie nicht mehr. Und das alles erzählt sie ganz nebenbei, so als ob nie ein Problem bestanden hätte. Gut, dass ich nachfrage ...

3.1.3 Ekzem – »Halt den Mund«

Liebe Agnes,
ich will dir gleich heute schreiben. Mein kleiner Ausschlag an der Hand ist nahezu weg. Die Haut ist nur noch etwas rau (nach dem Motto: »Vergiss mich nicht«). Auch meine Lippen sind deutlich besser, aber ich weiß, dass es im Moment noch nicht ganz weggehen kann, denn es muss erst diese psychische Komponente gelöst werden.
   Am Sonntag nach dem Seminar hab ich mich voller Energie gefühlt. Auch die 300-km-Autobahn, die ich anschließend gefahren bin, haben mir nichts ausgemacht. Dann kam ich bei meinem Mann und meinen Schwiegereltern an und spürte, wie meine Schwiegermutter meine Energie abzog. Und am nächsten Tag war ich bei meinen Eltern, und ich

hatte das Gefühl, dass ich etwas von dem Schmerz (körperlichen und seelischen) meiner Mutter an mich genommen habe. Außerdem hab ich es bis heute nicht geschafft, ihr mal meine Meinung zu sagen, mich mit ihr zu streiten. Es kommt einfach nicht »über meine Lippen«.
Was kann ich machen, um meine Energie mal für mich zu behalten?
In 4 Wochen werde ich bestimmt keine Hautprobleme mehr haben. Dann ziehe ich endlich mit meinem Mann zusammen in eine andere Stadt. Da fängt was ganz Neues an. Ich freu mich schon jetzt.
Vielen Dank für diese vielen Einsichten, die mir erst jetzt richtig deutlich geworden sind.
Liebe Grüße, ...

Liebe Agnes,
vor einigen Wochen habe ich bei dir während meiner Ausbildung in ... eine Hypnose erlebt zur Behandlung meiner sehr stark aufgerissenen Lippen und Mundwinkel. Der kleine Ausschlag an meiner Hand war ja nach 3 Tagen völlig weg.
Und nun wohne ich endlich seit Juni mit meinem Mann zusammen. Und nach dem ersten Tag, als ich von den Renovierungsarbeiten völlig erschöpft auf die Luftmatratze sank, habe ich bemerkt, dass meine Lippen plötzlich völlig glatt waren. Und seitdem sind sie es auch geblieben.
Vielen Dank und viele liebe Grüße, ...

Intervention? In den letzten zehn Minuten eines Wochenendseminars nach dem Schema von 3.1.1 mit dem unter Hypnose gegebenen Hinweis, dass das Unbewusste in den nächtlichen Träumen den psychischen Hintergrund des Problems aufarbeitet.

3.2 Die einmalige Intervention

3.2.1 Pollinosis. Hypnose und Akupunktur in Kooperation – »Boot auf dem Meer«

Mein Wissen über Akupunktur ist gering. In meinen Ausbildungen berichten aber immer wieder Therapeuten von ausgezeichneten Resultaten, wenn sie die Akupunktur während der Hypnose praktizieren bzw. das Setzen der Nadeln mit Hypnose (wie Hasenhündl-Vecsei, Wien, in der Schmerztherapie oder Kornacker, Hannover, in der Neurologie) kombinieren. Positive Suggestionen zur Heilung und passende Metaphern zur Entwicklung intensivieren den Therapieeffekt. Hypnose und Akupunktur lassen sich also bei der Behandlung psychosomatischer und somatischer Krankheitsbilder in idealer Weise verbinden, was hier an einer Intervention bei Allergie (Pollinosis, Heuschnupfen) aufgezeigt wird.

Kornacker: »Alles geschieht im eigenen Tempo, die Arbeit mit dem Patienten ist prozesshaft. Prozesshaft sind auch die Wirkmechanismen von Akupunktur und Hypnose. Schritt für Schritt durchläuft der Patient innere Prozesse. Taktgeber scheint hier das Unterbewusstsein zu sein. Interessant ist auch die Bemerkung eines Patienten zu den ideomotorischen Signalen: ›Der Verstand überlegt sogar, welcher Finger sich heben soll, die Antwort aber kommt klar aus dem Unterbewusstsein.‹ Wie von unsichtbarer Hand gelenkt, sind es die ideomotorischen Fingerzeichen, die das Prozesshafte ausdrücken: ›Nein-Finger‹ für Innehalten, Rückbesinnung und therapeutisches Bearbeiten eines Problems, ›Ja-Finger‹ für dynamisches Vorwärtsschreiten, ›Finger für Neues‹ für eine Änderung des Bezugrahmens und Neuausrichtung von Gedanken, Emotionen. Bezeichnenderweise geschehen diese Änderungen zum Gesunden, ohne dass vorher deren auslösende krank machende Inhalte auf eine bewusst zu verarbeitende Ebene gebracht werden müssen.«

Die hier als Patientin deklarierte Person ist Kollegin und Teilnehmerin des Ausbildungscurriculums, ebenso wie der Neurologe Christoph Kornacker, der die Akupunktur setzt, während ich mit ihm gemeinsam die Hypnose anleite. Um den Fall so plastisch wie möglich zu halten, gebe ich hier das Wort weiter, zuerst an die Kollegin, dann an Kornacker.

Vorgeschichte, berichtet durch die Kollegin (26 Jahre):
Allergien (Heuschnupfen) seit dem fünften Lebensjahr, sehr starke Beschwerden trotz Einnahme von Medikamenten; Desensibilisierung vom fünften bis zum neunten Lebensjahr, jedoch kaum Besserung und nach einem Jahr zusätzliche allergische Reaktionen auf Baumblüte (vorher nur Gräser). Weitere Therapie durch Nasenspray und Augentropfen, jedoch starke Einschränkung im Sommer, sich draußen aufzuhalten. Ab ca. dem Alter von 15 zusätzlich Tabletten (seit drei Jahren Zolim), die die Symptome im Zaum halten, zumindest wenn ich nicht durch blühende Wiesen und Felder fahre. Symptome treten auf im Zeitraum von März bis September. Im Alter von 18 bis 19 habe ich mich im Sommer vier- bis fünfmal akupunktieren lassen, wobei die Wirkung, eine deutliche Besserung der Symptomatik, jedoch immer nur drei bis vier Tage angehalten hat.

Intervention:
Akupunktur und Hypnose (s. Anleitung bzw. Text von Christoph Kornacker)

Reaktion der Patientin
Beim Setzen der Nadeln habe ich sehr genau spüren können, wenn der richtige Punkt getroffen wurde, und bei einigen Punkten habe ich Wärme, Energie im Bauchraum gespürt. Insgesamt hatte ich während der gesamten Sitzung ein Druck- und Wärmegefühl im linken, genadelten Ohr. Der Hypnoseanleitung konnte ich gut folgen. Das Bild von einem Ort, an dem die Luft klar und rein ist, der also keinen Heuschnupfen hervorrufen kann, war zum einen ein Boot im Meer nah einer Insel (Mittelmeer). Zum anderen hatte ich das Bild, an einem Kliff an der Nordsee zu stehen und die salzige, klare Luft zu atmen (in der Kindheit machte ich wegen der Symptomatik mehrmals Kuren an der Nordsee). Während der Visualisation dieses Bildes spürte ich eine Besserung der vorhandenen Symptome (Jucken im Hals und in den Augen). Eine weitere hilfreiche Vorstellung war, auf einem Gletscher oder in den Bergen im Winter zu sein und die kalte, klare Luft zu atmen. Weiterhin stellte ich mir vor, dass auch in meinem Heimatort (Erlangen) diese Luft sein könnte, von Norden kommt die gute Luft der Nordsee, vom Süden die Gletscherluft, sodass ganz Deutschland abgedeckt ist. Bei der Suggestion einer blühenden Wiese und der Balance in meinen körperlichen Reaktionen sah ich mich, wie ich auf einer solchen Wiese stehe, die Arme zur Seite ausgestreckt, die sich wie bei einer Waage langsam auf das Gleichgewicht einpendeln.

Gefühl *direkt nach der Sitzung*: Linderung der Heuschnupfenbeschwerden.

Weiterer Verlauf der nächsten Tage
Während des weiteren Tagesverlaufs, insbesondere auf der Rückreise im Zug, habe ich Selbsthypnose mit den oben beschriebenen Bildern praktiziert, wobei ich mir auch das Gefühl der Nadeln im Ohr vergegenwärtigte. Das Jucken in Hals und Augen sowie die verstopfte Nase hatte ich damit gut unter Kontrolle. Kurze Visualisationen habe ich ca. vier- bis fünfmal an diesem Tag (zwei bis drei Minuten) durchgeführt.

Während der nächsten zwei Tage waren die Beschwerden erheblich geringer als sonst, und gelegentliche Juckattacken bekam ich durch kurze Selbsthypnosen (mit allen oben beschriebenen Bildern) in den Griff. Am zweiten Tag führte ich morgens auch eine längere Selbsthypnose durch. Vor der Hypnose habe ich mir die Ohren (auch gezielt am Allergiepunkt) massiert und mir zusätzlich das Druckgefühl, das ich während der Akupunktur hatte, vergegenwärtigt.

Die Beschwerden waren trotz guten Wetters wenig. Auch in den nächsten Tagen kam ich gut zurecht, und die Selbsthypnosen wurden immer seltener notwendig. Seit der Hypnose und Akupunktur vor nun zehn Tagen habe ich keinerlei Medikamente mehr eingenommen, plane aber weitere Akupunktursitzungen mit Selbsthypnose.

Drei Wochen nach der Intervention
In den letzten zwei Wochen hatte ich kaum Beschwerden, was zum Teil auch am erst sehr heißen und dann nassen Wetter liegen könnte (oder eben an der Intervention ☺). Außerdem war ich fünf Tage im Gebirge, wo ich trotz Blühen der Almwiesen und gutem Wetter nur leichte Beschwerden (Nase) hatte. In den letzten zwei Wochen habe ich nur ca. zweimal die Woche kurze (fünf bis zehn Minuten) Selbsthypnosen durchgeführt mit der Vorstellung der oben beschriebenen Bilder »Gletscherluft« und »Boot auf dem Meer«, gekoppelt mit kurzen Ohrmassagen. Immer noch nehme ich seit der Intervention keinerlei Medikamente, was für mich sehr erstaunlich und toll ist, da ich seit meiner Kindheit im Sommer kaum mehr als ein paar Tage ohne Medikamente ausgekommen bin.

Aufzeichnung Kornacker
P = Patientin/Kollegin, AKR = Agnes Kaiser Rekkas, CK = Christoph Kornacker

(Dr. med. Christoph Kornacker: Falldarstellung Hypnotherapie und Akupunktur, »Pollinosis«, Hypnose (Doppelinduktion) in Kombination mit Ohr- und Körper-Akupunktur (09.06.2002), Kassettenaufnahme)

CK: »Ich würde dich jetzt bitten, dass du dich ganz entspannt hinsetzt und die Augen schließt und auf einer visualisierten Skala von 0 bis 10 (0 für den Zustand, in dem du völlig beschwerdefrei bist, 10 für den Zustand, in dem du deiner Empfindung nach die maximalen Beschwerden hast) festzulegen, wo du momentan auf dieser Skala stehst.«

P: »Nummer 3 bis 4.«

CK: »Okay ... bleib ruhig bei dir. Bitte probier einmal die paradoxe Situation aus, dass du mithilfe deiner Vorstellung auf dieser Skala die Beschwerdesymptomatik weiter in den oberen Bereich treibst und dir die unangenehmsten Pollinosis-Beschwerden vorstellst.«

AKR: »Da gab es ja auch schon im Vorgespräch eine Beschreibung von dir von einer bestimmten Situation auf der Wiese.«

CK: »Und wenn dieses Gefühl und diese Vorstellung ganz präsent sind, kannst du sagen: ›Ja‹ ...
Aber weil ich gerade merke, dass du schon ganz tief in Trance gegangen bist, kannst du es auch gern mit Fingerzeichen anzeigen. Ah ja, das ist der ›Ja-Finger‹. Ich würde dich jetzt aber trotzdem noch mal bitten zu sagen, auf welcher Höhe der Skala du dich jetzt befindest.«

P: »So etwa bei 8.«

CK: »Gut, ich denke, das ist für die Akupunktur ausreichend. Jetzt gebe ich dir einfach noch ein paar ganz technische Hinweise. Es gibt die Körper-Akupunktur, bei der man die Nadeln am Körper setzt; die Ohr-Akupunktur – das Ohr gehört natürlich auch zum Körper – stellt ein besonderes Somatotop dar, und da ist deine Hilfe notwendig und – ganz entscheidend – auch deine Kompetenz. Ich weiß, welche Punkte ich gern stechen möchte, aber deine Schmerzwahrnehmung gibt mir eigentlich den genauen Punkt an. Das heißt, ich werde mit so einer Art ›Tüpfel-Streich-Methode‹ die Ohr-Akupunktur-Punkte suchen, und du wirst mir dann einfach durch ein kurzes ›Ja‹ oder Augenzwinkern anzeigen, ob ich am richtigen Punkt bin. Vielleicht kannst du die Information auch noch mal über Fingerzeichen signalisieren.
Jetzt würde ich gern noch wissen, ob du Links- oder Rechtshänderin bist.«

P: »Rechtshänderin.«

CK: »Ich suche jetzt den ›Allergie-Punkt‹ am linken Ohr auf und setze die ›Very Point‹-Methode ein. Ich habe eigentlich schon das Signal, nämlich das Wegzucken. Ich möchte gern noch mal genauer wissen, wo der Punkt ist ... Okay. Das war der ›Allergie-Punkt‹. Jetzt hattest du bei der Vorbesprechung schon gesagt, dass das Schlucken mit beeinträchtigt ist, dass manchmal sogar asthmoide Beschwerden mit dabei sind. Ich suche jetzt den nächsten Punkt aus ... ›Schlund-Punkt‹ ... Geht es dir gut?«

P: »Ja, ist okay.«

CK: »Ich denke, der Schmerz holt dich ein bisschen aus der Entspannung, aber das ist für diese Situation auch ganz in Ordnung. Das war der Punkt ACTH, der dritte Akupunktur-Punkt, den ich genadelt habe. Ich nehme jetzt den vierten Punkt, Plexus broncho pulmonalis ... Noch mal für das Tonband die Reaktion: Es war ein ganz kurzes Zucken, ein kurzes Wegziehen. Das ist immer das sichere Indiz dafür, dass man den Punkt auch gut getroffen hat. Wie fühlst du dich?«

P: »Gut. Man merkt immer ganz genau, ob du den richtigen Punkt getroffen hast.«

CK: »Hast du das Gefühl gehabt, dass ich den Punkt jedes Mal getroffen habe?«

P: »Ja, es ist ein deutlicher Unterschied, ob du außen rum stichst, eigentlich daneben liegst und da so stichst – das ist ein bisschen unangenehm, aber nicht viel – und wenn du ihn triffst, dann ist es so ein richtiges ... also dann sticht es, und man merkt eindeutig, dass das dann der richtige Punkt ist.«

CK: »Gut, das waren jetzt vier Punkte. Kannst du aus der Erinnerung heraus sagen, welcher Punkt der empfindlichste war?«

P: »Ich glaube der erste und der dritte.«

CK: »Dann würde ich ganz gerne den ersten Punkt auch noch mal auf der anderen Seite stechen. Ich gehe jetzt rüber und nehme das rechte Ohr ...

3. Live dabei

Super gemacht. Zur Belohnung darfst du dich jetzt auch gleich hinlegen, und ich nehme noch ein paar Körper-Akupunktur-Punkte. Also, das war jetzt noch mal der Allergie-Punkt auf der rechten Seite ...

Jetzt darfst du es dir auch wirklich bequem machen, das ist jetzt die Lage, in der wir dann ja auch mit der Hypnose weiterarbeiten.

Wie fühlst du dich im Moment?«

P: »Gut.«

CK: »Was heißt das genau?«

P: »Also, es ist jetzt relativ warm ... also, die Ohren sind warm.«

CK: »Die Ohren sind warm und deine Bauchregion, das war eigentlich die Region, von der du vorhin gesagt hast, dass es dort eine unangenehme Wärme gab. Ist diese Wärme immer noch unangenehm?«

P: »Nein, nicht mehr unangenehm.«

CK: »Vielleicht kannst du noch mal beschreiben, wie es im Moment ist?!«

P: »Also, es ist von den Ohren bis ungefähr da zur Mitte [Anmerkung: sie zeigt auf den Bauch] relativ warm, aber nicht so heiß wie vorhin und auch nicht unangenehm. Die Ohren sind dagegen sehr heiß und irgendwie so angespannt. Irgendwie ein bisschen erschöpft im Oberraumbereich.«

CK: »In welchem Oberraumbereich?«

P: »Arme und Bauch.«

CK: »Schweregefühl?«

P: »Ja, so ein bisschen schwer einfach. Erschöpfung.«

CK: »Prima. Von deiner Kreislaufsituation her fühlst du dich wohl?«

P: »Ja.«

CK: »Es ist eine warme, ein bisschen lähmende Erschöpfung?«

P: »Lähmend nicht, einfach nur warm und angenehm.«

CK: »Sehr gut. – Ich bereite dich noch ein bisschen vor mit dem Hochziehen der Ärmel ... Ich hatte dir versprochen, auch die Körper-Akupunktur einzusetzen, weil die natürlich auch ihre Sinnhaftigkeit und sehr gute Wirkung hat. Und ich werde Punkte im Bereich der Hand, unter dem Bauchnabel und im Bereich der Füße nehmen. Wie die heißen, sage ich dann jedes Mal an. Es kann bei der Körper-Akupunktur so sein, dass nach dem Einstich für einen Moment ein Druckgefühl, manchmal ein elektrisierendes Gefühl eintritt. Das ist eine gute Reaktion ... Ich fange an der rechten Seite an und würde dich jetzt einfach bitten, noch mal innerlich ganz ruhig zu werden, diesem von dir beschriebenen Phänomen der Wärme, die angenehm ist, genauer nachzuspüren. Und wenn diese wohlige Entspannung dich ganz und gar durchdrungen hat, es mit dem ›Ja-Finger‹ anzuzeigen ...«

FZ: »Ja.«

CK: »Jetzt setze ich die Nadeln, und in dieser entspannten Situation kann es gut sein, dass du sie fast gar nicht mehr spürst. Dickdarm 4 rechts, Dickdarm 4 links, Dickdarm 11 links, Dickdarm 11 rechts, Milz-Pankreas [MP] 6 rechts, MP 6 links ...

Jetzt im Fußbereich linksseitig Leber 3, rechtsseitig Leber 3, unterhalb des Bauchnabels KG 6 und am Kopf LG 20. Zuletzt, wie ich gerade gehört habe [Anmerkung: aus dem Zuhörerkreis], soll diese Nadel ›die Antenne in den Kosmos‹ sein ... Jetzt würde ich dich bitten, noch mal tiefer in Hypnose zu gehen. Dein mögliches Wohlbefinden mit dem ›Ja-Finger‹ anzuzeigen, bevor ich dann an Agnes übergebe.«

P: »Sehr gut, schön.«

AKR: »Und die Nadeln sollen etwa 15 Minuten drinbleiben?«

CK: »Ja, mindestens.«

Hypnosetext

AKR: »Magst du sagen, wie es dir gerade geht? ...
Der Mund hat sich ein bisschen bewegt, aber es sind keine Worte herausgekommen, und du liegst da und lächelst und lässt es wirken. Das ist auch das Beste, was du tun kannst. Lass es wirken, genau. Die Atmung vertieft sich, sehr schön. Du brauchst überhaupt nichts zu tun. Du lässt es wirken, lässt es strömen. Und du hast eine lange Geschichte mit der Symptomatik und hast viel unternommen, es zu verbessern.

3. Live dabei

Und warum sollte dir diese Intervention heute nicht helfen, eine neue Richtung zu geben und grundlegende Hilfe zu finden durch ein ganz besonderes Verfahren, was sich in Verbindung mit der Hypnose potenziert und so wie bei der Hypnose die eigene mentale Kraft wirkt, wo nichts von außen dazugegeben wird, wirkt hier die eigene physiologische Kraft.

Nichts kommt von außen dazu. Es sind alles nur Hilfsmittel, die die körperliche Funktion unterstützen und mit deren Hilfe du tiefer und tiefer in Hypnose gehen kannst, dass es umso mehr wirkt und dein körperliches Befinden klärt und den körperlichen Zustand beruhigt und die körperlichen Vorgänge ausgleicht, ausbalanciert, und vielleicht findest du dafür ja ein ganz besonderes, dein eigenes Bild, in dem alle ehemals überschäumenden Reaktionen sich beruhigen, sich einpendeln ... ein Gleichgewicht sich herstellt und alles im natürlichen normalen Maß vonstatten geht.

Und ich kenne die Symptomatik, die du hast, und mir selber hat einmal ein Bild sehr geholfen

Ich liege auf den Planken eines kleinen Bootes im Hafen einer Kykladeninsel. Diese Inseln sind für ihre karge Schönheit berühmt. Die Luft ist klar und trocken. Es ist Nacht. Ich schaue in den mit Sternen übersäten Himmel. Ein leichtes Schaukeln des Bootes durch die weichen Wasserbewegungen im Hafen wiegt mich sanft. Und die Nase wird frei und freier, die Augen erfahren Linderung, Kühle. Ausgeglichenheit, Stirn kühl, Kopf ruhig, der Hals glatt, angenehm, die Atmung fließt. Alles andere vergessen.

Auch, dass es auf der Skala gerade mal eine höhere Zahl gab von 4 bis 5 und dann sogar von 8. Es ist wie ein Fieberthermometer, das jetzt sinkt, herunter, Zahl um Zahl auf 3, auf 2 ½, bei jedem Ausatmen mehr.

Man kann einfach mal den Finger fragen, der ›Ja-Finger‹ kann das bestätigen. Ist es schon auf 3? ... Ja. Ist es schon unter 3? ... Es ist schon unter 3, gut. Ist es schon unter 2 auf der Skala? Auch ein ›Nein-Finger‹ kann anzeigen, den haben wir eben noch nicht gehabt. Ah ja, da zeigt er sich ... Es ist noch nicht unter 2. Aber schon auf 2? ... Gut.

Und es kann noch tiefer gehen, einfach, weil du dir noch Zeit lässt und lernst, deinem eigenen Bild und dem Gefühl, das das Bild in dir hervorruft, zu vertrauen.

Und die Nase erinnert sich, frische, klare Luft zu riechen, angenehm. Das Auge erinnert sich, klar zu gucken, der Mund fühlt sich frisch, ruhig, glatt ...

Und da kommt wieder der ›Ja-Finger‹, als ob er anzeigt, dass es gleich auf 1 runtergeht. Genau, da war es schon da, das Ja-Zeichen. Noch ein bisschen vorsichtig, ist noch nicht ganz stabil, noch nicht. Lass dir einfach einige Zeit, auf der 1 stabil zu werden. Und es braucht noch nicht die 0 zu sein [!].

Und während du dort ... genau das war ein guter Atemzug ... dich besonders wohl fühlst – für mich ist es ja ein Geheimnis, wo du bist, aber man merkt es dir an, dass du etwas gefunden hast –, kannst du einfach mal so als Spiel ausprobieren, dass du in einem gewissen Abstand, der für dich sicher ist, die andere Landschaft, die blühende Landschaft wieder auftauchen lässt, mit den Haselsträuchern und was du auch alles erwähnt hast vorhin, und du bist wie auf einer kleinen Insel mit deiner frischen, klaren Luft, und um dich herum schwirren die Pollen und was auch immer früher dir etwas ausgemacht hat ... jetzt kann dein Körper anders reagieren ... und auch dein Kopf ...

Und diese alte Verbindung, Polle gleich Pollinosis, löst sich auf ... Und die Pollen schwirren umher und sind verantwortlich dafür, dass die Natur gedeiht, dass es junge Pflanzen gibt und Blumen, die du gern hast, und dass der Sommer kommt. Und lass dich mal überraschen, wie du das wirst genießen können, weil dein Körper sich jetzt einfach anders verhält und diese alten Zustände vergisst.

Geh mal ganz tief – du kannst das gut – ... die Hand wurde gerade leichter ... ganz tief noch mal in diesen veränderten Bewusstseinszustand ... vergiss diese alte Verbindung. Und der ›Neue Finger‹ – wir wissen aber noch nicht, welcher, wird sich zeigen – kann anzeigen, wenn sich etwas Altes löst und dafür etwas Neues, ich nenn es einfach mal ›Lust am Frühling und am Sommer und an der Natur‹, sich einen Weg bahnt.

Es kann ganz anders in dir heißen.
Das war der ›neue‹, der dritte, gut. Gut, sich da Zeit zu lassen, es braucht ja auch längere Arbeit. Wie geht es dir jetzt? Gut? Du kannst ja einfach mal auch mit dem Kopf nicken oder was sagen ... Und selbst das Kopfnicken ist fast zu viel verlangt. Gut, lass es einfach in dir wirken. Gut ...

Mein Text ist zu Ende. Es ist alles gesagt. Und dein Unbewusstes fügt noch hinzu, was es noch braucht, und das in aller Ruhe. Sehr schön!«

CK: »Und ich denke, jetzt wäre es ganz gut, wenn du für zwei bis drei Minuten in eine leichte Entspannung gehst. Einmal diese vielen Dinge, die du als angenehm erfahren und im Unterbewussten auch schon gespeichert hast und später abrufen wirst, wenn die Zeit dafür notwendig ist, einfach wirken lässt ... mit dieser ganzen Kompetenz, die dein Körper und dein Geist dafür haben ...

Denn Agnes und ich haben nichts anderes getan, als diese Kompetenz wachzurufen und sie aus einer Art Dornröschenschlaf zu wecken. Mit diesem Gefühl wirst du merken, wie der Kopf freier und freier wird. Der Punkt ›Sonne‹ wird wie eine Sonne in dir aufgehen ... Die Sonne, die so viel mit Wärme und Frühling, mit Sommer, mit Blühen zu tun hat.

Und vielleicht mag dein Unbewusstes dein Wohlbefinden noch mal mit dem ›Ja-Finger‹ anzeigen. Prima! Wir versuchen noch mal, ein bisschen mehr zu fokussieren, noch mehr in Ruhe zu gehen. Da kam der ›Ja-Finger‹ spontan. Sehr gut ...

Du bestimmst den Zeitpunkt, wann dieses Gefühl sich so verfestigt hat, dass du danach auch wieder hier in die Realität zurückkommen möchtest. Denn es ist eine ganze Menge Arbeit geleistet worden von dir.

Du darfst dann in dem dir eigenen Rhythmus die Augen öffnen und wieder ganz hierher zurückkommen.«

3.2.2 Depressive Stimmung? Szenenwechsel! – »Auf die Ski, und ab die Post!«

Wiedergabe einer Paarsitzung während einer Einzeltherapie (7. Sitzung)

Ziel: Entlastung des Paares, Energetisierung, Orientierung ins Positive

Technik: Wiedererleben einer schönen Erfahrung mithilfe der Zeitregression, Dissoziation in ein gutes Erlebnis

Lilo hat Krebs. Sie kommt wegen einer Therapie mit Hypnose als Unterstützung in dieser schweren Zeit. Als Aufgabe schält sich aber nicht nur die Begleitung durch die Krankheit, sondern auch die Behandlung der Depression, die sie immer wieder in Wellen überrollt, heraus. Vor zweieinhalb Jahren wurde ein Colon-Carcinom im Sigma-Bereich diagnostiziert. Sie erhielt eine Chemotherapie, musste sich aber nach einiger Zeit wegen Lungenmetastasen zwei größeren Operationen unterziehen. Als sich später ein Herd im Unterbauch fand, folgte eine Bauch-OP.

Der Kontakt zu Lilo lässt sich gut herstellen. Obwohl sie anfangs skeptisch wirkt, öffnet sich die junge Frau, eine promovierte Chemikerin, meinen therapeutischen Angeboten dann doch schnell. Unzufrieden macht sie nur, dass ihrer Meinung nach die Hypnose nicht so richtig klappe. Aber dieses Erleben ist nur Ausdruck des enormen Drucks, der »wie ein Felsen« auf ihr lastet und der sich aus ihrer Familiengeschichte ergibt.

In der ersten etwa zweistündigen Sitzung leite ich nach einem ausführlichen anamnestischen Gespräch eine einfache Hypnose im Liegen mit dem Aufspüren eines schönen Platzes an. Die induzierte Handlevitation ereignet sich spontan.

In der fünf Tage später stattfindenden zweiten Sitzung wende ich die Technik *Mobilisation von Ressourcen* an. Außerdem erhält sie alle meine CDs, die sie wiederholt hört.

In der dritten Sitzung eine Woche darauf hilft ihr die Übung *Sammeln und Loslassen*, Druck und Stress abzubauen. Ich erfahre in den Gesprächen, die vor den Hypnosen immer einen breiten Raum einnehmen, dass sie schon besser schlafe. Diesmal lernt sie mit der Übung *Raggedy Ann*, die sie »geradezu genial« findet, hypnotische Tiefenentspannung.

Inzwischen trifft sie sich mit ihren Eltern, in deren Augen sie alles falsch macht und schlichtweg auch als Person »nicht richtig« ist. Außerdem hört sie auf einem Kongress einen Vortrag über Krebserkrankung. Sie rutscht erneut in eine Depression, und auf ihren eigenen ausdrücklichen Wunsch stelle ich sie gleich zu Anfang der vierten Sitzung bei der Psychiaterin, mit der ich zusammenarbeite und deren Praxis neben meiner liegt, vor. Als sie von dieser zu mir zurückkehrt, lasse ich sie sich in einem gestalttherapeutischen Setting mit eingebauten Hypnosesequenzen gegenüber den Eltern und der Schwester behaupten. Auf meinen Vorschlag hin schreibt sie ihren Eltern einen Brief, indem sie für ein halbes Jahr Funkstille zwischen sich und dem Rest der Familie verlangt. Sie erklärt dies knapp mit ihrem Bedürfnis, einige Sachen für sich alleine erledigen zu wollen. (In der nächsten Sitzung werde ich erfahren, dass ihre Eltern dies erstaunlich gelassen akzeptieren.) Das verschriebene Antidepressivum nimmt sie nicht ein.

Das somatische Krankheitsbild spitzt sich dramatisch zu. Es ist ein Tumorherd im Schambein entdeckt worden, und sie wird unverzüglich operiert. Nach der Operation kommt sie geschwächt, aber relativ zuversichtlich in die inzwischen sechste Therapiestunde. Sie hat sich mittlerweile entschlossen, sich beruflich zu verändern. Während sie in ihrem Beruf Bürotätigkeit ausübte, möchte sie sich gerne handwerklich mit Intarsienarbeiten beschäftigen. Diese Idee war ihr während einer Hypnose aufgetaucht. Außerdem schreibt sie morgens in einer Art Ritual alle Gedanken, die ihr gerade durch den Kopf gehen, auf und legt sie dann zur Seite. Sie fühlt sich nachher befreit und fit für die Bewältigung des Tages.

Da sie sich wiederum einer Chemotherapie unterziehen muss, obwohl sie »am liebsten eine Reise nach Indien« unternähme, lasse ich sie über die Augenfixation mithilfe der Farbtafel in Hypnose gehen. Ich gebe ihr viel Zeit für die Induktion mit der Beachtung der Wellenbewegung der Atmung, fordere sie dann auf, sich an einem schönen Platz zwischen zwei »Kraftbäumen« eine Hängematte zu erträumen, in der sie sich zuversichtlich wiegt. So liegt sie in einer Art Kraftfeld und schaut in das Mosaik vom Grün der Blätter und Blau des Himmels. Im Laufe der Zeit kann sie gut in Trance gelangen. Darauf folgt das Suggestionsprogramm für die Chemotherapie.

»Auf die Ski, und ab die Post!«

Zur nächsten, siebten Sitzung erscheint sie – wie verabredet – mit ihrem Mann. Ich hatte ihn eingeladen, da der Partner eines an Krebs Erkrankten auch immer sehr leidet und unter Druck steht, der wiederum auf den Patienten reflektiert. Diese Sitzung sollte dem Kennenlernen, der Entlastung und auch der Angliederung des Partners an die Therapie dienen. Der Ehemann befindet sich selber in einer Gesprächstherapie, die ihm seinen Aussagen nach gut tut. Vermutlich auch deshalb äußert er sich gegenüber der Hypnotherapie seiner Frau bei mir positiv und anerkennend. Er betrachtet den gemeinsamen schwierigen Weg als Aufgabe und zitiert dabei den Hirtenjungen aus Coelhos *Alchimisten*, der immer wieder etwas verliert, um letztendlich zu begreifen, dass nicht der lockende Schatz das Wesentliche seiner Reise ist. So verstehe ich, dass der Mann über Metaphern zugänglich ist, was mir Hinweise für das weitere Vorgehen gibt. Das Paar wirkt harmonisch, aber bedrückt. Als er von der Mühsal der Autofahrt nach München und durch die Stadt hindurch berichtet und davon, wie unwohl er sich fühle, wenn die Menschen ihn anstarren (!), wirkt er richtig überfordert.

Erst als die beiden vom Ausflug des vorausgegangenen Wochenendes in die Berge und vom Skifahren im frischen Pulverschnee erzählen, kommt Lebendigkeit auf. Eindrücklich lassen sie vor meinen Augen ein im Sonnenschein gleißendes Schnee-Alpenpanorama auftauchen.

Diese gute Schwingung bricht aber im Nu wieder ab, als im weiteren Gespräch Darstellungen der Hilflosigkeit und Depression aus der Zeit der vergangenen Klinikaufenthalte erfolgen. Sie wirken beide wie gefangen in diesen dramatischen Situationen, die sie ausufernd beschreiben. Blässe zieht wieder in ihre Gesichter, ihre Körper sinken in sich zusammen. Nach Steve de Shazer (1998) geraten sie unversehens in eine »abschweifende Erzählung«, ein Verhalten, mit dem sie sich von ihrem Ziel, sich aufzutanken und besser zu fühlen, entfernen.

An der Stelle seiner Erzählung, wo er sie – wahrscheinlich zum vielfach wiederholten Male – leichenblass aus dem Operationssaal schieben lässt, bitte ich sie beide, die Augen schließen, um zu verdeutlichen, was sie gerade mit sich selber anstellen. Ich fordere sie auf, bei der momentanen Situation zu bleiben und in sich hineinzuspüren. Körperliche Sensationen und seelische Empfindungen sowie die dazugehörigen Gedanken sollen achtsam wahrgenommen werden. Schon rollen ihm Tränen über die Wangen. Sie wird aschfahl. Das reicht. Ich lasse sie nicht aussprechen, was sie erleben. Die Qual muss sich nicht auch noch in Worten in ihren Ohren niederlassen. Ich lasse sie nur meine Vermutung bestätigen, dass es nicht gut geht und dass sie dies bis in den letzten Winkel verspüren.

Obwohl ich eigentlich vorhatte, dass berühmte *Wunder* mit ihnen durchzuspielen, entscheide ich mich, das vorher erwähnte schöne Erlebnis zu nutzen. Beide sind schon in Trance.

Hypnose

»Szenenwechsel!

Sie sind hier bei mir ... in einer therapeutischen Situation ... um alte Muster aufzulösen, um etwas besser zu machen und um Neues zu lernen ... sich zu kräftigen und wohler zu fühlen. Machen Sie jetzt bitte drei ruhige, tiefe Atemzüge, die Sie innerlich aufrichten. Die Trance wird sich dabei automatisch vertiefen ...

Schnallen Sie sich bitte wieder Ihre Skier an ... stehen Sie jetzt in ihrem Skioutfit in dieser wunderschönen Landschaft, die Sie eben noch beschrieben haben! Der ganze Körper kann sich erinnern, Ihre Augen betrachten die Alpenkette, die Nase riecht die Frische der Bergluft, das Ohr hört das Knirschen des Schnees und das Kreischen der Bergdohlen, der ganze Körper fühlt die frohe Herausforderung, einen Berghang mit Elan hinunterzusausen ...

... und ab die Post! Sie rauschen den Hang in harmonischen Schwüngen hinunter. Stemmen sich in Ihre Kraft, lassen anderes links und rechts an sich vorbeigleiten ... Sie sind im Mittelpunkt ... stehen auf Ihren Skiern ... und die sind dazu gedacht, nach vorne zu fahren, nicht nach hinten, nein, nach vorne. Und so fahren Sie einen wunderbaren, schier unendlichen Hang hinab, mit Freude und zunehmender Stabilität. Die Atmung fließt ruhig und gleichmäßig. Nur noch Wohlbefinden ist wichtig.«

Ich male die Schneelandschaft mit all ihren Besonderheiten aus. Das junge Paar lehnt sich wohlig in die Sessel. Ein Lächeln umspielt beider Gesicht.

Nach Ausleitung der Hypnose recken und strecken sie sich, schauen sich an, und sie fährt ihm liebevoll mit der Hand über die Wange. Sie verbleibt einfach in Ruhe ... während er knapp, aber vieldeutig sagt: »Das ist schön, so im Positiven zu bleiben. Ach, geht's mir jetzt gut!«

Während ich dies aufzeichne, ruft sie mich mit dem Handy von der Autobahn aus an. Sie sind wieder unterwegs zum Skifahren, sie sagt die vereinbarte Sitzung ab. Es ist mir recht.

3.3 Exemplarische Therapieverläufe

Die hier wiedergegebenen Therapieverläufe zeigen, wie die in Kapitel 2 beschriebenen Techniken angewendet werden können.

3.3.1 Bulimie – »Das Gift ausspucken, nicht den Apfel«

Präsentation eines gesamten Therapieablaufes unter beispielhafter Nutzung der ideomotorischen Kommunikation; die elfte von den insgesamt 13 Sitzungen ist von der *vcr (Videocooperative Ruhr)* als Lehrfilm aufgenommen.

Verwendete Techniken im Ablauf des Therapieprozesses: Gestaltung der ersten Therapiestunde, Installation ideomotorischer Signale, *Auflösen der Symptomtrance*, Üben von Selbstberuhigungstechniken mithilfe der CD *Energetisieren*, Zukunftsvision in einer Kristallkugel (Altersprogression), Finden eines magischen Tieres, *Sammeln und Ausleeren* der tödlichen Botschaften, Arbeit am Kindheitstrauma, *Bodyscan, Die drei Zauberworte,* Auflösen der Albträume durch ideomotorische Traumarbeit, ideomotorische Arbeit für weitere unbewusste Arbeit, *Buch des Lebens, Part's Party,* ideomotorische Arbeit zur Auflösung eines tiefen Schuldkomplexes, therapeutische Hausaufgaben mithilfe von CDs.

Die Patientin, sie sei hier Alice genannt, zeigt zu Beginn der Behandlung eine seit 13 Jahren bestehende Essstörung mit Phasen autoaggressiver Handlungen. Im Folgenden ist das hypnotherapeutische Vorgehen (unter vielfacher Verwendung ideomotorischer Signale) mit Organisation und Ablauf der gesamten Therapie von 13 Sitzungen zu ca. 90 Minuten aufgezeichnet.

1. Termin: 18.12.02, Gestaltung der ersten Therapiestunde
Alice kommt vordergründig wegen Essstörungen, unter denen sie seit dem 16. Lebensjahr leidet. Die attraktive, mädchenhafte Frau von 29 Jahren mit langem, schwarzem Haar und guter, sehr schlanker Figur ist als MTA in der Forschung über Zytostatika tätig. Sie erklärt, sie wolle »nicht mehr so weitermachen«, sie fühle sich schlecht, ihr ganzer Körper schmerze, das Essen sei »eine einzige Pein«.

Als Einzelkind in einer Akademikerfamilie aufgewachsen, erhielt sie ab dem vierten Lebensjahr Ballettunterricht und wollte ursprünglich Tänzerin werden. 19-jährig erlitt sie einen Bandscheibenprolaps, und ihr Traum zerbrach. Ihrer Erzählung nach stand sie ihre ganze Kindheit und Jugend unter starkem Druck des Ballettlehrers, der ihr häufig vorwarf, sie esse zu viel und würde demzufolge zu schwer. Aber auch der Vater übte an seiner Tochter viel und unachtsam Kritik, während die Mutter sich emotional immer mehr zurückzog und ein Alkoholproblem entwickelte. Tatsächlich brachte Alice nach dem Auftreten des Rückenproblems in nur sechs Monaten beachtliche 20 Kilo mehr auf die Waage.

Alice skizziert eine typische familiäre Episode: Die Mutter bäckt einen Kuchen und verteilt die Stücke. Der Vater schiebt sein Kuchenstück über den Tisch der Tochter mit dem Kommentar zu: »Iss du mal, dann werde ich nicht dick, und du bist es ja schon!«

Der Kontakt zu den Eltern ist intensiv (täglich wird telefoniert) und belastend, der Vater »stresst mit lehrerhaften Telefonaten«. Alice ist aktive Radrennfahrerin, und ihre wenigen Freundschaften hat sie im Kreis der Radsportler.

Nachdem Alice vor sechs Monaten eine »ungute Beziehung« (von der wir später noch hören werden) abgebrochen hat, lebt sie alleine. Sie ist bestimmt von dem Gefühl, sie dürfe nicht glücklich sein, sie sei ein »Urgestein von Problemen«. Abends schläft sie zwar erschöpft ein, schreckt aber durch Albträume, an deren Inhalt sie sich nicht erinnert, hoch. Oft fühlt sie sich dann sehr, sehr einsam, »irgendwie inkomplett« und verfällt in Panikattacken. Morgens ist sie entsprechend gerädert und nicht fit für ihren anstrengenden Tag.

Alice treibt nicht nur exzessiv Sport, sondern arbeitet auch über die Maßen und ist oft mehr als elf Stunden pro Tag im Labor, obwohl sie dafür von ihrem verdrießlichen Chef keine Anerkennung erhält. Immer wieder gerät sie in Fressanfälle, stopft alles in sich hinein, wonach ihr verständlicherweise besonders elend wird und sie sich hart verurteilt. Besonders waghalsig sind für sie Einladungen zum Essen, da sie sich da kaum beherrschen kann und »bis zum Abwinken« frisst. Dabei ernährt sich sonst hauptsächlich von Karotten und Obst, auch Mineraldrinks, um den sportlichen Ansprüchen gerecht zu werden. Aber selbst dieses asketische Essen ist von schlechtem Gewissen begleitet, und eine innere Stimme tadelt sie und raunt ihr zu, sie sei schlecht, wenn sie esse, und habe das Essen auch gar nicht verdient. Oftmals erbricht sie dann, wobei sie dabei zunehmend mehr Schmerzen hat, auch wissend, dass dieses Verhalten sehr ungesund ist. In Zuständen besonderer Verzweiflung und Zerrissenheit verletzt sie sich absichtlich, schneidet und brennt sich, z. B. mit dem Bügeleisen. Sie wird von einem Tinnitus beidseits in hohen Frequenzen gequält und leidet unter Haarausfall.

In ihrer wenigen Freizeit beschäftigt sie sich mit beruflicher Fachliteratur und liest Bücher über Engel.

Diese erste Sitzung dient der Rapportbildung, Problemdarstellung, Zieldefinition und ersten Hypnoseerfahrung. Das Beschwerdebild ist medizinisch abgeklärt und als Bulimia eingestuft. Ausnahmen von der Regel, also beschwerdelose Phasen, scheinen nicht aufzutreten, auch wenn die Symptomatik in ihrer Heftigkeit schwankt und sehr wohl von Belastungs- und Stressfaktoren abhängt.

Als bisherige Versuche der Problembewältigung berichtet die Patientin eine mit 19 Jahren begonnene, aber nach drei Sitzungen abgebrochene Psychotherapie, da sie sich nicht verstanden gefühlt habe.

Offensichtlich ist sie zur Mitarbeit bereit und scheint sichtlich neugierig auf diese besondere Therapie, die Therapie mit Hypnose.

Nach der Befundaufnahme orientiert sich das weitere Vorgehen der ersten Stunde an folgendem Ablauf:

> 1. *Formulierung des Therapiezieles:* Alice will »Essen ohne schlechtes Gewissen«, was auch immer das in der Tiefe bedeutet.

2. *Was wird dann anders sein?* Alice: »Endlich leben können«, d. h. für sie Kontakt zur Natur, den Körper annehmen, Selbstvertrauen, Selbstakzeptanz, Befreiung der Sexualität, Aufbau einer schönen, aussichtsreichen Partnerschaft.
3. Wie hoch ist ihr *Glaube, das Therapieziel zu erreichen?* Alice ist sich sicher, mit der richtigen Hilfe alles erreichen zu können.
4. *Wie viel Zeit* wird ihrer Ansicht nach bis zum Erreichen des Therapiezieles vergehen? Alice: neun Monate. (Es werden nur sieben sein.)
5. Auf welcher Stelle der Linie ist die Patientin positioniert?
Therapeut soll arbeiten ... _____ ... Alice will arbeiten.
Sie beteuert, sie sei willens, sich zu engagieren, Selbsthypnose zu betreiben und Zeit aufzuwenden!
6. Einschätzung momentaner Beschwerden (z. B. Angst, Schmerz, Unruhe) auf einer Skala von 0 bis 10: Alice empfindet ihr Unwohlsein bei 4, ihre innere Unruhe und Angst ebenfalls bei 4.
7. »Heute schon Hypnose?« Alice: »Ja, natürlich.« Sie ist voller Neugierde und Tatendrang.
8. Erste Hypnose: im Sitzen Ruhebild (auf einer Wiese), Handlevitation, Installation von Fingersignalen (genauere Ausführung s. Kaiser Rekkas 2001a, b), Abfrage von unbewusster Kooperation und Wissen bezüglich Lösung des Problems und bezüglich Heilung. Alles wird durch die FZ positiv beantwortet.
9. Nach der Hypnose erfolgt die so genannte *Tranceverifikation* durch die Frage nach Zeitwahrnehmung und Eintreten von erwünschten und suggerierten Phänomenen wie Wohlbefinden, Ruhe und Zuversicht. Alice zeigt sich angenehm überrascht und sichtlich berührt, fast beglückt.
10. »Wie ist es jetzt anders?« Die Einschätzung auf der Skala nach der Hypnose liegt jeweils bei 2. Ist der Glaube an die Therapie bzw. sind die Fähigkeiten zur Veränderung gewachsen? Ja, Alice ist hoffnungsvoll und wirkt sehr motiviert.
11. Therapiekontrakt, Absprachen, gegenseitige Verpflichtungen.
12. *Therapeutische Hausaufgabe:* Sie erhält für die ersten hypnotherapeutischen Schritte zu Hause die von mir entworfene und gesprochene CD *Der Tropische Wasserfall* um die Therapie in Gang zu bringen, mit der Auflage, die zwei unterschiedlichen Hypnoseanleitungen abwechselnd vor dem Einschlafen im Liegen und in völliger Aufmerksamkeit zu hören. *Der tropische Wasserfall* ist die »Hypnosedusche« für tiefen, genussvoll erholsamen Schlaf, therapeutisches Traumgeschehen und Stärkung der Immunabwehr. Gefolgt wird diese Anleitung von der Übung *Die Nacht mit dem Wunder*.

Im Folgenden geben wir jeder Sitzung am Ende der Stunde ein Motto.

2. Termin: 7.1.03, Aussteigen aus der Symptomtrance
Motto der Stunde: »Ich bin erwachsen.«

Alice hat Selbsthypnose mit der CD gemacht und freut sich auf die Therapiestunde. Natürlich hat die Symptomatik Weihnachten anständig zugeschlagen, zumal es da doch Dinge zu essen gab, die sie eigentlich sehr gerne mag. Die gespannte Atmosphäre zu Hause wirkte als Motor für den Teufelskreis von Essen und Erbrechen.

Wir bearbeiten ein typisches Erlebnis, und zwar die weihnachtliche Situation am Mittagstisch bei ihren Eltern, mit der Technik *Auflösen der Symptomtrance* (Kaiser Rekkas 2001a, b). Sie nimmt wahr, wie sie sich selbst in die Ohnmacht und in kindliches Alter katapultiert. Die Situation in Trance mit Abstand von außen betrachtend, versteht sie Ohnmacht und Verzweiflung der Alice, die dort wie ein kleines Mädchen wirkt. Es ist ihr möglich, sich aus der Außenposition erfolgreich stärkende Hilfe zu geben. Sie steht (in ihrer Fantasie) hinter sich und stärkt der kleinen Alice den Rücken.

Alle positiven Veränderungen lasse ich ideomotorisch bestätigen, was Alice in ihrem Glauben an sich ungemein bestärkt.

Sie kann »Ich-Zustände« hervorragend wechseln und reagiert positiv.
Als Hausaufgabe erhält Alice die CD *Raggedy Ann*.

Mittels dieser Anleitung kann Alice lernen, sich selber in Ruhe zu bringen (Selbstberuhigung) und dank ihrer Vorstellungskraft – ohne Zutat von außen (Essen) – einfach gut zu fühlen.

3. Termin: 15.1.03, Allroundsuggestionen
Motto: »Die inneren Türen öffnen«

Zwei ganze Tage nach der letzten Stunde fühlt sich Alice außergewöhnlich wohl und ausgeglichen. Beim Besuch bei ihren Eltern empfindet sie sich nicht mehr als Kind, sondern immerhin als etwa 20-jährig. Danach fängt aber ihre »Selbstbestrafungskiste« wieder an, ihr Selbsthass flammt auf. Sie erzählt, wie sie dann beim Versuch, sich zu erbrechen, beinahe erstickt sei, es sei sehr mühsam gewesen, anders als sonst. Aber das wertet sie schon als einen Erfolg der Hypnose, und ich betone – obwohl ich keine Suggestionen in Richtung »nicht erbrechen können« gegeben habe –, dass das Unbewusste genug von dieser Kotzerei habe, wo es doch wisse, wie sehr es den Körper schädigt.

Innerliche Strafpredigten während der letzten Woche hat sie versucht, mit dem Bügeleisen wegzubrennen. Ihre armen Unterarme sehen entsprechend aus. Nein, Schmerzen hat sie dabei nicht verspürt.

Es folgt eine Hypnose im Liegen mit automatischer Handlevitation beidseits, die von außen betrachtet ausschaut, als wenn sie ein Tor öffne. Das inspiriert mich für Suggestionen bezüglich Öffnung für Neues, Selbstentfaltung, aber auch Schützen der Seele und dafür, die Welt mit anderen Augen zu sehen. Alle Suggestionen lasse ich per FZ durch gezielte Fragestellungen (»Ist das Unbewusste bereit, mit Ihnen auf Entdeckungsreise zu gehen, damit Ihr Leben bunter wird?«) positiv bestätigen.

Sie erhält von mir die CD *Seifenblasen* für die Selbsthypnose zu Hause. Die vier hypnotherapeutischen Anleitungen rufen über metaphorische Bilder körperliche Erholung, Wohlbefinden, Schmerzbefreiung und Stärkung der Immunabwehr hervor. Eingebettet in lebensvolle Fantasiereisen, finden sich eindeutig sowie verschlüsselt Suggestionen für die unbewusste therapeutische Arbeit an seelischen Hintergründen einer psychosomatischen Erkrankung. Hiermit kommen diese Texte auch »hinter den Kulissen« seelisch unterstützend zur Wirkung.

4. Termin: 21.1.03, *Energetisieren, Zukunftsvision in einer Kristallkugel, Finden eines magischen Tieres*
Motto: »Alice und Tate«

Alice fühlt sich besser und mehr »in sich zu Hause«. Sie hat mehr Abstand zu den Eltern eingerichtet und telefoniert nur noch alle zwei Tage mit ihnen, was diese überraschend klaglos hinnehmen. Sie kann dieser Tage überhaupt nicht mehr erbrechen, was sie als positiv empfindet, aber auch als Verlust der Kontrolle über ihren Körper. In der Arbeit eskalieren Probleme mit ihrem Vorgesetzten, der sich ihrer Erzählung nach sehr zwanghaft verhält.

Die Hypnose im Liegen wird mit einer verkürzten Version von *Energietor* (Kaiser Rekkas 2001a) eingeleitet, wonach sie auf einer kuscheligen, aber doch tragfähigen rosa Wattewolke dahinsegelt. Im Lauf der Hypnose überspannt das Energietor ähnlich einem Regenbogen schützend ihre Wolke. Dann folgt die Technik *Purpel Rose of Cairo* (*Kristallkugeln* nach M. H. Erickson, erweitert, a. a. O.). Das Erscheinen jeder einzelnen Kristallkugel mit einer Szene aus ihrer Lebensgeschichte lasse ich ideomotorisch bestätigen, damit ich sicher bin, dass Alice meinen Anregungen folgen kann. In der großen Abschlusskugel, die Einblicke in die Zukunft preisgibt, steht sie in weißem Kleide (sie

3. Live dabei

steckt immer in schwarzen Hosen) auf einer Wiese, ein weißer, großer Hund, ein Golden Retriever, an ihrer Seite. So hat Alice ganz aus eigener Intuition ihr magisches Tier gefunden. Der gute Hund – das ist ganz klar für sie – hört auf den Namen »Tate«. Es gibt auch andere Menschen in dieser Szene, die sind ihr aber unbekannt.

Der »Finger für das Neue« bekräftigt die neue Entwicklung und Tates besondere Fähigkeit zu helfen. Sie ist sehr zufrieden mit diesem Ausblick in die Zukunft.

Als therapeutische Hausaufgabe soll Alice in der Selbsthypnose das wieder beleben, was in der großen Kugel zu sehen, zu denken und zu fühlen war.

Merke!
In der Hypnotherapie ergibt sich, wie in diesem Fall, durch die hohe Erwartungshaltung und die tief greifende therapeutische Depotwirkung der Hypnose – auch unterstützt durch Selbsthypnose – oftmals nach wenigen Sitzungen eine schnelle und eklatante Verbesserung der Symptomatik. Trotzdem ist natürlich noch viel zu tun, und der nächste Rückfall steht schon vor der Türe, um darauf hinzuweisen, dass noch psychische Wunden zu heilen, Kapitel zu schließen und Hürden zu nehmen sind.

5. Termin: 18.2.03, »Sammeln und Ausleeren«
Motto: »Das Gift, nicht den Apfel!«
Drei Wochen sind vergangen, zwei davon waren gut, d. h. symptomfrei. Zu Hause praktiziert Alice regelmäßig Selbsthypnose. Ihr magischer Hund »Tate«, mit dem sie sich sehr sicher und wohl fühlt, begleitet sie überallhin. Unsichtbar, versteht sich. Tate beschützt sie, und sie fühlt sich zeitweise »richtig normal«. In ihrer Selbsthypnose legt sie sich auf die Wattewolke in der »Energiekugel«, zu der sie das Energietor verwandelte, Tate an ihrer Seite. Sie stellt erstaunt fest, dass sie nach außen wohl mehr Selbstwert ausstrahlen müsse, jedenfalls erfährt sie mehr Respekt in der Arbeit.

In der dritten Woche erfolgen aber massive Rückfälle. Ihr krampfartiges Erbrechen lässt die Äderchen in den Augen platzen, sie erbricht sogar Blut, worüber sie sehr erschrickt. Immer wieder vernimmt sie die strafende Stimme, die ihr zuraunt:

»Du bist böse, warum hast du das getan? Du hast gegessen, schäm dich! Du bist doch schon so dick, so hässlich, du, mit deinem fetten Hintern ...! Eeeeklig ...!!!«

Dann fühlt sie sich »wie in einer Fettwolke« und ist doch in Wirklichkeit so schlank und wohlgestaltet.

Als Wunsch an diese Sitzung äußert sie, endlich mal ausruhen zu dürfen. Sie kommt sich wie auf einem Laufrad vor, einem Laufrad, das nie innehält, und erlebt sich zunehmend als erschöpft. »Selbst normale Dinge überfordern und erledigen mich schon.«

Als ich sie so betrachte, während sie mir das nachfühlbar berichtet, sehe ich immer mehr »Schneewittchen« vor mir, Schneewittchen, das den vergifteten Apfel geschluckt hat. Dabei ist nicht der Apfel das Schlechte, sondern das aus der Lebensgeschichte gebraute Gift der Drangsal durch Menschen, denen Alice ausgeliefert war. Da Alice sich im Prinzip gesunde Nahrungsmittel, wenn auch sehr unausgewogen, zuführt, lautet die Hauptsuggestion in der folgenden Hypnose: *Nicht den guten Apfel ausspucken, sondern das Gift!*

Dies unterstütze ich mit der Anleitung der Übung *Sammeln und Ausleeren*, während der das Gift erst in den Händen gesammelt, dann durch ideomotorisches Drehen und Wenden der Hände entleert wird. Das alles geht auf der tragenden Wattewolke unter dem Schutzbogen vor sich.

Am Ende entschuldigt sie sich – nach vorheriger ideomotorischer Zustimmung des Unbewussten (FZ-Antwort »Ja«) – beim Körper und insbesondere beim Magen für die jahrelang zugefügte Pein.

Auf MCD aufgezeichneter Text im Wortlaut:
»Das Gift, nicht den Apfel«
»Bislang war das Tragische, dass Sie viel verstanden haben, aber trotzdem nicht anders handeln konnten. Es scheint ja wirklich so, als wenn an Alice' Wiege eine böse Fee gestanden hätte, die immer noch Einfluss hat und mit böser Zunge redet ...

... aber dagegen tun wir jetzt etwas!!!

Hypnose ist eine wunderbare Methode! Und Sie können leicht in Hypnose gehen ...! Genau das Richtige, um sich des Giftes zu entledigen ... dieses Giftes durch die böse Zunge der bösen Fee ...

Das haben wir eben schon im Gespräch rausbekommen: Es geht nicht darum, den Apfel auszuspucken, sondern das andere, das Gift!

Und das Gift liegt auch nicht im Magen, sondern woanders, in den Gedanken ... und hat sich auch übers Herz gelegt ... und in die Seele eingeschmuggelt ...
 ... und die gesunden Lebensmittel, die sie in Maßen [!] zu sich nehmen, die tun Ihnen ja nur gut, die sollten auch drinnen bleiben ...!

Sie liegen gemütlich und warm, es scheint sogar die Sonne draußen [Rumpeln der Straßenbahn] – das ist die Straßenbahn, die rumpelt vorüber ...
... und Sie haben schon Erfahrung mit Hypnose,
und Sie haben schon Erfolge erlebt,
Sie haben erlebt, dass sie Ihnen hilft.
Sie haben schon Hilfestellung bekommen,
und seit einiger Zeit ist sogar ein Wesen bei Ihnen ... ein ganz besonderes Wesen, das Ihnen beisteht – das kann natürlich nicht alles erledigen ... aber eine Menge, der gute Tate ...
 Bei vielem hilft er, und wahrscheinlich spüren Sie ihn auch jetzt ...
 vielleicht sitzt er hier irgendwo am Fußende unten ... oder? Wo ist er denn?«

Alice zeigt auf den Platz neben ihrer rechten Schulter.

»An Ihrer rechten Schulter? Da ist er – ah, da. Er wird auch ganz ruhig ... er hat Hypnose gerne, da streckt er sich aus ... ist aber trotzdem wachsam ...
... und das ist das Fantastische bei der Hypnose, dass man irgendwie Kontrolle abgibt und Unwichtiges wirklich unwichtig wird – aber man ist trotzdem aufmerksam, wie so ein Hund, der, wenn irgendetwas komisch wäre, sofort den Kopf hochrecken, gucken und die Ohren spitzen würde ...
... aber sonst ist es wirklich angenehm, ein bisschen wegzudösen und die Sonne auf den Leib scheinen zu lassen ... und ins Träumen zu kommen und im Träumen sich auf die wirklich wichtigen Dinge zu konzentrieren ... und sie zu erledigen ... wichtige Dinge ... um zu heilen ...

Und Sie machen das gut ... ganz, ganz gut ... und gehen mit jedem Ausatmen tiefer in Hypnose: ›Ich lasse los und ich entspanne mich ...‹
 Genau, und das kleine Glucksen da im Bauch ... das ist gut, das heißt, der Bauch entspannt sich ...
 ... ich lasse los und entspanne mich ...

... ich lasse los und entspanne mich ...

Sehr schön, so gehen Sie tiefer und tiefer ... ohne etwas Besonderes zu wollen ... ohne etwas verstehen zu müssen ... ohne etwas Besonderes zu tun ... und wer mehr als Sie weiß das zu schätzen ...
Sie, die dieses Laufrad kennen, in dem Sie treten und treten, und es ist immer nicht genug ... unermüdlich treten und sich abkämpfen ... und es ist nie genug, es ist nie gut genug – nie schnell genug und nie erfolgreich genug, ein ganz furchtbares Gerät ... eine Folter ...

Aber nun sind Sie hier und geben sich der Hypnose hin, als wenn Sie in ausgebreitete, zuverlässig haltende Arme sinken ... und draußen schlägt die Uhr und rumpelt wieder eine Straßenbahn. Das zeigt die äußere Zeit an und dass das Leben draußen weitergeht ... aber die innere Zeit hat nun ein anderes Maß ... und Sie sind ganz bei sich ... mit voller Aufmerksamkeit ... und erlaubterweise ruhiger ... und ruhiger werdend ... sogar etwas faulenzerisch ... in eigener Zeit ... im eigenen Raum ...

Und was besser geworden ist, kann auch gut werden ...
... und Sie haben schon bessere Phasen gehabt ...
Sie fühlen sich zu Hause besser ... Sie können sich besser abgrenzen in der Arbeit ...
Sie haben die Lichtkugel, die Sie schützt und umschirmt ...
Sie haben die Wärme und Fürsorge dieses großen, weißen Hundes ... und wenn Sie sich aufregen, klopft sein Herz auch ... da guckt er ganz besorgt mit großen Augen und zieht die Augenbrauen hoch, wenn es der Alice nicht gut geht ... und steht ihr auf seinen vier Pfoten tatkräftig bei ...
... und ist zufrieden, macht ein ganz breites Gesicht, wenn sich die Alice wohl fühlt ...
... und allein dadurch, dass er an ihrer Seite ist, wird sowieso schon alles leichter und einfacher ...

Und Sie sinken tiefer und tiefer in die Arme der Hypnose, darüber das Energietor ... die Lichtkugel ... Sie liegen darin so wohlig gehalten und entspannt vom Scheitel bis zur Sohle ... und fühlen diese flauschige Weichheit, die doch auch Halt gibt ... und der Hund bei Ihnen zu Ihrer Rechten ... und so leicht und so angenehm, dass das Unbewusste sich

3. Live dabei

binnen kurzem bereiterklärt oder schon bereit ist, besondere Arbeit zu tun ... und wenn es bereit ist, fühlen Sie das und drehen wie von alleine die Hände andersherum, sodass die Handflächen nach oben zeigen ...

Die Handflächen schauen nach oben und bilden dabei zwei richtige Schalen ...
... und nun lassen Sie das Unbewusste aussortieren, was Sie heute loslassen und dafür erst einmal in diese Schalen sammeln möchten ...

Sie entledigen sich damit des Symptoms und dessen, was hinter dem Symptom liegt. Sammeln Sie in Ihre Hände alles das, was Sie vorhin genannt haben ...:
... all das, was Ihnen die böse Stimme sagt ... alles das fängt an zu fließen und sammelt sich in die Hände ... diese Worte ... die Sätze ... dieses ›Du bist böse, warum hast du das getan?‹... dieses: ›Du hast gegessen, du bist so dick und hässlich!‹ und alle diese Worte, die ja nicht nur Worte sind, sondern auch Bilder, die wie Gift in Ihnen strömen ...

Sie sammeln auch alle Gefühle und Situationen, die damit zusammenhängen, in die Hände ... und die Hände werden voll und voller, ja richtig schwer ... aber da gibt es noch mehr, ja, da gibt es auch das Laufrad, das Sie erschöpft, dieses Laufrad, das sich immer schneller dreht, das verursacht, dass selbst normale Dinge Sie überfordern.

Das alles fließt nun in Ihre Hände,... dieses Gift fließt, aber nicht aus dem Magen, sondern aus dem Herzen, aus dem Kopf, aus den Gedanken und aus der Seele ...
... es fließt in die Hände, und Sie halten es im Moment noch mit offenen Händen, die fast überquellen, und werfen mit dem geistigen Auge noch einen Blick auf diesen Haufen ...
... und die Hände sind voll und schwer ...«
Pause.
»Und nun geben Sie sich eine wichtige Erlaubnis! Alles, was aus Ihrem Körper ... aus Ihrem Herzen und aus Ihrer Seele hinausgeflossen ist, wird ausgeleert, entlassen, im Winde verweht ...
... und deshalb werden Ihre Hände irgendwann ... vielleicht jetzt gleich, vielleicht nach einer Minute äußerer Zeit anfangen, ganz von

allein ... – wie ferngesteuert – ... aber gesteuert durch Ihre unbewusste Intelligenz und durch den Teil in Ihnen, der es gut meint und der auf der Seite der guten Fee steht ... in kleinen Schritten ruckweise – wie es typisch ist für Hypnose – sich nach innen drehen und entleeren ...

Wie wenn Sie am Meer stünden ... am Strand ... und hielten ein Häuflein Sand in den Händen ... und spielerisch – während Sie in die Weite des Horizontes schauen ... und sich wohler und wohler fühlen – diesen Sand aus den Händen hinausrieseln lassen ...

Und der Körper entledigt sich des Symptoms ...!

Und das Gift, nicht der Apfel [!], das Gift fließt heraus, und seine hässliche Spur wäscht sich aus dem Körper ...

Und anstelle des Erbrechens, das Sie bislang praktiziert haben und beenden werden, machen Sie etwas anderes, Besseres!

Die Hände können sich richtig schön frei und locker bewegen und vielleicht in ganz eigener Bewegung hochwandern [Handlevitation] ... und sich dann wohltuend auf Ihren Magen legen und Heilung geben ...

Und Sie bitten den Magen, und überhaupt den ganzen Körper, um Verzeihung. Im Stillen sagen Sie einfach: ›Verzeih mir, ich konnte nichts dafür, ich hab es nicht besser gewusst. Das Symptom hat eine Zeit lang seinen Dienst getan. Aber jetzt ist es falsch; verzeih mir, was ich dir angetan habe ... ich werde mich ab jetzt liebevoll um dich kümmern ...!

Ich hab immer versucht, das Gift loszuwerden, aber auf falsche Art und Weise ... das wird ab heute, ab jetzt anders!

Beruhige dich – werde wieder gesund!‹

So entledigen Sie sich des Giftes anstelle der guten, gesunden Nahrungsmittel, die Sie maßvoll [!] aufnehmen und die dem Körper dienen sollen, damit er gesund und kräftig wird, damit Sie Ihren Sport treiben können und mit Ihrem Hund um die Wette rennen und ihm Stöcke schmeißen, damit er sie apportiert und kommt und mit dem Schwanz wedelt, und Sie wissen genau, was er damit ausdrücken möchte: ›Komm, lauf und wirf den Stock noch mal ins Wasser! Ich möchte richtig ins Wasser hechten und ihn fangen und wieder zurückbringen ...

... ein schönes Spiel ... das Leben ... ein sooo schönes Spiel ... warum es nicht genießen???‹

3. Live dabei

Und Sie gehen tiefer und tiefer in Hypnose und erholen sich tief!

Und lassen ab – endgültig!!! – von einem Verhalten, das Ihnen nicht gut tut!!!

[Draußen heftiges Glockenschlagen vom ›Haidhauser Dom‹.] Und die Glocken, die schlagen wie für einen neuen Beginn ...
 ... und es gibt neue Wege ... und Sie werden sie beschreiten und werden es gut machen, und Sie werden sich wohl fühlen in Ihrem Körper ...
 ... in einem gesunden, kräftigen und wohl geformten Körper ... der ja Ihr ›Inneres Haus‹ ist ...
 ... denn die Seele wohnt gerne in einem schönen Haus ... zweifelsohne wohnt die Seele gerne in einem gesunden, schönen Haus ...

Sie machen das sehr, sehr gut ... Sie gehen mit jedem Glockenschlag tiefer in Hypnose ... einfach tiefer und tiefer ... und genießen ... und fühlen sich einfach wohl ...

Sehr schön! Bleiben Sie in aller Ruhe dabei ... und während die Glocken langsam ausklingen, fühlen Sie sich einfach nur wohl ... mit allem Respekt für sich und aller Entscheidungsfreiheit ... und tun aus Ihrer Mitte heraus ... aus aller Freiheit heraus ... nur das, was wirklich sinnvoll ist ... gesund und selbst bestimmt!!!
 Gut!«

Posthypnotische Suggestion für die kommende psychotherapeutische Arbeit an der Ursache der Krankheitssymptomatik
»Und alles, was in der Tiefe noch für Ihre Heilung getan werden muss, kann in den nächsten Therapiestunden zutage treten, damit wir es gemeinsam bewältigen!! Sie bewahren es in einem Safe mit Zeitschloss, das sich erst in unserer nächsten Sitzung wieder öffnet, auf.
 Verbleiben Sie nun noch eine geraume Weile, um das neue, sich anbahnende Gefühl zu genießen, die Wirkung zu vertiefen ... und dann, wenn Sie aus der Hypnose erwachen ... aufstehen und sich kräftig und gewappnet fühlen ...
 Denn Sie wissen, es ist jetzt anders!!«

Sie erhält zum Üben zu Hause die CD *Wie von Zauberhand* mit der Übung *Sammeln und Ausleeren*.

6. Termin: 26.2.03, Arbeit am Kindheitstrauma

Technik: ideomotorisches Auffinden und Bearbeiten eines zuvor nicht bewusst erinnerten Kindheitstraumas (oder eines Traumas, welches stellvertretend für eine Serie von Traumata steht)

Indikation
Sobald sich innerhalb des Therapieprozesses oder anhand ideomotorischer Signale die Bearbeitung eines Traumas aus der Kindheit als der nächste Schritt in der Therapie abzeichnet, kann mit dieser Technik begegnet werden. Es kann sich hiermit auflösen, und heilende Energie seelisch-körperlicher Art wird freigesetzt.

Vorgehensweise
Der Patient konfrontiert sich in Hypnose mit der eigenen Person im Kindesalter, die das Trauma erfährt. Dabei bleibt er aber immer in der Position des Erwachsenen, um dem inneren Kinde letztendlich genau das Richtige zu geben, was es damals gebraucht hätte. Bei dieser Intervention wird wiederum die hypnotherapeutische Strategie der Ressourcenfindung und Selbstheilung deutlich. (Ausführliche Beschreibung der Technik s. Kaiser Rekkas 2001b)

Motto: »Befreiung«
Alice hat seit letztem Mal nicht mehr erbrochen, verträgt aber nur sehr kleine Portionen an Essen, da sie sonst Bauchweh kriegt. Auf ungeschickte Worte des Vaters am Telefon reagiert sie immer noch sensibel und fühlt sich schlecht.

Folgende Frage an ihr ideomotorisches Antwortsystem führt uns zu dem heutigen Thema für die Hypnose: »Gibt es in Ihrer Lebensgeschichte noch etwas Besonderes, mit dem wir uns in der Therapie beschäftigen müssen, damit Sie gesund werden?« Ein *Kindheitsdrama* tut sich kund.

Im Alter von fünf Jahren war Alice des Öfteren bei ihrer Oma, vor der sie sich immer entkleiden musste und bei der sie auch im Bett schlief (»während der Großvater mit seinen Gewehren im anderen Zimmer schnarchte«). Sie musste die Oma, die damals durchaus noch rüstig war, waschen, und zwar überall [!], und abends mit ihr, während ihr Essen reingestopft wurde, »brutale Filme« ansehen. (In einer späteren Unterhaltung mit ihrer Mutter wurden ihre Erinnerungen bestätigt.)

Die Atmosphäre war angstbeladen und sexuell getränkt. (Auch wenn Berichte aus der Kinderzeit vielleicht nicht akkurat den realen Ereignissen entsprechen, ist doch offensichtlich, dass die Scham des Kindes verletzt worden sein muss, sonst würde es sich in der hypnotischen Situation nicht als Trauma präsentieren.)

Ich frage »ihre Finger«: »Kann die erwachsene Alice die kleine Alli aus der Situation retten oder irgendetwas Gutes für das kleine Mädchen tun?«
FZ: »Nein!«
Th.: »Ist einer anderer fähig, etwas Rettendes zu tun?«
FZ: »Ja.«
Pause.
Th.: »Da kommt mir gerade der gute Tate in den Sinn. Kann Tate helfen?«
FZ: »Ja!«
Th.: »Gut, dann lassen Sie mal Tate etwas für die Kleine tun!«

Pause, Stille, sehr langsam entspannt sich die Patientin sichtlich
Th.: »Was ist geschehen?«
Alice: »Wir haben die Oma verbrannt wie bei Hänsel und Gretel ... ja, darf man denn das ...?«
Th.: »Ja, die böse Hexe – den schlechten Teil der Oma – darf man verbrennen.«
Alice: »Ach ja, jetzt kann sie mir nie mehr gefährlich werden ... und ich reite auf Tate davon ...
Ich bin befreit ...! !! Befreit!!! Juhuuu!«

Diese wenigen Zeilen Text stellen natürlich nur das Substrat der Intervention der sehr gefühlsbeladenen 20 Minuten dar.

Die Patientin wirkt nach der Hypnose wie erlöst. Sie erhält keine therapeutische Hausaufgabe. Sie darf sich einfach freuen, freuen an ihrer Befreiung.

7. *Termin: 12.3.03, »Bodyscan«, »Die drei Zauberworte«*
Motto: »Sonnenstrahlen, Zieldurchfahrt, Frühlingswiese«

Alice kann mehr und mehr normal essen, kocht für sich selber qualitativ gute Gerichte, die Bauchschmerzen verringern sich, sie fühlt sich besser und – für sie ganz wichtig – im Sport energievoller, radelt bis zu 80 km am Tag.

Wunsch an die heutige Hypnose: Stabilisierung der bisher erreichten Fortschritte.

Die Hypnose leiten wir mit *Bodyscan* ein. Der imaginierte Scanner fährt wertfrei über den Körper und entspannt ihn dabei. (siehe 2.2.2.)
Danach geht es um das Finden ihrer persönlichen *Drei Zauberworten* (s. 2.2.4), die nach dem hypnotischen Verankern zukünftig automatisch bei ihr die entsprechenden positiven Gefühle auslösen werden. Ihre Worte lauten: »Sonnenstrahlen«, »Zieldurchfahrt«, »Frühlingswiese«.

8. Termin: 25.3.03, Traumarbeit
Motto: »Das weiße Kleid im Klatschmohnfeld«
Der Tinnitus belästigt Alice kaum noch, sie fühlt sich körperlich immer belastbarer, erfährt, dass die Mutter sie zunehmend mehr gehen lässt und ihr auch mehr zutraut. Sie hatte nochmals einen kleinen Rückfall (mit Schokolade und Champagner) nach einem Streit mit ihrem Vater. Sie konnte aber kaum erbrechen, es tat sehr weh und war mühsam.

Seit die Hexe verbrannt ist, ist alles verändert. Ihr Gewicht ist stabil: 56 Kilogramm bei 172 cm. Nach dem Essen empfindet sie keine Schuldgefühle mehr.

Verletzt hat sie sich nicht mehr.

Als Thema, sagt sie, hätte sie noch »Sexualität« zu bieten, aber das doch lieber später ...

(Gerne komme ich auf *dieses* Thema in der *sechsten* Therapiestunde, aber das haben wir ja sowieso schon verpasst.)

Als ich nach ihren Träumen frage, gesteht sie – fast verschämt –, dass da doch immer noch Schreckensträume seien, wobei sie meinte, sie einfach aushalten zu müssen. Auf meinen Vorschlag, sie hypnotherapeutisch zu bewältigen und aufzulösen, reagiert sie natürlich positiv. Zuerst erkläre ich ihr kurz die Vorgehensweise, wonach ich eine leichte Trance einleite.

Technik: Auflösung von Albträumen
Mit dieser hypnotherapeutischen Technik kann ein immer wiederkehrender Albtraum aufgelöst oder ein sich in unterschiedlichen Variationen in den Träumen widerspiegelndes Konflikt-, Angst- oder Depressionsthema wesentlich beeinflusst werden.

Das Verfahren ist bei Patienten, die ideomotorische Fingersignale aufweisen, einfach anzuwenden. Im Zeitraffertempo werden durch ideomotorische Arbeit insgesamt drei Durchgänge (jeweils drei bis vier Minuten pro Traumdurchgang) des entsprechenden Traumes ausgelöst. Ziel ist es, den Trauminhalt durch Zugabe von lösungsorientierten Reaktions-, Verhaltens- und Erlebensweisen schrittweise positiv zu verändern. In jedem der drei Durchgänge erfährt der ursprüngliche Traum mithilfe therapeutischer Anregungen auf unbewusster Ebene neue, positive Elemente sowie eine andere Gestaltung, womit die alte, destruktive Essenz gelöscht und überwunden wird. Der dritte Durchgang dient vorwiegend der Verankerung und Integration der neu erworbenen Fertigkeiten. (Ausführliche Technikanweisung s. Kaiser Rekkas 2001a, S. 126)

Alice erlebt im *ersten Durchgang* des Traumas parallel zwei Versionen:

1. Sie fährt auf einen Laster auf und wird aus ihrem Auto geschleudert. Sie erlebt dabei starke Angst.
2. Sie steht auf einer Wiese. Es ist dunkel, Nebelschwaden umziehen sie. Ein vereinsamter Bahnhof. Die Situation wirkt sehr bedrohlich auf sie.

Zweiter Durchgang
1. Ihr Auto ist auf einmal goldfarben, derselbe Lkw ist wieder vor ihr. Sie fährt durch ihn hindurch wie durch eine Wolke.
2. Die Wiese ist heller. Ein Zug hält am Bahnhof. Es breitet sich eine Ahnung von Frühling aus.

Der dritte Durchgang bietet ein einheitliches Abschlussbild: Sie steht in weißem Kleide inmitten eines Klatschmohnfeldes, Tate dicht neben ihr, alles ist in das goldene Licht des Sonnenuntergangs getaucht.

9. Termin: 8.4.03
Motto: »Die Zukunft nicht von Vergangenheit bestimmen lassen.«
Inzwischen macht sie nach acht Stunden Arbeit Feierabend. Sie hat zwei kleinere Rückfälle nach Streitigkeiten unter Freunden gehabt, sie aber gut überwunden. Mit der Mutter führt sie ein bereicherndes, klärendes und langes Gespräch. »Wir haben gesprochen wie noch nie.« Ansonsten ist der Kontakt zu den Eltern loser, aber wertschätzend.

Hypnosethemata für heute:
- das depressive Konzept gehört der Vergangenheit an
- Rückfälle sind in Zukunft völlig unnötig.

Die FZ versichern ideomotorisch den Sinn.

Draußen steht die japanische Kirsche in voller Blüte. Alice sieht sie auch in der Trance, auch in vollem Rosa. Nur, auf einem Zweig sitzt ein leuchtend gelber Vogel. Er zwitschert aus voller Brust für sie. In tiefer Trance erhält sie positive Suggestionen.

10. Termin: 6.5.03, »Aussteigen aus der Symptomtrance« zum Thema »Ablösung vom Exfreund«
Motto: »Ich bin was wert.«

Alice fühlt sich verändert. Die Asche der Hexe ist im Winde verstreut. Vieles klärt sich wie von alleine, und sie fängt an, jetzt auch gute Gespräche mit ihrem Vater zu führen. Da sie ein großes Fahrradrennen für ihren Club organisiert, ist ihre Freizeit ausgefüllt.

Sie wünscht sich, endgültig aus der unguten Beziehung zu ihrem Freund auszusteigen und somit ihr Verhältnis zu Männern besser zu verstehen und zu klären. Nachdem sie sich inzwischen auf der Erwachsenenebene mit ihrem Vater austauschen kann und seine unbedachten kritischen Bemerkungen sie nicht mehr verletzen und Essanfälle auslösen, stehen die Zeichen ja sowieso gut.

Hypnose: Wir arbeiten mit der Technik *Auflösen der Symptomtrance* (2.3.9) zur Situation mit dem Exfreund. Es handelt sich um eine Kränkung. Die Szene: In einem gemeinsamen früheren Urlaub lässt er sie auflaufen, tauscht mit anderen Frauen SMS aus, ist rüde und egoistisch.

Sie betrachtet sich von außen, sieht sich zusammengesunken am Poolrand des Hotels und hilft sich als gute Fee wieder auf die Beine, baut Selbstwert auf und realisiert, dass sie eine schöne Frau ist, jung und begehrenswert.

11. Termin: 20.5.03, Videoaufnahme durch die »Videocooperative Ruhr«, Resümee der Therapie, ideomotorische Arbeit für weitere therapeutische Entfaltung
Motto: »Neueintrag im Buch des Lebens.«

Alice sieht blühend aus, braun gebrannt und energiegeladen. Sie sprüht vor guter Laune. Sie hat das Radrennen – immerhin den Andechser Berg hoch – als Zweite gemacht.

3. Live dabei

Der Abstand bzw. inzwischen die wirkliche Nähe zu den Eltern ist gut, der Schlaf erholsam, die Arbeitssituation in Ordnung, sie fühlt sich respektiert. Rückfälle sind nicht mehr aufgetreten. Sie ernährt sich gesund und fühlt sich körperlich fit. Wir lassen die Therapie – auch für die Lehrzwecke der gerade entstehenden DVD – Revue passieren, und Alice ist selber vom Ausmaß ihres therapeutischen Erfolges frappiert.

Sie berichtet zuerst einen interessanten Traum, den sie kurz vor dem Aufwachen an diesem Tag träumte: Gunther von Hagen, der gerade mit seiner umstrittenen Ausstellung *Körperwelten* in München gastiert, steht vor ihrer Tür und will sie für Demonstrationszwecke mitnehmen, d. h. ihr das Fell über die Ohren ziehen. Sie aber hat einfach »Nein« gesagt und die Tür geschlossen. Ganz souverän hat sie ihn abblitzen lassen. Prima! Der Typ hat sich getrollt, und sie hat nicht mal Angst gehabt. Natürlich stellen wir beide lachend fest, dass der Traum wohl was mit der heutigen Filmerei zu tun haben könnte.

Die Asche der Hexe ist weit verstreut, ihre Macht gebrochen. Immer mal wieder hört Alice die Übung *Sammeln und Ausleeren* und entleert letzte Reste an »Gift«. Auch sonst arbeitet sie mit Hypnose weiter, übt Selbsthypnose, oft mit den CDs, vorzugsweise die Übung mit dem *Wunder* und den *Magischen Schwamm*. Einzig noch Träume zu ihrem Exfreund empfindet sie als belastend. Aber das möchte sie heute nicht gerade »im Rampenlicht« behandeln (und tatsächlich tritt in der 13. und letzten Sitzung noch ein tiefer Schuldkomplex mit großer Dynamik zutage).

Ihr Wunsch für heute: »Den Erfolg der Therapie stabilisieren.«

Ich induziere die Hypnose über die *Die drei Zauberworte* der siebten Sitzung. Sie sind in ihr vollkommen lebendig, und so versinkt sie, durch die Abfrage der Fingersignale unterstützt, nacheinander in drei Bilder:

- Meereswellen, auf denen die Sonnenstrahlen tanzen, ewige Weite, alles friedlich und schön
- Zieldurchfahrt, viele Menschen um sie herum, sie fühlt sich wohl, auch akzeptiert und wertgeschätzt, grüne Bäume stehen in vollem Saft

- Frühlingswiese, eine Fee im weißen Kleide hinter hier, Alice ist glücklich.

Nach dieser Trancephase wird die Hypnose vertieft, und es erfolgt über ideomotorische Zeichen die Abfrage von Wissen, Willen, Fähigkeit und Erlaubnis (nach dem Schema der ideomotorischen Fragefolge, s. Kaiser Rekkas 2001b, Abschn. 2.9) zur Stabilisierung des Therapieerfolges und zur unbewussten Weiterarbeit am letzten noch offenen Thema. Auf alle Fragen erhalte ich per FZ eine positive Antwort. Die Entwicklung geht also weiter. Die Therapie von außen wird unwichtiger. Auf meine Anregung hin sieht sie ein schön gebundenes dickes Buch mit ihrem Namen in verzierten Lettern auf dem Buchdeckel auf einem steinernen Tisch liegen; es ist ihr *Buch des Lebens*. In aller Ruhe studiert sie eingehend ihre neuen Entwicklungen.

Die posthypnotische Suggestion lautet, dass sich auch weiterhin, in nächtlichen Träumen, neuer Text schreiben wird.

Die gesamte Arbeit wird ideomotorisch induziert und getragen. Der »Finger für das Neue« bestätigt deutlichst die therapeutische Neuentwicklung. Die ganze Hypnose über fühlt sich Alice in der schönen Landschaft des Eingangsbildes, auch der Klatschmohn fehlt nicht. Zum Schluss wird sie von der hinter ihr stehenden weißen Fee ermutigt, einen Sprung zu tun, den Sprung ins Leben.
Tate ist zufrieden.

Die Struktur der 11. Sitzung mit Zeitangaben
(Dauer der therapeutischen Intervention: 50 Minuten)

0:45 *I. Vorgespräch*
Ziel des Vorgespräches:
- Rekapitulation der Ereignisse seit der letzten Therapiestunde
- Resümee des gesamten bislang erfolgten Therapieprozesses
- Wunsch der Patientin an die heutige Hypnose = Definition des Therapieziels für heute-

21:30 *II. Hypnoseintervention*
II. 1 Trance-Induktion, Nutzung einfacher ideomotorischer Signale
Reaktivieren positiver Gefühle von Energie, Erfolg und Liebe über die *Drei Zauberworte*, die in der siebten Sitzung angewandte Technik:

- 24:50 Frage nach dem Gelingen des Austausches innerer Bilder
- 26:15 ideomotorische Bestätigung von guten, therapeutisch wirkenden Bildern
- 28:25 Alice erzählt in hypnotischem Zustand den Inhalt ihrer neuen, guten Bilder
- 33:50 Absicherung der erfolgreichen therapeutischen Arbeit durch posthypnotische Suggestion.

33:50 II.2 Trancevertiefung, Handlevitation und differenzierte ideomotorische Signale
Anregung autonomer therapeutischer Prozesse im Stillen durch ideomotorische Abfrage:
36:50 Abruf der differenzierten Fingerzeichen

- 38:00 Fragenfolge nach Wissen, Fähigkeit, Bereitschaft, Erlaubnis, Aufforderung
- 40:45 Bestätigung des »Fingers für das Neue« für die erfolgte innere therapeutische Arbeit
- 41:50 Integration der unbewussten therapeutischen Leistung durch die Einführung in die Technik Buch des Lebens; in diesem werden die inneren Leistungen aufgezeichnet, alte Kapitel beendet, neue vorausgeahnt (Altersprogression) u. v. a.
- 43:45 Bestätigung des »Fingers für das Neue«, dass die Asche der Hexe verstreut und Neues im Buch des Lebens eingetragen ist, was sie endgültig befreit und heilt.

44:35 II.3 Posthypnotische Suggestionen in tiefer Hypnose

- Rücknahme der Handlevitation und posthypnotische Suggestionen mit besonderer Betonung von positiven Träumen.

47:50 II.4 Hypnoseausleitung

49:00 III. Nachgespräch

Fragen zur Verifikation der gegeben hypnotherapeutischen Anregungen während der Trance.
Alice berichtet ihre Impressionen und wiederholt den Spruch, den ihr die Fee mitgegeben hat:
»Um glücklich zu sein, musst du springen!«

50:00 Ende

12. Termin: 24.6.03, »Part's Party«
Motto: »Sparkling Water im Sonnenaufgang.«

Die Eltern blühen auf. Der Vater reist in die USA, die Mutter trinkt nicht mehr. Mit der Organisation des Fahrradrennens ist alles »super« gelaufen. Im zweiten Rennen ist sie in einer 9-km-Runde auf 30 km in 50 Minuten durchgestartet. Ihre Tae-Bo-Leiter-Prüfung hat sie gut bestanden und gibt jetzt selber Stunden. Bei der Arbeit »spinnt« der Chef, was sie nicht stört, der Exfreund ist auf Abstand.

Doch manchmal schlägt ihr Perfektionismus durch, dann macht sie es einfach nicht gut genug ... und erbricht leider auch ab und an.

Sie braucht halt einfach noch ein wenig Verstärkung, dafür ist die *Part's Party* (nach Virginia Satir) bestens geeignet. Da versammeln sich ja alle inneren Anteile mit ihren ganzen Fassetten zu einer vielfarbigen und lebendigen Gesamtpersönlichkeit, die ihre zwanghaften Zügel lockerer lassen kann. Natürlich spielt sich ihre Party auf Alice' Wiese ab und fängt schon bei Sonnenaufgang an, die Fete zieht sich nämlich über den ganzen Tag. Auch Elfen fehlen nicht.

Abschließend begibt sich Alice – im inneren Bild – in die Mitte der Gäste. Alle stehen im Kreis um sie herum, berühren sie. Sie ist mit allen ihren Persönlichkeitsteilen in Kontakt.

Th.: »Merken Sie, über wie viel Spielbreite Sie verfügen?«

Sie fühlt sich danach gestärkt, integriert und stabil. (Technik: *Die Integration des Ich*, s. 2.3.11)

13. Termin: 21.7.2003, Ideomotorische Arbeit zur Auflösung eines tiefen Schuldkomplexes
Motto: »Unschuldig!«

In dieser Sitzung vier Wochen später bestätigt Alice stolz, keinen Rückfall mehr erlitten zu haben, ja, sie habe nicht mal einen Gedanken daran verschwendet (!). Sie isst ganz normal, hat kein Bauchweh mehr und nimmt trotzdem an Gewicht nicht zu. Erfreut stellt sie fest, dass ihr die Haare nicht mehr ausfallen, ein eindeutiges Zeichen, dass sie gesundet. Die *Part's Party* wirkt noch in ihr nach, sie fühlt sich seitdem gut und gefestigt. Bei einem Radrennen hat sie wiederum den zweiten Platz belegt.

Der Vater ist guter Dinge aus den USA zurückgekehrt und hat mit ihr und ihrem neuen Freund (!), einem Radsportprofi, eine 160-km-Tour unternommen. Er bedankt sich anschließend bei Alice ausdrücklich für den schönen Tag.

Alice ist glücklich. Die neue Beziehung lässt sich gut an. Sie ist fasziniert von der Therapie, »weil alles so einfach ging«. Auch ihre Mutter ist begeistert, sie hatte immer viel von Hypnose gehalten.

Abends schläft Alice nach fünf Minuten ein und wacht erst morgens wieder erholt und ausgeschlafen auf. Gegen Angriffe von außen fühlt sie sich geschützter. Sie äußert: »Ich will leben und bin neugierig, was mir die Zukunft bringt.«

Bloß ein Traum war komisch in der letzten Zeit: Ihr Exfreund verunglückte tödlich. Aber da war ja auch noch ein aufgeschobenes Thema, und tatsächlich, als ich über Fingerzeichen nachfrage, ob wir uns noch mal mit der vergangenen Beziehung beschäftigen sollen, erhalten wir ein zustimmendes »Ja«.

Sie erzählt mir, wie sie diesen Mann früher finanziell unterstützte und dass er sie bis heute immer mal wieder anpumpt und sie ihm dann – wie ferngesteuert und wie aus einem unerklärlichen Schuldgefühl heraus – Geld gibt. Und tatsächlich war er vor ein paar Tagen wieder aufgekreuzt. Wir sind uns einig, dass zu diesem Spiel aber zwei gehören. Auf die Frage, ob wir unser Augenmerk darauf lenken sollen, reagiert Alice zustimmend. So gehen wir zur Hypnose über.

Auffinden und Auflösen eines nicht bewussten Konfliktes –
»Mord am Brüderchen«

Technik: ideomotorische Suche nach einem nicht bewussten Konflikt, der den Patienten in ein Dilemma bringt.

Nach der Tranceeinleitung betone ich als Erstes ihre in den Therapiestunden erreichte enorme Entwicklung:

»*Und selbst wenn Sie wollten [!] ... Sie könnten nicht mehr zurück!*

Die Wegstrecke ist zurückgelegt, der Blick nach vorne gerichtet ...: auf Gesundheit körperlicher ... und seelischer Art ...

Nur eine kleine Schwachstelle gibt es noch, da ist was zu tun.«
Der »Ja-Finger« reagiert heftig.
»Jetzt frage ich einfach mal das Unbewusste: ›Hat das Verhalten gegenüber X [Name des Mannes] etwas mit einer Situation aus Ihrer Lebensgeschichte zu tun?‹«
FZ: »Ja.«
Ich frage nach dem Alter, in dem diese Situation liegt: »Waren Sie damals jünger als zehn Jahre?«

FZ: »Ja.«
»Jünger als fünf Jahre?«
FZ: »Ja.« Etc.
Wir kommen auf das Alter von etwa drei Jahren. Ich frage die Patientin, ob sie eine Ahnung habe, worum es sich dreht.

Alice deutet eine Ahnung an, dann wird es deutlicher: Im Alter von etwa drei Jahren erwartete die Mutter ein zweites Kind.
Th., Frage: »Gab es da ein Problem?«
FZ: »Ja.«
Th., Anregung: »Gehen Sie tiefer in Hypnose und lassen Sie alles Wichtige, das Sie für die Lösung des Problems wissen müssen, an die Oberfläche treten, damit Sie es bewusst erfassen können.
 Ich bin bei Ihnen.
 Und in dem Moment, in dem das Unbewusste Information freigibt, wird sich der ›Ja-Finger‹ heben.« Nach kurzer Zeit reagiert der »Ja-Finger«.
 Th., Aufforderung: »Bitte lassen Sie mich wissen, was Sie erfahren haben, damit ich Ihnen weiterhelfen kann.«
 Nach gewissem Zaudern berichtet Alice: »Meine Mama ist sehr, sehr krank, ich habe Angst um sie. Ich habe Angst, dass sie stirbt. Furchtbare Angst! Ich hoffe, dass das Baby stirbt, damit meine Mutter am Leben bleibt. Ich habe großen Hass auf das Baby ... [weint] ... und ich seh auf einmal die Mama und das viele Blut ... sie hat das Baby verloren ... es ist tot ... es ist ein kleiner Junge ...!« Alice ringt nach Luft.
Th., Frage: »Und das kleine Mädchen fühlt sich schuldig?«
FZ: »Ja.«
Th., Frage: »Und diese Schuld lastet heute noch auf Ihnen?«
FZ: »Ja.«
Th., Aufforderung: »Sie sind erwachsen, und heute ist der 21. Juli 2003. Nehmen Sie nun das entsetzte kleine Mädchen in den Arm. Geht das?«
FZ: »Ja.«
»Gut! Und nun entlasten Sie das Kind! Sagen Sie ihm, dass es unschuldig ist! Sagen Sie ihm mit Ihren eigenen Worten, dass es ganz natürlich empfunden hat. Aber es ist unschuldig. Dass der kleine Bruder wieder zurückging in den Babyteich, hat andere Gründe. Sagen Sie das der kleinen Alice so, dass sie es richtig versteht. Sie merken es an ihrer Reaktion, ob sie versteht.«

Alice: »Ja, sie versteht.«
Th.: »Gut! Und der Finger für ›das Neue‹ wird sich heben, wenn der Irrtum in dem Kind aufgelöst und es von der Schuld befreit ist.«

Nach einer geraumen Weile:
Der Finger für das Neue hebt sich deutlich.
Th.: »Sehr schön, das war sehr wichtig. Kinder haben einfache, klare, ungefilterte Gefühle ... und sie sind unschuldig.
Und so können Sie sich ab diesem Moment gegenüber X ganz normal und selbstverständlich verhalten. Jetzt und in der Zukunft werden Sie ihm mit gutem Gewissen gegenüberstehen, falls Sie ihn überhaupt treffen werden.
Und die kleine Seele haben Sie wahrscheinlich auch erlöst, wer weiß, wo sie jetzt ist ...«

Nach der Phase der Trancerücknahme und Reorientierung bestätigt Alice, dass sie »ganz weit weg war«.

Wir beschließen, dass dies die letzte Stunde war. Alice hat alles erledigt, vieles auch ohne mich, im Stillen, das Therapieziel ist erreicht. Natürlich kann sie mich anrufen, wenn sie mich irgendwann brauchen sollte wie einige ehemalige Patienten, die sich nach Jahren einfach mal wieder ein paar Stunden Hypnose bei mir gönnen.

Nach drei Wochen flattert mir ein Brief ins Haus, über den ich mich sehr freue.

> Liebe Frau Kaiser,
> ich möchte mich auf diesem Weg noch einmal für die geniale Therapie, die ich durch sie bekommen habe, bedanken.
>
> Die Hypnotherapie ist für mich eine wirklich wunderbare Art, mit Problemen fertig zu werden. Ohne den Kopf aktiv einzuschalten, ohne lange Analysen zu schreiben und nachdenken zu müssen. Die Dinge, die von echter Bedeutung sind, kommen wie von selbst, erscheinen als Bild, sind anschaulich und greifbar und lassen sich so einfach lösen, wie automatisch.
> Das Beeindruckendste für mich war, dass die Wirkung so tief geht und dass mein Kopf nicht negativ dagegensteuern kann, wie er es sonst so gerne tut. Die neuen, positiven Bilder der Hypnose wirken unbewusst als auch bewusst nach und sind immer abrufbar.

Letzte Woche gab es eine Situation, in der ich ohne diese Bilder bestimmt mein altes Muster der »Problementleerung« angewandt hätte: Mich auf eine Waage stellen zu müssen ist ein riesiges Problem, denn egal, welches Gewicht sie anzeigt, es ist immer zu viel.

Da ich bei einer Leistungsdiagnose war, musste ich leider auf eine Waage, noch dazu zur Fettanalyse, und dies alles vor den Augen anderer. Mit dem Ergebnis war ich natürlich auch nicht zufrieden, wurde depressiv, fand mich widerlich und fett – nicht liebenswert, sondern ekelerregend. Aber im Gegensatz zu früher musste ich mich nach dem Essen nicht übergeben. Meine inneren Bilder haben für mich gekämpft, und Schneewittchen musste nicht »den Apfel« ausspucken, und »das Gift« hat sich von selber aufgelöst – wie von Zauberhand.

Für mich war das wie eine Feuertaufe, die Bestätigung, dass ich es wirklich geschafft habe, die Sucht, Nahrung aufzunehmen und auf unschöne Art und Weise wieder loszuwerden, zu überwinden. Darüber bin ich unbeschreiblich glücklich.

Sicherlich muss die innere Bereitschaft, sich helfen zu lassen, auch von einem selbst kommen, aber für mich ist es auch immer wichtig, dass ich demjenigen, der mir helfen will, vertraue. Das war bei Ihnen der Fall von Anfang an – für mich sind sie einfach die optimale Therapeutin gewesen.
Liebe Grüße, Ihre Alice ...

Ein Jahr später schreibe ich Alice nochmals an und bitte um ein Feedback aus der heutigen Sicht, zwölf Monate nach Beendigung der Therapie. Am 30.6.2004 erhalte ich folgende E-Mail:

Liebe Frau Kaiser Rekkas,
mir geht es immer noch sehr gut. Mein Zustand hat sich ziemlich zuverlässig stabilisiert, bzw. weiß ich jetzt besser mit den Attacken meiner Psyche umzugehen. Mich verletzt oder zwangsweise erbrochen habe ich seitdem nicht mehr, und darüber bin ich richtig glücklich. Wenn ich merke, dass alles etwas kritisch wird, mach ich oft noch Hypnose von einer Ihrer CDs, die helfen immer. Die Therapie bei Ihnen hat mir wirklich sehr geholfen, und die Bilder meiner Hypnosen sind so tief verankert, dass ich sie jederzeit abrufen kann, vor allem meinen Tate oder die gelbe Energiekugel.
Vielen Dank für Ihre Nachricht.
Liebe Grüße Ihre Alice ...

Am 30.10.2004 schickt Alice eine Zustimmung zur Veröffentlichung der DVD Buches und betont nochmals, dass sie sich gut fühlt.

Liebe Frau Kaiser Rekkas,
freut mich, dass die DVD fertig ist. Ich wäre sehr glücklich, ein Exemplar davon zu bekommen.

Ihre Idee (die Veröffentlichung der DVD mit diesem Buch) finde ich gut. Sie bekommen auf jeden Fall meine Zustimmung. Mir geht es ja immer noch sehr gut, ohne Rückfälle kann ich mein Leben genießen, und falls ich doch noch mal Hilfe brauche, weiß ich ja, dass es Sie gibt.

Diesen wie auch letzten Sommer habe ich sehr genossen.
Viele liebe Grüße, Ihre Alice ...

3.3.2 Anorexia nervosa – 37 Kilo auf zarten Füßen

Nun haben wir uns drei Monate nicht gesehen. Und Maja hat riesige Fortschritte gemacht.

Sie kommt aus einer 700 km entfernt liegenden Stadt, logiert sich hier für eine Woche in einer kleinen Pension ein und gönnt sich Therapiestunden bei mir en bloc, dreimal anderthalb Stunden pro Woche. Zur Zeit haben wir die dritte »Intensivwoche«.

Die erste Woche war vor viereinhalb Monaten. Maja hatte gerade eine Pankreatitis überstanden, 37 Jahre, 37 Kilo (bei 172 cm), Groll im Herzen, im Bauch Schmerzen.

Nach einem ausführlichen Gespräch über ihre familiäre und berufliche Situation, die Symptomatik mit den Beschwerden der Kachexie, ihre therapeutischen Erfahrungen und die heutigen Bedürfnisse und Wünsche fingen wir gleich mit Hypnose (im Liegen) an. Sie kann fabelhaft visualisieren und trifft in »ihrem Park« am Springbrunnen auf meine Anregung hin eine Gestalt, die sie den »Minister«, auch »Todesminister«, nennt. Mit ihm verhandelt sie hartnäckig über Leben und Tod.

In der zweiten Therapiestunde hat der Minister schon menschlichere Züge und geht nicht mehr steif mit Aktenkoffer einher. Bei der Übung *Purple Rose of Cairo* findet sie sich in der Zukunftskugel in einem Halt gebenden und geerdeten (für sie ganz wichtig, wo sie so leicht ist) Perlmuttgehäuse wieder, aus dem Fenster schauend, genüsslich Kaffee schlürfend und ein Croissant verzehrend. Im Hintergrund ein neuer Lebenspartner.

Die dritte Sitzung dient dem Schmerzloslassen mit der Übung *Sammeln und Ausleeren* im Sitzen und der Heilung in tiefer Trance im Liegen mit mesmerschen Streichungen und vielen klaren und guten Suggestionen.

Es geht ihr besser.

Einen Monat später erzählt die lebendige und hübsche Frau in der vierten Sitzung von ihren Veränderungen und Beobachtungen, was ihre Ursprungsfamilie anbelangt. Auch hat sie wieder Kontakt zu ihrem Exmann. Natürlich überfallen sie noch Panikattacken, auch Schmerzen. Sie isst sehr vorsichtig, verträgt vieles nicht, hat aber ein paar Gramm mehr.

In ihren Selbsthypnosen mit meinen CDs und mit in der Sitzung aufgenommenen Tonbandkassetten verhandelt sie immer wieder mit dem »Minister«, dieser inzwischen wichtigen inneren Instanz.

In den nächsten Stunden machen wir *Hypnose:*

- im Stehen zur Stabilisierung
- im Sitzen für psychotherapeutische Arbeit und
- im Liegen für tiefe Hypnose und Heilung des schwer angeschlagenen Körpers.

Im Stehen *Auflösen der Symptomtrance*, im Sitzen *Kornähre* (Kaiser Rekkas 2001a).

Als Kornähre schleicht sie sich nachts heimlich aus dem Kornfeld und läuft zu dem in der Nähe fließenden kleinen Bach. Sie setzt sich an sein Ufer, lässt ihre Wurzeln reinbaumeln und schüttet ihm ihr Herz aus. Er hört zu, hat Verständnis und schwemmt das »Ausgeschüttete« weg. Er nimmt ihre Angst mit.

Nach der Übung hat die Angst sehr nachgelassen. Und sie kann den Bach jede Nacht im Traum wieder aufsuchen.

Maja ist vom *Igel-Ei* umhüllt (dies wird in der unten wiedergegebenen Anleitung aufgenommen) und kann ihre Stacheln zum Selbstschutz ausfahren.

In der visualisierten Familienskulptur in Trance wird ihr der systemische Aspekt ihrer Krankheit deutlicher. Sie sieht sich als Jochträgerin der Familie.

Spontan ruft sie die Großmutter an, mit der Mutter streitet sie. Bei beidem kommt sie vorwärts, gewinnt an Profil.

Vor der großen Sommerpause erhält sie eine Rundumhypnose, die hier im Wortlaut wiedergegeben ist. In ihr werden viele Dinge zusammengefasst, die wir erarbeitet haben, aber auch ihre Feststellungen: Hinter einer »Maske geistiger Schwäche« habe sie sich versteckt und sei als »Todeskandidat« einhergeschlichen.

Der folgende Hypnosetext ist wie immer mit vielen Pausen gesprochen, die aber hier wegen der »Lesefreundlichkeit« nicht wiedergegeben sind. Die Intervention dauerte circa 30 Minuten.

Die Rundumhypnose

»Das war schon mal ein guter, tiefer Atemzug. Und es braucht für Sie gar nicht mehr viel, damit Sie tief in Hypnose gehen. Vielmehr, Sie brauchen ja gar nicht tief zu gehen, sondern einfach, mit jedem Ausatmen, ein bisschen mehr abzusinken, in dieses angenehme wohlige Gefühl. Und die Tiefe entwickelt sich dann von alleine, je nach Bedarf. Und das Unbewusste wird dafür sorgen, dass alles, was ich Ihnen jetzt erzähle, für Sie ganz persönlich abgestimmt, bewertet wird.

Und Sie haben schon viel erreicht, und Sie sind davon auf ganz vorsichtige Weise beglückt. Vorsichtig, weil Sie es eigentlich noch gar nicht glauben können. Und das ist alles in Ordnung. Das ist alles natürlich. Und je mehr man das akzeptiert, umso leichter ist es, umso leichter wird es auch, weiterzugehen, und das tun wir jetzt.

Und Sie bemerken vielleicht schon, dass Sie so ein wenig mehr abgesunken sind, angenehm, wie in eine Wattewolke, die Hypnosewattewolke, aus der es mit freundlicher Stimme heraus klingt: ›Schön, dass du da bist. Schön, dass du wieder hier bist, dir wieder Zeit gönnst, dir Aufmerksamkeit schenkst und für dich sorgst, dass du Stück um Stück gesünder wirst und kräftiger und froher.‹

Und ganz von alleine schon haben Sie ruhig geatmet, tief und langsam, und spüren richtig – weil Sie so aufmerksam sind und alles Äußere unwichtig ist –, wie diese angenehm warme Sommerluft durch die Nase reinstreicht, bei den Lungen ankommt, die Lungen weitet, den Brustkorb elastisch dehnt. Bei jedem Einatmen öffnet sich der Brustkorb mehr, lehnen sich die Schultern zurück. Bei jedem Ausatmen fließt die unnötige Last, die unnötige Spannung ab, auch die Enge und die Bedrängnis und der Druck im Kopf. Gut.

So liegen die Augen ganz entspannt in ihren Bettchen, in ihren Augenhöhlen, und die Muskulatur rings um die Augen ist ganz glatt und entspannt. Ganz ruhig und gelöst, auch die Stirne, auch innen, hinter der Stirne, die Gedanken ruhig und gelöst, friedlich und vielleicht einfach mit einem schönen Bild, ganz ohne Gedanken, von einer angenehmen Weite und Ruhe.

Ich berühr Sie einfach noch mal hier, bei den Schultern – die können noch mehr nach hinten absinken –, die rechte Schulter und auch die linke. Gut. Die Brust ist ganz weit und ruhig, die Stirne ganz glatt, und alles kann hier wegfließen, was vielleicht noch störend ist. Die Augen ruhig und die Wangen auch, gut, und der Bauchraum ruhig, wohlig, entspannt und gelöst. Sehr schön. Und wieder klingt es aus der Wattewolke: ›Schön, dass du da bist!‹ Und so können Sie tiefer sinken in Hypnose. Tiefer und tiefer, mit jedem Ausatmen. Bis sich ein ganz wunderbares Gefühl in Ihnen breit macht, das man fast nicht in Worte fassen kann.

Und wenn man es in Worte fassen würde, könnte es heißen: ›Ich bin richtig.‹

Und das heißt, wegzugehen von alten Etiketten, die Ihnen auferlegt waren und unter denen Sie die Dramaturgie Ihres Lebens geleistet haben. Alte Etiketten, die lauteten: ›Der Buhmann‹, ›Die Todeskandidatin‹, ›Die Maske geistiger Schwäche‹.

Bei jedem Glockenklang sinken Sie tiefer in dieses Gefühl: Ich bin richtig.

Und da kommt wieder dieses schöne Empfinden von kleinen Sauerstoffperlchen, die beim Einatmen durch die Nase ziehen, in die Lungen kommen, von den Lungen aufgenommen werden und durch diese enormen Verästelungen des Lungengewebes sprudeln und in die Blutadern strömen und, vorwärts gepumpt von dem tapferen und unermüdlichen Herzen, durch den ganzen Körper fließen. So kommen in aller Frische und aller Lebendigkeit die Sauerstoffkügelchen, angeheftet an den roten Blutkörperchen, überall hin im Körper bis in die kleinsten Winkel, ja bis in die Spitze des kleinen Fingers, in jede Kapillare und in die Spitze des kleinen Zehs, warm und wohlig pulsierend, natürlich auch im Zentrum, in den Eingeweiden, Magen und Darm und allen Verdauungsorganen, die dazugehören, Leber, Niere, Bauchspeicheldrüse. Bei jedem Atemzug wird alles gesund versorgt. Und das Gluckern im Bauch ist ein gutes Zeichen dafür. Sie sinken tiefer und tiefer.

Und immer wieder klingt es: ›Schön, dass du da bist!‹ Und verstärkt sich das Gefühl: Ich bin richtig und werfe alle alten Etiketten über Bord!

3. Live dabei

Und die Organe heilen und arbeiten gesund und zuverlässig, erinnern sich ihrer gesunden Funktion. Und die Angst vor der Veränderung kann vergehen. Die Zukunft hat schon begonnen. Die Veränderung hat schon begonnen. Und es fühlt sich gut an. Sehr gut sogar!

Sie legen das Joch ab. So wie Sie es gesehen haben in der letzten Hypnose, in der Familienskulptur aus Speckstein, wo Sie noch die Familie gezogen haben, mit gebeugtem Rücken, das Joch auf den Schultern. Sie legen dieses Joch ab. Und eine Zeit lang waren Sie die gewesen, die sich am meisten um die Familie sorgte. Aber Sie haben das nicht mehr nötig. Die Zukunft hat schon begonnen. Sie haben schon neue Bilder, die Familie in einer neuen Konstellation gesehen. Jeder in seinem Kontext glücklich, in seinem Bereich, auf gute Art und Weise abgegrenzt, mit der Möglichkeit, sich einander zuzuwenden.

Und wie Sie da so im inneren Erleben einfach so in Ruhe vor sich hin schauen, kann es sein, dass Sie einfach auf einen See blicken. Ein schöner, ruhiger See. Ein wunderbarer See, in einer besonderen Landschaft. Und Sie schauen auf den See, als wenn Sie etwas Besonderes erwarten. Sie sehen die Oberfläche, und Ihre Augen durchdringen etwas die Tiefe, schauen in das Wasser. Und irgendwann, vielleicht in einer Minute, taucht aus dem See herauf eine Gestalt, ein Helfer. Eine hilfreiche Gestalt, die Ihnen beisteht, die nächste Zeit – bis wir uns wiedersehen werden – gut zu verbringen. Sodass Sie zunehmend an die Gesundung glauben und in der Gesundung sicherer werden. Warten Sie mal ab, was kommt, und der ›Ja-Finger‹ kann ein deutliches Zeichen geben.«

FZ: »Ja.«

»Genau – wenn es da ist. Ist schon ... was ist es für eine Gestalt?«

Maja: »Ein junger Krieger.«

»Ein junger Krieger? Ja, ist ja wunderbar! Das ist genau das Richtige! Gut, dann sprechen Sie jetzt mal mit ihm ab, wie er Ihnen helfen kann. Wie er Ihnen beistehen kann, allen äußeren Anfechtungen zum Trotz, auf Ihrem Weg der Heilung und der Entwicklung, vorwärts zu gehen. Allen Anfechtungen zum Trotz, alles hinter sich lassend, das Joch, die Etiketten, und frei zu werden. Reden Sie mit ihm, treffen Sie Vereinbarungen. Und wenn die Hilfe abgesprochen ist und das Unbewusste richtig zufrieden ist, kann der ›Ja-Finger‹ das anzeigen oder auch der ›Finger für das Neue‹, ist ja etwas Neues.«

Nach einer Weile FZ: »Neu.«

»Gut. Da haben Sie jetzt den jungen Krieger, der Ihnen beisteht und immer ganz von alleine auftaucht, wenn Sie es brauchen. Und Sie haben den schützenden Kokon, diese eiförmige zweite Energiehaut, die sich immer wieder in Blitzesschnelle um Sie herum bilden kann, die sowieso immer da ist, aber die einfach stärker und größer werden kann, wenn es angemessen ist, wenn Sie es brauchen. Die Stacheln können sich ausstülpen und alles abwehren. Und Sie wissen, in den Stacheln sind kleine Röhrchen, durch die alles abfließen kann, was irgendwie noch ungesund ist, verbraucht. Irgendwelche Stoffe, Abfallstoffe, die entsorgt werden müssen, die können abfließen.

Vielleicht auch, wenn da unten in dem Fuß noch was ist, Entzündungsstoffe, kann das abfließen. Der Fuß, das Gelenk kann heilen, jetzt. Kühl, glatt und gesund werden. [Der Knöchel ist heiß und geschwollen.]

Die Vergangenheit bestimmt nicht die Gegenwart und bestimmt auch nicht die Zukunft. Sie bestimmen, was Sie heute machen und morgen machen, wie Sie Ihre Zukunft gestalten. Lösen sich mehr und mehr von dem Alten, das unbrauchbar ist. Behalten aber die guten Erinnerungen an gute, nährende, stützende Erfahrungen. Und die können mehr in den Vordergrund treten.

Und kann sein, in den nächsten Nächten, in denen Sie wieder besser und besser schlafen werden, erinnern Sie sich im Traum schöner Erlebnisse aus Ihrer Kindheit und Jugend.

Sie haben in der Therapiestunde eine Ansichtspostkarte von München an Ihren Vater geschrieben mit den Worten: ›Papa, ich grüße dich. Ich erobere gerade München, und ich werde jetzt gesund. Stell dich schon mal darauf ein! Deine Tochter‹

Auch wenn Sie die Karte noch nicht abgeschickt haben, der Text wirkt in Ihnen. Und bald werden sich alle drauf einstellen müssen, ob sie wollen oder nicht, dass es in ihrer Familie eine Veränderung geben wird. Und in gutem Abstand werden Sie gut für sich sorgen und werden von der Ferne her betrachten, vielleicht mit einigem Schmunzeln und einiger Verwunderung, wie die anderen Familienmitglieder auch ihre Schritte tun werden.

Und jetzt ist genug für heute. Lassen Sie sich Zeit auszuruhen und vielleicht noch für eine ganze Minute äußerer Zeit, ganz anderer

3. Live dabei

innerer Zeit in einen tiefen Hypnoseschlaf zu sinken. Und wieder ertönt es: ›Schön, dass du da bist!‹ Und das Gefühl macht sich breit: Ich bin richtig.

Die Seele entfaltet sich, genießt die neu gewonnene Freiheit. Und der Geist denkt sich eine neue Dramaturgie aus, entwirft ein neues Konzept für das Leben, das so schön ist.

Und der Körper erholt sich, der Körper heilt. Und die Säfte fließen, und die Verdauung kommt in einen gesunden Rhythmus, in eine gesunde Bewegung. Und ein gesunder Hunger kann entstehen, auch im Kopf. Das Hungerzentrum schaltet an auf normale Funktion. Ein gesunder Hunger und ein Appetit und ein Glüstel, wie man sagt, eine Lust auf gutes Gesundes, das Sie stärkt und nährt.

Sie werden jetzt das Bedürfnis bekommen, die Hypnose abzuschließen und rund und stimmig zu machen und ganz angenehm und frisch und klar als Person wieder hierher zu kommen, wieder aufzuwachen. Der Körper, der kann in einer angenehmen Heiltrance bleiben. Der Knöchel bleibt in Hypnose und wird wieder gesund, und das ganze Verdauungssystem bleibt in Hypnose und wird gesund.
 Nun werden Sie wach und frisch und klar wieder hier auftauchen.
 Genau, durchspannen! Sehr gut, strecken, recken, Augen öffnen!«

Wie sie mir heute, nachdem sie so viel erreicht hat, berichtet, waren vor allem »Schön, dass du da bist!« und »Du bist richtig!« reine Offenbarungen.
 Sie sorgt mehr und mehr für Offenheit und Klarheit in den Gesprächen mit den Eltern, konfrontiert sie, kämpft. Ich hatte ihr das zeitlose *Handbuch für Kinder mit schwierigen Eltern* von Jeanne Van den Brouck (1993) gegeben, in dem sehr schön dargestellt ist, wie die Erziehungsarbeit der Kinder an den Eltern eine lebenslange ist und dass sie schleunigst damit beginnen muss. Auch bekam sie den Schmöker *Im Himmel* von Oswald (2004). Er handelt von einem erwachsenen Kind, das sensibel die Muster der Familie erkennt, seine Chance, aus einem pathologischen System auszusteigen. Ein anderes Schicksal, ein Mann, ein Fremder. Intuitiv gab ich ihr das Buch. Sie fand es treffend.

Sie gewinnt sehr guten Kontakt zu ihrer Schwester, trennt sich endgültig von ihrem Exmann und erkennt das ›Thema‹ der Familie: »Ich kann ohne dich nicht leben«. Das Thema der Mutter gegenüber Maja: »Du bist nicht richtig, deshalb investiere ich so viel in dich. Veränderst du dich aber, nimmst du mir meinen Lebenssinn.«

Majas Thema war: »Ich mache alles, was ihr wollt, auch wenn ich mich dabei aufgebe.«

Aber das ist inzwischen Vergangenheit.

Sie darf nach einer Gallensteinentfernung, während der sie ihr Vater liebe-, aber auch respektvoll begleitet, sodass auch diese Beziehung sich positiv verändert, alles essen. Bis zum Jahresende in sieben Wochen will sie die jahrzehntelange Erkrankung und die »so demütigende Stigmatisierung als Magersüchtige« hinter sich lassen. Sie will als Gesunde ins neue Jahr gehen. Sie will leben, sie will sich verlieben, sie will einfach normal sein. Wie sie mir das sagt, so fest und selbstsicher, gibt es auch gar keinen Grund, daran zu zweifeln.

Ich lege ihr das Kapitel, ihr Kapitel, vor, um ihr Ja-Wort für die Veröffentlichung zu erhalten. Ihre Antwort:

> Sehr geehrte Frau Kaiser Rekkas,
> vielen Dank für die Mail mit dem Textauszug aus Ihrem Buch! Es berührt mich richtig, mich wieder zu finden. Zur Zeit ist alles in mir noch sehr aufgewühlt, und es fällt mir schwer, mich positiv einzustellen und das, was passiert ist, auch zu glauben, und auch daran zu glauben, dass alles nun Schritt für Schritt immer besser wird. Aber mit der Zeit lassen die Zweifel sicher nach. Den Text für die Chemotherapie fand ich sehr ansprechend, und ich habe ihn spontan für mich umgeschrieben. Ich hoffe, dass das in Ordnung ist, weil er ja eigentlich nicht für mich bestimmt war. Nun hätte ich eine Bitte: Wäre es möglich, dass Sie den Text für mich auf Kassette sprechen? Es wäre sehr wichtig für mich, weil ich mich so an Ihre Stimme gewöhnt habe und ich glaube, dass es mir sehr helfen würde, die Angst vor den Nahrungsmitteln langsam zu verlieren. Schreiben Sie mir aber ruhig, wenn es nicht in Ordnung ist. Ich hoffe, es geht Ihnen gut, und die Fortbildung am Wochenende war erfolgreich.
> Mit freundlichen Grüßen, Maja

3.3.3 Colon irritabile – »Das rote Telefon«

Herr P. ist 34 Jahre alt und sucht mich speziell zur Behandlung mit Hypnose auf. Er arbeitet in einer Bank in einem verantwortungsvollen Bereich, der ihn interessiert, und lebt in einer harmonischen Partnerschaft. Bedrückend wirken sich in beiden Lebensbereichen aber starke und sehr beeinträchtigende Reizdarmbeschwerden aus. Die Symptomatik besteht in mehr oder weniger ausgeprägter Form seit dem 16. Lebensjahr. Er leidet unter den dafür üblichen schmerzhaften Krämpfen, heftigen Blähungen, Durchfällen (täglich vielfache Toilettengänge hintereinander, auch während der Arbeit) mit den psychischen Begleitsymptomen wie allgemeiner Ängstlichkeit und depressiver Verstimmung. Seit fünf Jahren ist er nicht mehr in Urlaub gefahren, beruflich unternimmt er keine auswärtigen Einsätze mehr. Auch sonst traut er sich kaum aus dem Hause, die Arbeit fällt ihm schwer, die Lebensqualität ist stark eingeschränkt. Seine Ernährung setzt sich aus Reis, Kartoffeln, Karotten und Putenfleisch zusammen, womit er ein Gewicht von 68 Kilo hält.

Nüchtern und gut nachvollziehbar äußert der Mann seine Beschwerden, die er möglichst schnell loswerden möchte, was heißt, dass er für die Behandlung sehr motiviert ist. Psychotherapie hat er noch keine gemacht.

Als mittleres von drei Kindern ist Herr P. in München aufgewachsen. Der Vater arbeitete als Kaufmann und wird als depressiv und introvertiert beschrieben, die Mutter als warmherzig und extrovertiert. Die Eltern leben »in einer Art Zweckgemeinschaft« zusammen, wobei viel Streitereien das Klima beherrschen. Mit den Schwestern gibt es in der Kindheit ständig Konflikte, weil sie (seiner Erinnerung nach) alles bekommen, während er alles erkämpfen muss. Nach der Einschulung ins Gymnasium fällt er in der Probezeit fast durch, jedes Jahr ist das Vorrücken gefährdet, was heißt, dass er schon immer unter starkem Druck leidet. Er kommt mit großer Mühe bis zum Abitur, danach verfolgt er sein Studium und die Ausbildung in einer Bankfiliale, wobei ihm der Kundenumgang nicht wirklich Freude macht. 1996 wechselt er in die Zentrale, wo er seiner Beschreibung nach unter »Frauenmobbing« (»alleine unter fünf Frauen«) leidet, was seine Blähbauch-Beschwerden zunehmend verschlimmert. Die neue Herausforderung 1997 im Controlling bereitet ihm große Freude, vielleicht auch, weil von ihm nicht allzu viel Kontakt mit anderen Menschen verlangt wird. Einen absoluten Tiefpunkt erlebt er im Jahr 2000, wonach er sich zahlreichen medizinischen Untersuchungen (Magenspiegelungen, Darmspiegelungen, Stuhluntersuchungen, Bluttests) und Behandlungen (Diäten, Darmsanierung etc.) unterzieht. Der somatische Befund ist somit medizinisch abgeklärt, er gilt als organisch gesund.

Herr P. hat mit seiner liebenswürdigen, eher weichen Persönlichkeitsstruktur Mühe, sich zu behaupten. Vor allem die Arbeitstätigkeit verlangt ihm enorm viel Kraft und Courage ab, mehr, als er zu besitzen glaubt. Die dadurch bedingte körperliche Verkrampfung und ängstliche Selbstbeobachtung – das »rote Telefon« zwischen Kopf und Bauch – verursachen einen hohen und in der Folge schmerzhaften Verspannungsgrad. Durch die lange, nun 20-jährige Konsolidierung dieses Mechanismus entstanden schwer wiegende körperliche Symptome, die wiederum seelisch sehr belastend wirken.

Mir gegenüber wirkt Herr P. *in dieser ersten Sitzung* sehr aufgeschlossen und scheint große Hoffnung in die Methode der Hypnose zu setzen. Als formalen Behandlungsplan für die Krankenkasse werde ich später das Erlernen von Entspannungsverfahren und Coping-Strategien für Stressbewältigung sowie das Auflösen alter Konfliktmuster – zumal die Klärung der Geschwisterbeziehung angeben.

Die jetzt im Liegen ausgeführte erste Hypnoseinduktion erfolgt über eine sukzessive Entspannung, angefangen bei den Mimikmuskeln um die Augen herum, dann über Zählen und mesmersche Streichungen. Herr P. erlebt eine Handlevitation.

Ich kann klare Fingersignale abfragen, was natürlich eine optimale Voraussetzung für die therapeutische »Inbetriebnahme« des unbewussten Systems ist. Nun können mithilfe ideomotorischer Befragung psychische Leistungen für die Bewältigung und Heilung angesprochen werden.

Nach dem Finden eines »guten und sicheren Ortes« – er begibt sich in die Berge – und dem dortigen Auftanken schließen wir die Hypnose ab.

Mit der CD *Seifenblasen* soll er zu Hause Selbsthypnose praktizieren.

In der zweiten Sitzung eine Woche später äußert er: »Ich bin ehrlich gesagt guter Dinge und voller Erwartung. Ich bin sogar überrascht!!«

Denn er hat sich zwischendurch sehr wohl gefühlt, was natürlich auch daraus resultiert, dass er sicher ist, einen Platz, vielmehr eine Therapie gefunden zu haben, von der er sich Hilfe verspricht.

Mit der CD hatte er geübt und konnte sich bei der Anleitung *Der magische Schwamm* »ganz tief fallen lassen«, sodass ihn angenehme heiße und kalte Schauer überrieselten.

3. Live dabei

Die Hypnose führen wir wiederum im Liegen aus, da dies für die körperliche Erholung und Entspannung am besten ist. Über die Augenfixation und das Zählen bis 20 kann er tief in Hypnose gehen. Ich schlage ihm vor, in der Vorstellung in einem schönen Park ein Becken mit Thermalwasser aufzusuchen. In dem angenehm temperierten Wasser treten dann auf meine Suggestion hin alle »Stresspartikel« durch die Haut hindurch an die Oberfläche und werden vom Wasser weggespült. Alle Vorgänge lasse ich durch die Fingersignale bestätigen.

Th.: »Sobald Sie spüren, wie die ›Stresspartikel‹ durch die Haut nach außen treten, wird das der ›Ja-Finger‹ bestätigen.«

Dann suggeriere ich das Heben beider Hände mit dem Berühren der Wangen, was die Hypnose nochmals sehr verstärkt. Im Moment der Berührung erzähle ich, dass ein Bild von ihm als vollkommen gesunder Mann – wobei ich ihn beim Vornamen nenne – in seiner Vision auftaucht. Ich bitte den »Finger für das Neue«, dies zu bestätigen, was er auch tut.

Aus der Hypnose erwacht, wirkt der Mann sehr entspannt und gelöst. Als er sich plötzlich als gesunder Person begegnete, hatte er kurz einen Anflug von Angst, die er im Bauch fühlte. Aber insgesamt verspürt er große Linderung und ein neues Wohlgefühl.

In der dritten Sitzung nach sieben Tagen erklärt er, seinem Bauch gehe es nicht gut, er habe wieder Krämpfe. Bei näherem Nachfragen berichtet er aber von einem Wochenendausflug nach Kitzbühel, dem ersten seit Jahren, mit seiner Freundin. Dabei sei es ihm auch sehr gut gegangen. Er habe sich tiefer atmen und im Brustkorb freier gefühlt.

Bei der Arbeit hat er die Projektleitung wegen einer Umstrukturierung verloren, ist aber trotzdem zuversichtlich.

In der Hypnose im Liegen strahlt ihm die wärmende *Sonne von Mexiko* auf den Bauch, denn er baumelt in der Hängematte zwischen zwei Kraftbäumen, riesigen Palmen.

In der vierten Sitzung erfahre ich, dass die vergangene Woche »nicht schlecht« war. Er hat Durchfälle nur noch direkt nach dem Essen, der Bauch gluckert auch, aber das sei erträglich. Er macht Selbsthypnose mit der Anleitung der letzten Stunde *Die Palmen von Mexiko*, wonach es ihm immer sehr gut geht. Auch die Freundin verspürt eine Veränderung und freut sich mit. Na, prima! Und sie waren sogar im Kino, in *Shrek 2*, und das ohne Komplikationen.

Die Hypnose von heute dient zum weiteren Erlernen von Tiefenentspannung mit der Übung *Raggedy Ann*. Er erhält die entsprechende CD und die CD *Der tropische Wasserfall*.

Bis hierher lässt sich schon mal festhalten, dass in den so genannten probatorischen Sitzungen große Fortschritte erzielt worden sind.

In der fünften Sitzung berichtet er mir, wie es ihm besser geht, aber dass immer noch so etwas wie eine unselige automatische Funkverbindung besteht, die die Symptomatik »von jetzt auf gleich« auslösen könne. Ja, das ist das »rote Telefon«, das wir stilllegen müssen. Dazu zeige ich ihm zuerst, wie er im Sitzen »ganz nebenbei« und somit auch im Büro schnell in Trance abtauchen und den Körper entspannen kann. Die anschließend angeleitete Hypnose nehme ich für ihn auf.

Das rote Telefon
Ziel: die Unterbindung von symptomauslösenden Gedanken und Bildern

Induktion über die Augenfixation, da der Patient unruhig und nervös ist
»Sehr schön, Sie haben sich einen Punkt gewählt. Die klassische Methode, um in Hypnose zu gehen. Zuerst können Sie, auch wenn Sie auf einen Punkt schauen, alles im Raum herum wahrnehmen, was in Ihrem Gesichtsfeld liegt. Später wird die Wahrnehmung sich einengen. Dieser Punkt wird deutlicher werden, das Gesichtsfeld ausfüllen, und da beginnt schon die Entspannung. Sie gucken fest und unverwandt ohne Lidschlag auf diesen Punkt. Und schon kann Ruhe eintreten, weil das Auge ruht. Mit der Zeit werden die Augenlider schwerer und schwerer und schwerer. Der Punkt fängt an, zu schwimmen und zu wandern. Und irgendwann bekommen die Augen das Bedürfnis, sich zu schließen. Dann schließen Sie die Augen einfach und gehen in eine angenehme, tiefe Ruhe, gut begleitet von angenehmen, tiefen, ruhigen Atemzügen.«

Suggestionen der Ruhe und des Ausgleiches
»Und Sie ziehen die Luft durch die Nase ein, die Luft weitet angenehm den Brustkorb, und beim Ausatmen sinkt der Brustkorb zurück, die Luft strömt wieder aus. Sie entspannen sich.

Bei jedem Ausatmen entspannen Sie sich mehr. Und die Schultern sinken zurück, die rechte Schulter sinkt zurück. Alles, was auf der Schulter lastet, sinkt ab. Das, was auf der linken Schulter liegt, sinkt ab. Die Gedanken können kommen und gehen wie die Wolken. Der Wind verfegt die Wolken, bis der Himmel ganz klar ist, so wie der Himmel draußen. [Es ist ein strahlender Tag.] Ganz klar der Himmel und ruhig. Der Kopf weit, klar, und alles, was auf der Brust lastet, kann abfließen. Was auf dem Bauch lastet, kann abfließen. Ja, gut, langsam, ruhig. Befriedigende Atemzüge. Tiefe, ruhige Atemzüge.«

Anknüpfen an eine gute Erfahrung, an einen Fortschritt durch die Therapie
»Mit jedem Ausatmen mehr Entspannung und mehr Hypnose ...

Sie können Hypnose nun schon so gut, dass Sie immer, mit jeder Übung, jedes Mal tiefer gehen. Alles um Sie herum ist unwichtig. Nur noch das Ruhegefühl ist wichtig. Die Ruhe mit der zunehmenden Heilung und Entspannung im Bauch und das Zurückfinden zu gesunden Funktionen. Gesund und normal, so wie an [z. B.: ... dem schönen Wochenende auf Ihrer Hütte in Kitzbühel]. Mehr von diesen Tagen, wo Sie sich gesund und kräftig fühlen konnten und gut als Mann. Auch während der Werktage, wenn Sie arbeiten, Ihrem Beruf nachgehen. Mehr von den guten und gesunden Zeiten.«

Anleitung der Technik »Sammeln und Ausleeren« zum Entlassen von Schmerz, Angst und Stress
»Jetzt bitte ich Sie mal – das können Sie auch willentlich machen –, die Arme neben den Körper zu legen. Genau, und zwar mit den Handflächen nach oben. Dass Ihre Hände so daliegen wie zwei Schalen, wie zwei Wasserschalen. Und jetzt, bewusst und unbewusst, lassen Sie alles, was zur Krankheit gehört, in die Hände fließen: alle Gedanken zu der Krankheit, alle Angst vor der Symptomatik. Begonnen bei dem Gluckern, der Spannung, dem Übelsein, den Schmerzen und Krämpfen, den Blähungen, dem Durchfall. Nun fügen Sie all die Bilder hinzu und all die schlechten Gefühle! Sie lassen es aus dem Herzen hinaus ... aus der Seele hinaus in die Hände fließen ...

Und alle die ursächlichen Momente, und sei's aus der Kindheit, wo Sie gelernt haben, so zu reagieren, so zu verkrampfen, lassen Sie in die Hände fließen. Und vielleicht fühlen Sie es schon, dass die Hände etwas voll und schwer werden, angefüllt fast zum Überlaufen. Auch die

Bilder von Dutzenden von unangenehmen Untersuchungen rutschen einfach in die Schalen der geöffneten Hände ...

Und irgendwann kann das Unbewusste beginnen, die Hände zu entleeren ... [die Unterarme des Patienten bewegen sich schon in einer leichten Innenrotation] ... aber werfen Sie vorher noch mal einen Blick drauf, damit Sie sehen, was sich da für ein Haufen angesammelt hat!

Mit diesen kleinen, ruckartigen Bewegungen drehen sich Unterarme, entleeren sich die Hände ... ausleeren ... und ausleeren ... bis sie ganz entleert sind ...

... und sich ein unfassbares Gefühl von Wohlbefinden in Ihnen freimacht.«

Direktive Suggestionen für Heilung

»Sie atmen tief und befreit durch, bis in den Beckenboden hinein!

Sämtliche Eingeweide fühlen sich wunderbar wohl und gehen in eigener gesunder Rhythmik ihrem Tagewerk nach. Und das macht Sie so leicht und beschwingt, dass die umgedrehten entleerten Hände anfangen abzuheben. Und während Sie tiefer und tiefer in Hypnose gleiten, werden die Hände leichter und leichter, heben sich die Unterarme oder auch die gesamten Arme von der Unterfläche ab. Zuerst unsichtbar, dann sichtbar in kleinen, ruckartigen Bewegungen, die typisch sind für Trance, sehr schön. Kommen höher und höher, erst die eine Hand, dann die andere. Die Ellbogen heben sich an, alles wie ferngesteuert, aber unter heilender Leitung des Unbewussten. Und Sie sind mit liebevoller Aufmerksamkeit für Ihren Körper dabei, beobachten, was von alleine geschieht.

Die Ellbogen beugen sich an, hmm. Der eine Arm kommt leichter hoch, aber der andere zieht nach, sehr schön! Und beide legen sich dann ganz leicht, ganz liebevoll auf den Bauch, da wo es Ihnen gut tut. Genau, beide Hände. Die ganze Energie fließt durch die Hände in den Bauch. Sie spüren, wie es ganz licht wird innerlich ... wie jede Zelle aufatmet ... und Heilung sich breit macht, ob Sie wollen oder nicht.

Und so liegen Sie da, sieht ganz schön aus von außen – diese Ruhe, der Bauch entspannt sich mit jedem Ausatmen, das Nervenkostüm beruhigt sich.

3. Live dabei

Und wo früher aufreibende Telefonate zwischen Kopf und Bauch hin und her gingen, von oben nach unten und von unten nach oben, Telefonate, die das Symptom auslösten, das Symptom bestätigten und die Angst vor dem Symptom immer von neuem hervorriefen, dieser Mechanismus hört auf!!

Das nervige »rote Telefon« ist für immer seiner Funktion entledigt. Es ist stillgelegt!
Es wird ausgetauscht gegen warmes, heilendes Licht, das liebevoll in den Körper flutet, eine liebevolle Zuwendung, die bedeutet: ›Entspann dich, lass nach. Und wenn du mir etwas sagen willst, bin ich jetzt vollkommen offen und lehne mich zurück und höre dir zu!‹«
Pause.

Posthypnotische Suggestion
»Und auf ganz besondere neue und gesunde Art und Weise ist ein liebevoller Kontakt da zwischen Kopf und Körper. Kein rotes Telefon mehr klingelt hektisch und aufgeregt, alles das wird mehr und mehr vergessen, und stattdessen fließen liebevolle Ströme durch den Körper. Eine zunehmende Stärkung, Kräftigung und Stabilität wird sich bemerkbar machen, körperlich und seelisch. Und Sie werden sich vielleicht wundern, wie gut Sie sich nach der Hypnose schon fühlen werden. Und alles Ungute kann in Vergessenheit geraten, während Ihre Fortschritte Sie freudig erfüllen und Ihren Blick sich nach vorne richten lassen, in Richtung der Gesundheit.«

Hypnoseausleitung
»Und jetzt schließen Sie die Hypnose ab und bleiben körperlich in dieser Ruhe!
Der Bauchraum kann tief in Hypnose bleiben, und Sie wissen, dass Sie immer wieder in diese Kurztrance gehen, die wir vorher geübt haben, und Sie dieses Symptom auflösen können, um sich innerhalb von Sekunden wohl zu fühlen. Mit dem Wissen um diese Fähigkeit kommen Sie jetzt ganz wach und frisch, geistig vollkommen frisch und klar wieder hierher, strecken und recken sich ... und berichten mir vielleicht ein wenig?«

AKR: »Gut, wieder da in Ihrem blauen Hemd? Das steht Ihnen wirklich gut, diese Farbe. Wie ging's Ihnen mit der Hypnose?«

Herr P.: »Sagen wir mal so, das war total nett, als es erst zum Gluckern anfing und dann ganz plötzlich nachgelassen hat.«
AKR: »Das ist eigentlich ein ganz normales Phänomen bei der Hypnose, dass der Bauch anfängt zu gluckern. Ganz natürlich.«
Herr P.: »Ja, da kam ich runter von dem Stress, war ein sehr angenehmes Gefühl, so loszulassen. Es ging mir echt gut dabei. Das mit dem Telefon war ein gutes Bild, denn das trifft es so richtig gut.«
AKR: »Das können Sie jetzt vergessen, und das wissen Sie auch. Wie fühlt der Bauch sich jetzt an, gut, oder?«
Herr P.: »Er ist sehr entspannt und ganz ruhig. Nur ziemlich viel Luft sammelt sich immer an. Aber der Bauch fühlt sich total weich an, nur an der einen Stelle ist er noch recht hart.«

(Man beachte die sehr reduzierte Auskunft des Patienten, der sich offensichtlich noch in Trance befindet.)

In der sechsten Sitzung 14 Tage später wirkt Herr P. irgendwie straffer und robuster. Er erzählt, dass es ihm öfter richtig gut geht, nur am gestrigen Tag hat er sich »hundsmiserabel« gefühlt. Bei der Arbeit wird es immer unersprießlicher für ihn, wobei er meint, von allen Kollegen damit immer noch am besten (!) umgehen zu können. Er kommt sich inzwischen an seinem Arbeitsplatz unnütz vor und sagt: »Ich will dahin, wo ich gebraucht werde, und nicht, wo ich geduldet bin.« Er stellt aber eindeutig fest, dass ihm die Therapie bislang sehr geholfen hat.

Wir bereiten ein Gespräch mit seinem Vorgesetzten vor, und in der Hypnose wächst ihm mit vielen stärkenden Suggestionen ein Schutzpanzer.

Seine nachfolgende E-Mail drückt zunehmende Stärke aus:

Hallo, Frau Kaiser Rekkas,
das Gespräch mit dem Bereichsvorstand war leider nicht so ganz der Hit. Er war sehr überrascht, da erwartungsgemäß der Abteilungsleiter kein Wort erzählt hatte. Im Gegenteil hat er sogar von »vielen glücklichen Kühen in meinem Stall erzählt«. Da war meine Antwort nur: »... bei denen die Milch sauer ist.« Jetzt gibt es nächsten Do. ein weiteres Meeting, »Teamwork« mit meinem direkten Chef, dem Abteilungsleiter und dem Bereichsvorstand. Daneben noch ein anderer Gruppenleiter, der meine Aufgaben bekommen hat. Schlechtes Verhältnis für mich, aber da gehe ich durch! Ich habe mit meinen ehemaligen Mitarbeitern

3. Live dabei

> gesprochen, ob jemand mitkommen möchte. Nur einer hat den Mumm, sich zu stellen. Und der kündigt morgen ...
> Also nichts wirklich Positives, aber vielleicht geschehen ja noch Wunder. Ich möchte mir wirklich nichts vorwerfen müssen und mich auch noch im Spiegel anschauen können. Wenn's schief geht, habe ich immerhin noch die Selbstachtung bewiesen, im Gegensatz zum Rest der Gruppe.
> Ich wünsche Ihnen noch einen sehr erholsamen Urlaub. Viele Grüße, Ihr

Nach meinem Urlaub muss er mir einen Termin absagen, da er beruflich im Ausland (!) ist, und beschreibt seine derzeitige Symptomatik. Von Schmerzen und Krämpfen ist nicht mehr die Rede.

> Mir geht's eigentlich so weit ganz gut, wobei ich derzeit häufig einen sauren Magen habe. Was zur Zeit sehr gut funktioniert, ist das Atmen und das Loslassen meiner Gedankenspiele zwischen Kopf und Bauch. Es funktioniert nicht immer ganz so wie gewollt, aber Wollen ist wahrscheinlich eh das Falsche. Wenn das mit dem sauren Magen mal nachließe, würde es ganz gut aussehen. Es besteht aber schon ein Zusammenhang, da ich den sauren Magen oft bei Aufregung oder Druck bekomme ...

Den »sauren Magen« wandeln wir in der nächsten Stunde »vom Symptom zu Signal« (Kaiser Rekkas 2001b) um. *In der neunten Sitzung* – vier Monate nach Therapiebeginn – kann er Folgendes berichten: Auf einer beruflichen Reise nach Hamburg ging es ihm trotz Stress richtig gut; bei der Arbeit nimmt er alles gelassener; mit der Freundin ist es weiterhin in Ordnung, und sie bauen ein Haus. Schmerzen und Krämpfe hat er keine mehr, selbst die Stelle im Oberbauch links ist beschwerdefrei. Luft im Bauch gibt es noch, aber vergleichsweise wenig. Die durchschnittlich acht Stuhlgänge pro Tag reduzierten sich auf zwei. Einen Rückfall hatte er nach einer üppigen Kohl-Mahlzeit.

In der *Hypnose* lösen wir die Erinnerung an Schmerzen und Krämpfe im Gehirn auf. Somit können sie sich nie wieder in den Bauchraum projizieren. *»Sie werden gelöscht wie ein altes Dia, das jahrelang auf die Leinwand des Darmes geworfen wurde.«* Über die ideomotorischen Zeichen erhalte ich die unbewusste Zustimmung für dieses Vergessen und das Entwerfen froher und zuversichtlicher Bilder, damit er Silvester 2004 (in sechs Wochen) als gesunder Mann ins neue Jahr schreiten kann.

Berichte aus Forschung und Klinik belegen, dass die Hypnotherapie beim Colon irritable gute Chancen auf Erfolg hat. Die mittlerweile klassische Studie von Whorwell und Mitarbeitern (Whorwell, Prior a. Faragher 1984) zeigte bei 30 Reizdarm-Patienten, die mit konventionellen medizinischen Methoden keine Linderung ihrer Symptomatik erfuhren, eine offensichtliche Besserung.

Die Patienten erhielten über einen Zeitraum von drei Monaten sieben halbstündige Hypnosesitzungen (Induktion über Handlevitation, hypnotische Entspannung mit Suggestionen zur Beeinflussung der Darmmuskulatur, Ich-stärkende Suggestionen). Nach der dritten Sitzung sollen die Patienten mit einer auf Tonband aufgenommenen Hypnose jeden Tag Selbsthypnose praktizieren. Die Hypnosebehandlung wurde mit einer Kontrollbedingung (»psychotherapeutische Placebobehandlung«) verglichen. Den beiden Gruppen wurden die Patienten randomisiert zugewiesen. Für alle erhobenen Messgrößen (z. B. abdominale Schmerzen) zeigten sich in der Hypnosegruppe drastische, statistisch signifikante Verbesserungen.

Aufgrund der günstigen Resultate dieser und anderer Studien wurde am University Hospital of South Manchester ein »clinical service« eingerichtet – bestehend aus sechs Therapeuten – das Hypnose zur Behandlung von colon irritabile anbietet. Inzwischen wurden bereits 250 Reizdarm-Patienten behandelt (dreimonatiges Hypnoseprogramm wie in der Studie von Whorwell et al.). Dabei bestätigten sich die Resultate aus den Studien auch im klinischen Kontext einer Klinik (mit Einschränkungen bei Patienten mit Diarrhoe). Die Autoren (Gonsalkorale et al. 2002) folgern aus ihren Daten, dass Hypnosetherapie eine extrem effektive Behandlung für colon irritable darstellt und sich als kostengünstiger gegenüber allen anderen Interventionen (z. B. Medikamenten) herausstellt.

3.3.4 Posttraumatisches Stresssyndrom –
Vom LKW überfahren und neugeboren

Medizinischer Bericht
Im August 2000 im Klinikum Großhadern aufgenommen mit folgenden Verletzungen: große Abschürfungen am ventralen Oberschenkel links sowie großes Decollement des gesamten dorsalen Unterschenkels, der Weichteilmantel ist lediglich noch am medialen Anteil fixiert, offene Zehenfraktur 1. bis 5. Zehe links, komplette Unterschenkelfraktur

rechts, große Schürfwunde am ventralen Oberschenkel, hohe Fibulafraktur links, ausgedehnte Weichteilverletzung rechter Vorfuß, Fraktur der 8. Rippe links, großflächige Hämatome am gesamten Rücken, diverse Schürfwunden am Rücken.
Periphere Durchblutung, Motorik und Sensibilität rechts und links erhalten. Die Patientin ist wach, ansprechbar und kooperativ.
Entstehung der Verletzung: Sie sei zusammen mit ihrem Kind aus dem Haus gegangen. Halb auf dem Bürgersteig sei ein Lkw gestanden. Ohne dass sie es gemerkt habe, sei der Lkw plötzlich angefahren. Dann setzt eine Erinnerungslücke ein. Sie sei dann am Boden liegend offensichtlich von ihren eigenen Schmerzensschreien wieder aufgewacht. In der Zwischenzeit war sie überrollt worden. Vor dem Unfall habe sie es geschafft, den Kinderwagen mit ihrem Kind noch wegzustoßen, sodass dem Kind nichts passiert sei.

Behandlung: stationäre Aufnahme, Schockbehandlung, operative Versorgung der Unterschenkelfraktur rechts und des großen Decollements am linken Unterschenkel sowie der Verletzungen am Fußrücken links. Antibiotische Abdeckung und Tetanussimultanimpfung. Vier Wochen darauf operative Nekrosenabtragung linker Unterschenkel. Dann Deckung mit Meshcraft, insgesamt komplikationsloser Verlauf und zunehmende Mobilisation. Entlassung aus der stationären Behandlung am **.10.2000 zur Rehabehandlung in der **, vom **.10.00 bis **.11.00. Arbeitsunfähigkeit vom **.08.2000 bis **.01.2001
Die Behandlung ist zur Zeit noch nicht beendet.

Körperliche Beschwerden neun Monate später: linke untere Extremität: Die linke Großzehe sei ungemein berührungs- und schmerzempfindlich, auch kleinste Reize würden als starker Schmerz wahrgenommen werden. Der gesamte linke Unterschenkel sei pelzig, abgesehen von einer handtellergroßen Fläche an der Außenseite sowie der linken Fußsohle. Der linke laterale Fußrand bis zur Kleinzehe sei außerordentlich schmerzempfindlich. Narbenschmerzen dorsal über den Grundgelenken der Zehen III mit V. Gefühlsstörungen über der Entnahme des Spalthautlappens am linken Oberschenkel. Rechte untere Extremität: Pelzigkeit und Missempfindungen über dem Epicondylus lateralis des rechten Oberschenkels. Beim Gehen das Gefühl, als ob der Nagel im rechten Oberschenkel sich in das Knie bohren wollte, aber auch, als ob er nach unten in das Sprunggelenk eindringen würde.

Starke vegetative Störungen, Schmerzen bei Bewegung, aber vor allem die psychischen Auswirkungen des Traumas bringen Frau X in die Therapie.

Sie gerate in Panik, wenn ein schwerer Lkw an ihr vorbeifahre. Steuere sie alleine einen Pkw, fühle sie sich relativ sicher. Sie entwickle aber »absolute Ängste«, wenn sie Beifahrerin sei.

Nach wie vor werde sie jede Nacht von Albträumen geplagt und sehe im Traum immer wieder ihre verformten, entstellten und blutenden Füße und Unterschenkel vor sich.

Immer wieder habe sie den Geruch von Reifengummi in der Nase und spüre sich den Kinderwagen wegstoßen, damit er nicht unter die Räder kommt.

Neurologische Diagnose des Unfallarztes: posttraumatische Belastungsstörung (ICD 10: F 43.1) Eine Psychotherapie wird empfohlen.

40 Jahre alt, ist Frau X im Marketingbereich einer großen Pharma-Firma tätig, chic gekleidet in burschikosem Look, nüchtern, vernünftig und klar. Sie lebt in einer Partnerschaft und hat einen kleinen Sohn.

In einem Zeitraum von viereinhalb Monaten finden acht hypnotherapeutische Sitzungen statt.

In der ersten Doppelstunde berichtet Frau X mir den Hergang des Unfalles und die bisherige medizinische Therapie. Ihrer Erzählung nach leidet sie am meisten unter den Albträumen, die schwere sekundäre Schlafstörungen verursachen. Sie fühlt sich unsicher, ihre Stimme zittert, und abends braucht sie eine Flasche Wein, um zur Ruhe zu kommen. Da ihre Mutter alkoholkrank ist, möchte sie auf jeden Fall von diesem Verhalten Abstand nehmen.

In der ersten Hypnose (im Liegen) erfährt sie eine Handlevitation und zeigt klare Fingersignale. Sie verlustiert sich im tropischen Regenwald, wandert an eine Quelle und erfrischt sich. Das »Unbewusste« signalisiert (via FZ), dass es weiß, was zu tun ist, damit es ihr wieder gut geht. Sie reagiert positiv.

In der zweiten Sitzung erzählt sie, sich die letzten Tage wohler gefühlt zu haben, und äußert den Wunsch, ihren Körper wieder als Ganzheit zu erfahren. Er komme ihr so zerrissen und unsymmetrisch vor. Ich mache mit ihr die Hypnoseübung *Raggedy Ann*, die eine Tiefenentspannung mit intensivem »Körperbesitzgefühl« hervorruft. Ich gebe ihr sowohl diese Übung, die ihr sehr gut gefällt, als auch die Sammlung *Seifenblasen* zur Körperheilung auf CD mit.

Die entscheidende Stunde für die Verbesserung des Allgemeinbefindens ist die dritte. Wir bearbeiten ihre Albträume mit der ideomotorischen Technik des Auflösens von belastenden Träumen (Kaiser Rekkas 2001a, Abschn. 6.3). Am nächsten Vormittag ruft sie mich an und bedankt sich überschwänglich. Die erste vollkommen durchschlafene Nacht. Und es geht weiter so.

In der vierten Sitzung bestätigt sie mir, sie habe andere Träume, nie schlechte. Sie erzählt von ihrem Privatleben, in dem sie einiges klären und ändern möchte. In der Hypnose geht es um »Karriere oder Familie?« oder »Wie Karriere und Familie?«. Es stehen also schon neue Themen auf dem Programm.

In der fünften Sitzung (sieben Wochen nach dem ersten Termin) erfreut sie mich damit, dass sie sich »sauwohl« fühle, sie habe viel Arbeit, aber »null Stress«.

Mir kommt das alles ein bisschen zu schnell, zu glatt, zu einfach vor, selbst mit Hypnose.

Und ich weiß nicht, wie es passiert, aber auf einmal berichtet sie mir von ihrer Ursprungsfamilie, von Hass, Schlägen und »unbändiger Wut« und von Unfällen und Verletzungen von klein auf: unter anderem sechsjährig eine Schädelbasisfraktur, aber auch eine selbst zugefügte Unterarmfraktur, um eine Mathearbeit nicht mitschreiben zu müssen.

Diese Berichte lösen in mir einen bestimmten Verdacht aus. Nicht, dass ich annehme, dass sich jemand extra unter einen Laster legt, aber eine solche Häufung von Unfällen in einem Menschenleben ist doch verdächtig. Und tatsächlich kristallisiert sich in der Hypnose heraus, dass noch etwas Wichtiges zu bearbeiten ist. Wir heben uns das für die nächste Sitzung auf, um genug Zeit und Kraft zu haben.

In der sechsten Sitzung äußert sie, dass sie ganz stark fühle, etwas in der Vergangenheit regeln zu müssen. Ja, und die Hypnose bringt es an den Tag, was sie schon immer in sich herumtrug: Sie ist zwei Jahre alt, die Mutter versucht, sie mit einem Kissen zu ersticken. Nach der Technik »Arbeit am Kindheitstrauma« steigt sie als erwachsene Frau in die Szene, rettet das Kind, drückt es an sich, beruhigt es, sagt ihm, dass sie es liebt und dass so etwas nie wieder vorkommen wirds.

Über ihre Recherchen im Familienkreis berichtet sie in der siebten Sitzung. Ja, die Tobsuchtsanfälle der Mutter, die Hilflosigkeit, der

Alkohol, so eine fatale Situation mit der Mutter sei sehr wohl möglich gewesen. Wir beschäftigen uns in dieser Hypnose noch mal mit der Kindheitssituation, spüren einen selbstzerstörerischen Anteil auf, der offensichtlich eine wichtige Funktion im System der Ursprungsfamilie innehatte. Wir integrieren ihn im Positiven und aktivieren alle Schutzengel.

Die achte und letzte Sitzung findet zwei Monate später statt, denn sie war für »wunderschöne« Ferien auf Bali, hat sich massieren lassen und ihre Familie genossen. In Hypnose erkundige ich mich nach dem Stand ihrer inneren Arbeit und Entwicklung. Die FZ tun kund, dass sie aus dem alten System herausgewachsen ist.

In einem Telefonat weitere zwei Monate später erzählt sie mir, dass es ihr gut gehe, dass sie gut schlafe, gut träume und in der Familie alles gut laufe. Sie hat sich selbstständig gemacht und viel Arbeit.

3.3.5 Intraoperatives Trauma –
Von der eiskalten Hand des Todes berührt

Diagnose: osteochondrale Läsion lateraler Femurcondylus li. Kniegelenk.

Operation: 1. diagnostische Arthroskopie, 2. offene OATS-Plastik li. Kniegelenk

Frau L. meldet sich per E-Mail aus dem Voralpenland:

> Ich würde Sie gerne um Hilfe bei meinem Problem bitten. Vor 2 Jahren musste an meinem Knie eine größere OP gemacht werden. Ich war ca. 5 Stunden unter Vollnarkose. Seit diesem Eingriff habe ich massive psychische Probleme (Angstsyndrom, Panikattacken ...). Ist es möglich, dass Hypnose mir hilft, dieses Problem wieder in den Griff zu bekommen? Wenn ja, könnten Sie mir die Kosten einer Behandlung zukommen lassen? Ich freue mich auf Ihre Antwort. Vielen Dank im Voraus mit freundlichem Gruß, ...

Da es sich hypothetisch um ein postoperatives Belastungssyndrom durch intraoperative Wachheit handeln konnte und das mein Dissertationsthema war, interessiert mich der Fall, und ich bestelle die Frau ein.

3. Live dabei

Eine Freundin liefert Frau L. bei mir ab, weil sie gar nicht fähig ist, das Haus alleine zu verlassen. Frau L. ist 35 Jahre alt, verheiratet, Mutter von zwei Kindern, Arzthelferin, wirkt patent und ist hübsch anzuschauen. Sie berichtet sehr natürlich und klar ihre nun zweijährige Leidensgeschichte:

Als Kind hatte sie sich eine gravierende Knieverletzung zugezogen und wurde schon damals deswegen mehrfach operiert. Vor zwei Jahren wurde ein weiterer großer Eingriff vorgenommen, der auch ein gutes Resultat brachte. Vor der Operation hatte sie keine Bedenken und auch nur wenig Angst gehabt. Nach der OP war sie aber vollkommen verändert. Aus der jungen, selbstbewussten und fröhlichen Frau war eine verstörte, von Angstanfällen geplagte Person geworden. Zeitweise hatte sie Angst, mit dem Messer auf ihre eigenen Kinder loszugehen, tageweise blieb sie im Bett. Nur bedingt konnte sie arbeiten gehen. Ihr wurden Medikamente verschrieben, worauf es ihr noch schlechter ging. Von einem Psychotherapeuten habe sie den Rat erhalten, sich von ihrem Mann zu trennen, da der Grund für ihre Probleme eine schlechte Ehe sei. (Das konnte ich mir von einem Kollegen schlecht vorstellen, aber sie berichtete es mir.)

Da sei sie auf einmal auf Hypnose gekommen.

In ihren Worten listet sie bei mir in der Sitzung die Symptome und Probleme nochmals auf:

> Herzrasen, rasender Puls, Herzrhythmusstörungen, Schüttelfrost, Panik, den Verstand zu verlieren, Panik, den Kindern etwas anzutun, nicht mehr Auto fahren können.
>
> Nach der OP konnte ich nicht in öffentliche Einrichtungen gehen (Geschäft, Kino, Restaurant). Wollte mein Mann mit mir ausgehen für einen Restaurantbesuch, hatte ich Hunger, konnte dann aber von dem bestellten Essen nichts essen (Übelkeit). Zum Schluss konnte ich nicht einmal an unsere Mülltonne gehen. Ich bekam Antidepressiva, welche meiner Meinung nach überhaupt nichts halfen, außer dass ich nach der Einnahme das Bett vor Schwindel überhaupt nicht mehr verlassen konnte.
>
> Besser fühle ich mich dank meiner Freundinnen, die mir immer wieder gut zugeredet haben und mir immer zur Seite standen, und dank meiner Familie. Gleichzeitig habe ich ein superschlechtes Gewissen, weil so viel Leute um mich bemüht sind, und trotzdem wird es nicht besser.

Im Operationsbericht, den sie auf meine Bitte mitbringt, wird keine intraoperative Krise erwähnt.

Wir knüpfen schnell einen guten Kontakt, weshalb ich sie frage, ob wir heute schon mit Hypnose arbeiten sollen. Sie ist begeistert. Ich frage sie, ob sie einverstanden ist, dass wir uns den Operationshergang aus ihrer Warte in Hypnose anschauen. Sie stimmt zu.

Wie lautet die oberste Devise? Keine Retraumatisierung!

Ich leite die Hypnose im Sitzen ein, provoziere eine Handlevitation und bahne Fingersignale, um das ideomotorische System zu nutzen. Den Ablauf der Intervention gebe ich für didaktische Zwecke in Schritten wieder. Alle folgenden Fragen und Aufforderungen sind zur Beantwortung über die Fingerzeichen gestellt und werden jeweils sehr klar mit »Ja« beantwortet:

1. *Frage nach der Bereitschaft zur unbewussten Mitarbeit*
   - »Ist das Unbewusste zur Mitarbeit bereit?«

2. *Frage nach Ursprung des Problems*
   - »Hängen ihre Symptome mit der OP zusammen?«
   - »Hängen sie ausschließlich mit der OP zusammen?«
   - »Ist es sinnvoll, den OP-Verlauf genauer anzuschauen?«
   - »Ist Bereitschaft vorhanden, den OP-Verlauf anzuschauen?«

3. *Orientierung ins Hier und Jetzt zum Schutz vor einer gefährlichen Regression*
   - »Weiß das Unbewusste sicher, dass heute der (Datum des Tages) ist?«
   - »Weiß das Unbewusste sicher, dass Sie bei mir in der Praxis in München am Wiener Platz sind?«

4. *Aufforderung, das Trauma aus der Distanz zu betrachten (ohne Gefühle)*
   - »Gut, Sie sitzen hier bei mir auf der Couch und installieren einen Schwarz-Weiß-Fernseher da hinten bei der Terrassentür! Sehen Sie ihn?«
   - »Zwischenfrage: Geht es Ihnen gut?«
   - »Nun drehen Sie innerlich die Zeit zurück bis zu dem Moment, wo sie zum OP-Saal gefahren werden. Wenn Sie da sind, zeigt es der ›Ja-Finger‹ an!«

Darauf bitte ich die Patientin – vielmehr ihr Unbewusstes, wie man so schön sagt –, den weiteren Vorgang in dem Fernseher ablaufen zu lassen, ohne Gefühle, ohne innere Beteiligung. Sobald irgendeine Störung auftaucht, soll das ganz klar der »Ich-will-nicht-antworten-Finger« (wie bei der Bearbeitung von Albträumen) anzeigen.

Ich warte und warte. Zeit vergeht. Ich warte. Fünf Minuten vergehen, sechs, sieben ...

Das ist doch seltsam! Ich frage: »Wo sind Sie denn gerade?«
Sie antwortet: »In der Schleuse. Ich warte.«

Himmel! Ich habe einen Fehler gemacht. Natürlich will ich mit ihr hier nicht die fünf Stunden der OP absitzen. Ich habe vergessen: Im Zeitraffer! Also, noch mal von vorne.

5. Aufbau von Schutz

- »Und das Unbewusste spielt die OP dort vorne im Fernseher im Zeitraffer ab, ohne Gefühle, ohne innere Beteiligung.«

Ich kann beobachten, wie die Patientin tiefer in Trance geht, und ich brauche nicht lange zu warten, bis das verabredete Fingersignal heftigst die Störung anzeigt. Sie zittert.

6. Auffinden des Traumas

- Ich frage: »Was ist? Erzählen Sie mir, ich bin bei Ihnen.«
- Sie: »Ich weiß nicht, mir ist furchtbar kalt, eiskalt, ich friere, ich sterbe, ganz kalt, kalt!«
- Ich: »Was ist sonst noch?«
- Sie: »Alle schauen auf mich runter. So viele Ärzte. Ich friere. Ich gehe!«

Ach, du meine Güte, mir ist auch schon ganz kalt. Wirklich, der Raum ist eiskalt. Ich hole Decken. Ich hülle sie ein.

7. Therapie des Traumas

- »Ja, Sie haben da eine Krise.«
- FZ: »Ja.«
- »Und Sie gehen durch die Krise durch. Sie sind stark, jung und kräftig, Sie haben ein gesundes Herz!«
- FZ: »Ja.«

- »Hüllen Sie jetzt die Frau in warmgoldenes Licht und massieren ihr Herz, bis es ihr wieder warm ist und es ihr gut geht. Wenn es ihr wieder gut geht, zeigt es der ›Ja-Finger‹ an.«

Ich runde die Hypnose mit der Bestätigung der erfolgreich überstandenen Krise und mit guten Suggestionen ab.

Die Patientin ist überwältigt. Ja, das muss es gewesen sein. Sie hat keinen Schmerz verspürt, nur eine beängstigende, tödliche Kälte.

Sie hatte eine intraoperative Krise mit einer Wachepisode, auch wenn es nirgends steht.

Sie kommt noch zweimal. Natürlich mit dem Auto, das sie selber fährt. Sie ist wieder die Alte oder, sagen wir mal, die neue Alte, denn sie raucht auch nicht mehr.

In der Hypnose hat sie sich in »ihrem Park« ein Tempelchen gebaut, um das sich rote Rosen ranken. Da ruht sie sich aus, tankt auf, freut sich des Lebens und geht dann tatkräftig nach außen.

Nach einiger Zeit kommt ein Gruß, der mich sehr freut:

> Guten Tag, Frau Kaiser-Rekkas, jetzt will ich mich endlich einmal bei Ihnen melden. Mir geht es sehr gut!!! Ich übe noch fast täglich!!! Es ist bloß schade, dass ich zu Hause mit der Selbsthypnose nicht so einen Erfolg habe, als ob ich bei Ihnen wäre. Aber ich gebe nicht auf, irgendwie muss es doch zu erlernen sein.
> Viele liebe Grüße aus dem verschneiten ..., ...

Die entscheidende erste Sitzung hat 90 Minuten gedauert, davon die Hypnose, hier nur didaktisch skizziert, etwa 25 Minuten. Wichtig waren die Verankerung im »Hier und Jetzt«, die Dissoziation vom Geschehen durch die Fernsehertechnik und das einfache Durchleben der Krise mit Unterstützung des Therapeuten.

3.3.6 Sexuelle Gewalt in der Kindheit – Das Ich, das den Täter liebt

Ziel: Integration der Gefühle und damit psychische Befreiung

Technik: standfeste Begleitung und zarte Lenkung im hypnotischen Prozess

Helen, eine attraktive, jugendlich wirkende 50-jährige Medizinerin, lernt mich auf einem Ausbildungsseminar kennen. Sie klagt über

Schlafstörungen, die sie aber nicht während des Seminars, in dem ja auch immer viel praktisch gearbeitet wird, behandelt haben möchte. Deshalb lasse ich nur – ganz generell – bei der Gruppenanleitung zu Abschluss des Wochenendes ein paar Suggestionen für guten Schlaf mit produktiven Träumen einfließen. Wir verabreden einen Einzeltermin drei Wochen später.

Symptomatik

Sie schläft inzwischen tatsächlich etwas besser, fühlt sich morgens aber wie gerädert, mit Kopfweh und Appetitlosigkeit. Sie braucht lange, bis sie fit für den Tag ist. Bislang war sie stets zwischen drei und fünf Uhr morgens mit dem schrecklichen Gefühl, beruflich einen lebensbedrohenden Fehler gemacht zu haben, aufgewacht. Völlig terrorisiert habe sie in der Vision, z. B. eine falsche Medikation gegeben zu haben, im Bett gesessen und habe panische Angst ausstehen müssen. Es habe jeweils lange gedauert, in die Realität zurückzukommen. Nein, eine gute Ärztin sei sie. Gefahr, einen fachlichen Fehler zu machen, laufe ein Arzt natürlich immer. Der Gehalt des Traumes sei aber wohl nicht so vordergründig.

Aktuelle Situation

Vor einem Jahr ist sie von zu Hause ausgezogen, hat die Teenagerkinder bei ihrem Mann gelassen, der das Familienhaus behielt. Das ist für alle zufrieden stellend geregelt. Die Kinder besuchen sie regelmäßig, der Kontakt ist innig und vertrauensvoll.

Die Ursache der schlechten Nächte scheint nicht in der Gegenwart zu liegen. Als ich dies als Vermutung äußere, erfahre ich mehr.

Zu ihrer Geschichte

Als ihr Sohn etwa ein halbes Jahr alt war, ging es ihr »wie aus heiterem Himmel« ganz schlecht. Sie war bis dato »reine Ärztin«, die sich wenig für psychische Vorgänge interessiert hatte. Auf Anraten einer Freundin beginnt sie eine Psychoanalyse. Die Beschäftigung mit sich selbst fällt ihr unheimlich schwer. Sie meint heute, ihre Psychoanalytikerin habe damals eine Engelsgeduld aufbringen müssen. So entfernt sei sie sich gewesen. Irgendwann aber, vor einigen Jahren, sei es ihr dann eingefallen, die Bilder ganz deutlich: ihr Lieblingsonkel, wie er sich an ihr befriedigt. Der Mensch, den sie so liebte, erstickt sie fast im Rausche seiner krankhaften Sexualität, verletzt, peinigt, quält sie.

Zuerst ist sie noch ganz klein. Später erlebt sie bewusst todesnahe Situationen. Schmerz und Scham, Liebe und Angst, alles unheilvoll verkettet. Als sie acht war, entdeckt es die Großmutter. Diese bewahrt Stillschweigen. Das Kind darf nicht mehr zu den Großeltern, wo der unverheiratete Onkel wohnt. Das Kind vergisst, nein, ein Teil vergisst. Der Onkel ist inzwischen verstorben.

Sie lebt in einem behüteten Zuhause, aber etwas stimmt nicht. Vieles im Leben ist schwierig, durcheinander. Später sind Partnerschaften kompliziert, die Sexualität gestört. Manchmal verhält sie sich seltsam, versteht sich selber nicht. Sie ist dissoziiert.

Die Analyse tut ihr gut und hilft. Sie lernt sich selber kennen, kommt sich näher, lernt, ihre Geschichte als wahr zu akzeptieren.

An dieser Stelle ihrer Berichterstattung bietet sich an, an dem, was sie offensichtlich heute noch quält, in Hypnose weiter zu arbeiten. Hier mag die Ursache des gestörten Schlafes liegen, muss aber nicht. Das Unbewusste weiß es besser.

»Der Schrein« – ein Verabschiedungsritual

Sie geht, wie viele Traumaopfer, leicht in Trance, hat automatisch eine Handlevitation, schöne, klare Fingersignale. Diese zeigen auf meine Fragen hin an, dass die Träume sie auf etwas Wichtiges hinweisen wollen. Ich bitte um eine Verdeutlichung, um diese Hinweise zu verstehen: »Atmen Sie ruhig und langsam und beobachten aufmerksam, was von alleine geschieht. Wenn eine Botschaft aus dem Unbewussten erfolgt, wird der ›Ja-Finger‹ das anzeigen.«

Der Film läuft. Sie ist die Darstellerin. Zu ihrem Schutz übernehme ich in prekären Sequenzen die therapeutische Regie

Und schon schwebt sie in den Lüften, wie ein Vogel. Sieht von oben eine üppige Landschaft, tropisch reich, von vielen Flussläufen durchzogen. Ich fordere sie auf, alles genau zu betrachten. Sie redet, lässt mich teilhaben und erzählt.

Schließlich vermag sie rechts unter sich auf einer Art Rodung eine kleine Hütte zu erkennen. Da wird sie auf einmal sehr traurig, weint schluchzend. Ich bestärke sie, das mit der Hütte genauer in Augenschein zu nehmen. Sie beschreibt den Standort, den Garten und das Dach der Hütte. Ich frage, ob sie da nicht mal landen könne. Nein, sie möchte weiter entfernt landen und dann ein Boot nehmen. Auch gut.

3. Live dabei

So nähert sie sich der Lichtung mit der kleinen Hütte in einem Boot, steigt aus und geht an Land.

Sie beschreibt diese Vorgänge im Detail. Ich folge dem Geschehen mit unsichtbarer Kraft.

Auf der Eingangstreppe wird sie auf einmal ängstlich. »Was soll ich tun?«, fragt sie. Aber sie weiß selber schon Rat. Ja, sie müsse hinein. Dazu brauche sie Schutz. Ein Gewehr ist gut. Sie nimmt diese Waffe (woher, frage ich nicht, sie scheint einfach da zu sein), schultert sie. Da stellt sie fest: »Das hängt falsch rum, so kann ich es ja gar nicht benutzen.« Ich fordere sie auf, es richtig herum zu hängen. Sie tut es und fühlt sich sicherer. Aber sie braucht noch was, ja, eine Lampe. Sie teilt mir jeden Vorgang mit. Das ist sehr schön für mich. Auch für mich läuft ihre innere Situation wie ein Film ab. Ein Film, den ich mitgestalten kann, wenn sie nicht mehr weiterweiß. Nein, diese Lampe ist zu klein, damit sieht man ja nichts. Sie nimmt eine größere, ja, die ist richtig. Sie hält inne und überlegt, was sie zu ihrer Ausrüstung noch braucht. Ein Amulett. Sie legt sich ein Amulett, das mit einem kleinen Spiegel ausgestattet ist, um den Hals. »Sehr gut«, sage ich Anteil nehmend, »falls eine böse Macht auftaucht, wird die einfach wieder zurückreflektiert.« Lange zögert sie trotzdem noch, die Türklinke zu drücken. Ich ermutige sie, fasse ihre Hand, die ich nun durchweg halte. Endlich öffnet sie die knarrende Tür, die offensichtlich lange verschlossen war, und tritt ein, schaudernd. Die Hütte besitzt keine Fenster, weshalb sie vorerst nichts sehen kann. Sie braucht lange Zeit, immer wieder von Weinen geschüttelt, bis sie sich ein wenig umschaut. Sie leuchtet mit ihrer Lampe. In einer Ecke ist was. Aber wie vernebelt, verschleiert. Sie ist in Panik. Ich bin bei ihr. Sie will raus. Ich halte sie. Sie weint. Ich überzeuge sie, dass es gut ist, jetzt dabeizubleiben, wo sie schon so weit gekommen ist. Ich frage, wer ihr jetzt noch innerlich beistehen kann. Sie meint, ihr Schutzengel. Kurz darauf mit tränenerstickter Stimme: »Der Schutzengel kann mir da nicht helfen.« Weshalb, erfahre ich nicht. Ich überlege, was ich ihr anbieten kann. Mir kommt das Amulett in den Sinn. Der Spiegel! Ich rate ihr, sich umzudrehen und den Spiegel wie einen Rückspiegel zu benutzen. Sie nimmt den Vorschlag an. Im Spiegelbild kann sie auf einmal genauer wahrnehmen, dass in der Ecke unter dem Tuch eine Gestalt liegt. Sie bebt vor Angst. Sie ahnt es schon, ich auch. Es ist – und die Fingersignale bestätigen es – der Onkel. Er ist tot. Sie weint und weint. Und das ist die Helen, die den Onkel so sehr geliebt hat. Sie flüstert: »Ich will etwas tun für ihn. Ich will ihm so was bauen aus

Stein, wie nennt man das? So ein kleines Häuschen?« Ihre Stimme klingt hell, ganz jung, wie die einer Zwölfjährigen. Das Gesicht hat die Frische und Glätte eines jungen Mädchens. Ich sage: »Mausoleum?« Nein, das ist es nicht, sondern, wir finden gemeinsam das Wort: einen »Schrein«. Mit zarten Händen baut sie einen Schrein. »So schön, wie ich es mir nur denken kann. Mit vielen bunten Steinen und einem leichten Korbgeflecht drüber, das ist mit Blüten besteckt.«

Nach getaner Arbeit sinkt sie zufrieden tiefer in Hypnose und haucht: »Ich brauche noch Zeit.« Sicher.

Nachdem das wütende und das verletzte Ich längst mit dem Onkel fertig geworden waren, hat das Ich, das den Onkel doch liebte, ihn heute endlich bestatten können.

Nach ein paar Minuten, die sie schweigsam verbringt, nimmt sie das Boot zurück. Fliegen ist nicht mehr notwendig (!).

Der Finger für »das Neue« bestätigt die vollzogene Arbeit.
Als ich nachfrage, ob trotzdem noch etwas zu tun bleibt, erhalten wir ein ideomotorisches »Ja«. Aber für heute ist es erst mal genug.

Nachgespräch
Als sie hier wieder ankommt und die Augen aufschlägt, äußert sie, solch furchtbare Angst gehabt zu haben, dass sich noch eine weitere scheußliche Situation ergeben könnte. Durch die unerwartete Wende fühle Sie sich aber nun sehr befreit. Das Gewehr habe sie ja gar nicht gebraucht, ja sogar völlig vergessen.
Spontan erwidere ich: »Ja, der ist doch schon längst unschädlich!«
Sie lacht aus vollem Herzen, ein befreites Lachen. Sie sieht entlastet aus.

Als ich sie während eines beruflichen Treffens *vier Wochen später* wiedersehe, versichert Helen mir, es gehe ihr gut. Sie schläft gut, und in ihrem Leben hat sich Einiges verändert.

Acht Wochen später vereinbaren wir einen zweiten Termin, der ein weiteres Nachgespräch der ersten Sitzung beinhalten und die Arbeit

3. Live dabei

eventuell noch abrunden soll. Ich hatte ihr auch versprochen, ihr den bis hierher von mir dokumentierten Verlauf der Intervention zu übergeben. Ich wollte aber dabei sein, wenn sie den Text durchliest, um Missverständnisse zu vermeiden und falsche Einschätzungen von meiner Seite zu korrigieren. Wenn ein anderer über die eigene Geschichte schreibt, ist das immer eine heikle Sache. Man nimmt der betreffenden Person nicht nur die Feder, sondern auch ihre Geschichte aus der Hand (Madanes 1997, Kap. 11). Handelt es sich dabei auch noch um ein so delikates Thema, ist erst recht Vorsicht geboten.

Zuerst aber berichtet Helen, dass sie insgesamt den Traum während der acht Wochen nur noch zweimal erlebte. (Früher quälte sie der Traum über eineinhalb Jahre bis zu dreimal pro Woche, wobei es auch »Schonzeiten« von einer ganzen Woche, vor allen in den Ferien, gab.) Der Traum sei »aber irgendwie entfernter«, auch sonst fühle sie sich weniger betroffen, wenn es um das Thema sexuelle Gewalt in der Kindheit gehe. Zum Beispiel sei sie in Buchhandlungen immer – wie zufällig – auf entsprechende Literatur gestoßen. Das habe völlig aufgehört. Sie fühle sich wie befreit, seit sie den Schrein gebaut hat.

Meine Aufzeichnung liest sie mit offensichtlicher Berührung und kann das Geschriebene gut akzeptieren. Ja, sie bestätigt, das war wirklich der Teil, der noch fehlte. Nun ist sie zur Ruhe gekommen. Das spricht für die innere Verarbeitung ihrer Geschichte, und natürlich freut es mich, dass sie meine Darstellung akzeptiert.

Wir gehen zur Hypnosearbeit über. Ich bitte um Fingersignale, die sich spontan zeigen. Auf die Frage: »Gibt es für uns heute noch etwas Weiteres zu unserer letzten Arbeit zu tun?«, erhalten wir ein »Nein«. Ebenso auf die Frage: »Ist noch etwas anderes zu tun?«

Ein »Ja« kommt allerdings, als ich frage: »Ist inzwischen schon alle Arbeit im Stillen erledigt?« Das ist doch wunderbar!

Jetzt ist nur noch eines wichtig. Und das muss getan werden:

»Liebe Helen, nun gib dir aber eine dicke Anerkennung, und schick ein großes Dankeschön an dein Unbewusstes! Denn die Arbeit hast du selber geleistet.«

Als sie aus tiefer Hypnose langsam wieder hierher findet, fühlt sie sich sehr wohl, und sie ist erstaunt. Vor fünf bis sechs Jahren hat sie bei der Frauenhilfegruppe »Wildwasser« ein Bild für eine Zielvorstellung visualisiert. Das hatte sie längst vergessen. Gerade tauchte es in der Hypnose wieder auf: eine selbstbewusste Frau in langem Rock und Lederjacke, mit malerischem Tuch geschmückt. Sie steht einfach »gut da«.

3.3.7 Herzrhythmusstörungen – *Der Herz-Rasen*

Sie ist Kollegin und sucht mich aufgrund von Herzrhythmusstörungen (Extrasystolen, Tachycardie bei intermittierendem Vorhofflimmern), die über Stunden, ja Tage anhalten, auf. Die Symptomatik entwickelte sich vor neun Jahren und hat sich nach ihrer Beobachtung seit Entzug der Kassenzulassung aus Altersgründen nochmals verschärft. Der Befund ist medizinisch abgeklärt, es liegt eine leichte, noch nicht behandlungswürdige Hyperthyreose vor. Da sie schon viel psychotherapeutische Arbeit an sich geleistet hat, entscheide ich mich, auf der seelischen Seite nur indirekt zu arbeiten und mich auf das Symptom zu konzentrieren. Dahin gehend lautet auch ihr Auftrag an mich.

Als sie ihren Traum in der Nacht vor der ersten Therapiestunde beschreibt, in dem sie einer Schildkröte begegnet, dann einen Fluss überquert und neues Land entdeckt, hole ich »Maxi«. »Maxi« ist unsere zehn Wochen alte Babyschildkröte, groß wie ein Zweieurostück, zugelaufen beim Schließen des Tores unseres griechischen Domizils vor der Abreise gen Norden. Das ist ein magischer Moment. Während sie fortfährt, aus ihrem Leben zu erzählen, hält sie Maxi in der offenen Hand: ... Handlevitation.

Danach leite ich die Übung *Raggedy Ann* an. Ich wähle diese Übung wegen der strukturierten Anleitung, der harmonisierenden Wirkung und des Abschnitts mit der »herzlichen« Zuwendung zum Herzen. Danach fühlt sie sich wohl, das Herz ruhiger. Sie ist positiv überrascht.

Bei der zweiten Sitzung berichtet sie, das Herzrasen habe nach der Intervention aufgehört. Sie hat mithilfe meiner CD die Übung noch sechsmal gemacht. Immer habe sie ihr geholfen, auch während Phasen des Symptoms. Der Puls sei insgesamt nicht mehr so hoch gewesen, es sei ihr leichter und besser.

Wieder arbeiten wir im Liegen mit Hypnose. Es geht immer noch um die Einführung der Methode. Sie konzentriert sich auf die Atmung und spricht nach meiner Aufforderung im Stillen beim Ausatmen ein »U« (nach Middendorf 1991). Dabei soll sie nachspüren, wie der Vokal sich als Energie in den Körper senkt, unten im Bauchraum eine Schale bildet, in welcher sie sicher und gemütlich ruht. Danach soll sie beim Einatmen ein »E« sprechen, das in den Flanken weitet und geräumig macht. So erhält sie mehr Selbstverständnis und Präsenz, auch mehr Raum für ihr Herz. Als Letztes lässt sie innerlich beim Ausatmen ein »A« erklingen, was abströmen lässt, was zu viel, zu schnell (!) oder zu schwer ist. Danach sinken die Schultern zurück, und ich fordere sie auf, die berühmte innere Parktreppe gemächlich hinunter in Hypnose zu schreiten, dort im inneren Park umherzuwandeln, allerdings vorerst mit geschlossenen Augen. Als sie im inneren Bild irgendwann die Augen öffnet, findet sie sich an einem heilenden Platz wieder. Dort kann das Unbewusste nach eigenem Gutdünken Dinge aussortieren, neu ordnen und die Reste in den Händen sammeln. Mit der Übung *Sammeln und Ausleeren* möchte ich ideomotorische Bewegungen hervorrufen. Bislang habe ich weder Handlevitation noch Fingersignale installieren können. Da das unwillkürliche Drehen der Hände eigentlich immer erfolgt, wollte ich sie diese autonome Bewegung erleben lassen, damit sie die Hypnose intensiver verspüre. Außerdem hielt ich – ohne es auszusprechen – das Loslassen einiger in der letzten Zeit erlebter Kränkungen für therapeutisch sinnvoll.

Die Hände drehen sich nicht, formen sich aber mit der Zeit zu richtigen Schalen. Um im Kontakt mit ihrem inneren Geschehen zu bleiben und weitere sinnvolle Anregungen zu finden, frage ich die Patientin nach ihrem momentanen Befinden und ihren Bildern. Sie erzählt, dass sie sich gerade ganz deutlich an eine Begebenheit erinnere, da eine junge Frau aus einer Silberschale (!) Wasser mit der einen Hand geschöpft und ausgeleert habe, dann mit der anderen Hand geschöpft und ausgeleert habe. Sie fühle sich sehr wohl. Das Bild tut ihr gut. Frisches, klares, glitzerndes Wasser fließt in ruhigem Maß.

Ich füge hinzu: »Ja, wie die Arbeit des Herzens: schöpfen und ausleeren, schöpfen und ausleeren, in ruhigem Maß ...«
Wir geben der Stunde das Motto: »Schöpfen und Ausleeren.«

Anschließend fühlt sie sich wohl. Sie habe Wärme und Licht verspürt, nur einige Extrasystolen bei meiner »Anweisung«, dass sich die Hände entleeren sollten. Da habe sie auf einmal diese schöne Erinnerung gehabt und sich in das Bild und Geräusch des fließenden Wassers versinken lassen. Sehr gut.

Etwas Besseres konnte sie aus meiner Übung nicht machen. Es zeigt sich mal wieder, wie eine vorgegebene Übung durch den Patienten in Hypnose sehr produktiv verändert werden kann.

Der Herz-Rasen
In sieben weiteren Sitzungen wird in der Hypnose metaphorisch am Symptom gearbeitet. Wir lassen den Körper im *Lichtersee* baden, das Herz darf sich in einem Muff wärmen, der *Lichterbogen* bringt Energie und Helligkeit ins Innere, beim »positiven Kindheitserlebnis« sitzt sie mit *Hochgefühl im Hochstuhl* im lichtdurchfluteten Zimmer ihres Elternhauses. Das Problem wird in den Händen gehalten und dann dem Unbewussten übergeben. Leider erhalten wir über den ganzen Zeitraum der Therapie hinweg weder ideomotorische Signale noch eine Handlevitation. So bleiben wir während der Hypnose im Gespräch. Sie fühlt sich nach der Hypnose immer gut, »umhüllt« oder »lichtdurchflutet«, und das weiß sie sehr schön literarisch zu beschreiben oder als Gedicht zu zitieren. Und das Herzrasen tritt seltener, kürzer und schwächer auf.

In der zehnten Sitzung schlage ich vor, genauer zu eruieren, welche Umstände in die Symptomatik führen. Sie ist sehr aufgeschlossen dafür, die Ursachen zu entschlüsseln und wir entscheiden uns für die Technik *Auflösen der Symptomtrance*.
 In der guten Situation am Anfang ist alles in Ordnung, der Körper fühlt sich wohl. Sie ist im Tanzatelier ihrer Schwester. In der zweiten Situation, »jenseits des Krokodils«, kommt sie durch einen kleinen äußeren Anlass in eine unnötige Hetze. Als sie sich von außen betrachtet, geht sie nach meinem Dafürhalten zwar vernünftig, aber eher etwas stiefmütterlich mit sich um. Nicht richtig wertfrei, nicht richtig liebevoll. Trotzdem ist es ihr möglich, ihr zunehmend schlechtes Befinden etwas abzufangen. In der zweiten Symptomsituation hastet sie – obwohl sie für ihren eigenen Freizeittermin schon spät dran ist – trotzdem noch mit einer Schüssel Gemüse die Treppen hoch, um ihrer Tochter Essen zu bringen. Die üblichen Symptome lassen auch nicht auf sich warten, Enge, Hitzegefühl, die Zeit rast, das Herz beginnt, sich bemerkbar zu machen.
 Als sie aus diesem »Ich-Zustand« nach außen tritt, sich wieder ausbalanciert und sich dann von dort auf der Treppe betrachtet, bin ich frappiert. Sie hat keine Möglichkeit, sich selbst zu befreien. Sie weiß

nur die Worte ihres vor langem verstorbenen Mannes wiederzugeben: Sie wolle immer das Doppelte aus der ihr zur Verfügung stehenden Zeit machen. Sie gibt sich gute Ratschläge, aber wirklich ganz und gar nichts Herzliches. Vorsichtig äußere ich, dass ich das doch als ein wenig lieblos empfände, und ich teile ihr das Bild mit, das *mir* vor Augen schwebt: Sie geht auf sich selber zu, auf diese große Dame da auf der Treppe, schließt sie samt der Schüssel in die Arme, und beide brechen in Lachen ob der eigentlich komischen Situation aus.

Als sie in die Situation zurückgeht, ist ihr auch kaum wohler, *mein* Bild hat ihr natürlich nichts genutzt, aber aufgezeigt, wie hart sie mit sich umgeht. Das lässt sie augenblicklich in Tränen ausbrechen, Tränen, die sie weich machen. So kann das Herz atmen. Und sie versteht auf einmal, welche Härte sie gegen sich selber wendet.

Ich schenke ihr eine von diesen Gratispostkarten, die stets in meinem Fitnesscenter ausliegen. Auf der Karte ist einzig und allein grüner Rasen abgebildet ...
In der Mitte ist ein riesiges Herz in den Rasen eingemäht.
Ein Reframing erster Klasse.
Sie liest: *Herzrasen.*
Sie lacht.

Hausaufgabe? Das Herz auf dem schönen, grünen Polster ruhen lassen. Davon hat sie doch erzählt, Parks mit viel Grün, kleine Grünpolster unter Bäumen. Rasen, »Herz-Rasen«.
    Induktion: Augenfixation mit der »Herz-Rasen-Karte«.

Das Konzept des Unbewussten der Psychoanalytikerin unterscheidet sich natürlich von dem meinigen als Hypnotherapeutin. Vielleicht erhielten wir auch deshalb über die gesamte Therapie keine Fingersignale. Aber sie hat gewirkt, im Zusammenspiel mit anderen heilsamen Maßnahmen und Lebensveränderungen, die Hypnose.

4. Richtlinien der hypnotherapeutischen Behandlung

In diesem Kapitel geht es mit nur kurzen Ausflügen in Erlebnisberichte um allgemeine Richtlinien von Hypnoseinterventionen bei bestimmten Aufgabengebieten.

4.1 Hypnose in der Raucherentwöhnung

Hypnose ist eine breit anwendbare und effiziente Methode der Raucherentwöhnung. Erste Berichte hierzu finden sich schon 1847 von Morley (Schweizer, Schlarp u. Revenstorf 2001), weiter von Ladell (1910) und natürlich auch bei Erickson (1964), der verstärkt Selbstverantwortung und Entscheidungsfreiheit mit in die Therapie einbezog. Während früher vorwiegend mit Formeln oder Suggestionen der Aversion gearbeitet wurde, gehören heute vor allem die Entspannung, die Umorientierung sowie auch das Erlernen von neuen Strategien für Situationen, in denen früher geraucht wurde, zu den Wirkfaktoren. Dafür werden Fähigkeiten (Ressourcen) genutzt, die oftmals erst unter Hypnose – während unbewusster Suchprozesse – in Erscheinung treten. Es hat sich gezeigt, dass beim Raucher oftmals die Liebe zu sich selbst nicht integriert ist. So kann er auch nicht gut für sich sorgen oder hat kein Problem damit, sich selber zu misshandeln und zu schädigen. Bei diesem Persönlichkeitsbild muss besondere psychotherapeutische Arbeit, z. B. zur positiven Herstellung eines Bezugs zum inneren Kind, geleistet werden.

Nach den Untersuchungen oben aufgeführter Autoren ist die *individuelle* Behandlung des entwöhnungswilligen Rauchers die beste Voraussetzung. Optimal sind vier bis sechs Sitzungen in kürzerem Abstand (zweimal wöchentlich), danach ca. zwei Folgesitzungen nach einem längeren zeitlichen Intervall. Eine abschließende Feedbacksitzung nach ca. einem halben Jahr sollte den Therapieerfolg festigen und auch dem Therapeuten zur Überprüfung seiner Arbeit dienen.

Oft genannte Gründe, das Rauchen aufgeben zu wollen:

- akute körperliche Symptomatik, z. B. eine starke Bronchitis
- der Wunsch, nicht abhängig sein zu wollen
- Schwangerschaft.

4. Richtlinien der hypnotherapeutischen Behandlung

Voraussetzungen:

- aktive Entscheidung zum Nichtrauchen
- stressfreie Zeit
- wenn möglich, Unterstützung durch Partner oder Familie
- selbst bezahlte Sitzungen beim Therapeuten
- günstig: motivierte Gruppe.

Als Motivation meistens unwirksam:

- die Vorstellung von der Schädigung des Körpers
- der Gedanke an Einsparung von Geld.

Im Folgenden ist der Aufbau von drei Hypnoseeinheiten skizziert, wobei jede einzelne Einheit jeweils zwei Therapiesitzungen füllen kann. Dieses Schema ist nur Richtlinie und sollte nicht rigide, sondern auf die jeweilige Person zugeschnitten ruhig variiert angewendet werden.

4.1.1 Aufbau der drei Hypnoseeinheiten

Bausteine der ersten Einheit
Einführung in die Methode:

- aufklärendes Gespräch bezüglich Hypnose
- Darstellung, wie, warum und unter welchen Bedingungen Raucherentwöhnung mit Hypnose erfolgreich ist.

Psychotherapeutische Diagnostik (Abklärung eventueller psychischer Faktoren, die das Rauchen verursachen) unter Verwendung ideomotorischer Signale:

- persönliche Bedeutung und Funktion des Rauchens (Trotz, Flucht, Fantasie von Freiheit)
- eventuelle psychische Komponente wie selbstzerstörerisches Verhalten
- (familiäre) Suchtstruktur?
- mangelhafte Integration der Selbstliebe?
- Gibt es eine Erfahrung im Leben, die das Rauchen initiierte bzw. wichtig werden ließ?

Bewusste Entscheidung für:

- den Entschluss, von den Zigaretten abzulassen
- das Engagement in Selbsthypnose und therapeutischer Visualisation.

Direkte Arbeit mit Hypnose, Techniken:

- erste Tranceerlebnisse
- Erfahrungen im Finden von Ideen für leichte Lösungen schwieriger Probleme (z. B. ideomotorische Arbeit: Sammeln und Loslassen oder Festhalten eines Problems)
- Bekräftigung und Unterstützung der Motivation
- direkte Suggestionen (zu Gesundheit, Indifferenz, Abstinenz oder Aversion): »Sie hören auf! Sie sind es sich wert!«
- Einführung in die hypnotische Tiefenentspannung (Raggedy Ann)
- Anleitung in der täglich auszuübenden Selbsthypnose und therapeutischen Visualisation (Einführungsübung: Obstschale)
- Finden eines inneren Slogans (»Ich bin unabhängig!«)
- Erhöhung der Selbstakzeptanz, Wertschätzung, Liebe und Achtsamkeit gegenüber sich selbst (»Ich bin es mir wert, nicht zu rauchen!«)

Unter Führung des Therapeuten erhält der Patient Abstand von der selbstschädigenden Verhaltensweise des Rauchens. Dazu wird er in die Methode der Selbsthypnose und der therapeutischen Visualisation eingeführt.

Anleitung für die Selbsthypnose (zweimal zehn bis 15 Minuten, möglichst zu festgelegten Zeiten)

- optische Konzentration auf einen Punkt (Augenfixation)
- Wahrnehmen des Atemrhythmus zur Beruhigung und mentalen Zentrierung
- Verlangsamen der Ausatmung zur vegetativen Umschaltung auf Ruhe und Entspannung
- Schließen der Augenlider
- im Stillen langsam von 1 bis 10 (20) zählen und beim Ausatmen denken: »Ich lasse los ... ich entspanne mich ...«
- Vertiefen der Hypnose durch Handlevitation
- einen sicheren und schönen Ort auffinden, an dem man mit sich selbst zufrieden ist und an dem »die Uhren anders gehen«
- dort das Gefühl von Sicherheit, Geborgenheit und Friedlichkeit empfinden und durch Zusammendrücken von Daumen und Zeigefinger einer Hand »verankern«
- innerlich eventuell eine vorher formulierte Suggestion aussprechen
- ein Bild von der Zukunft nach Erreichen des Therapiezieles visualisieren
- eine posthypnotische Suggestion aussprechen (z. B. Andauer des positiven Effektes)

- jeweils beim Einatmen (zur Energieanreicherung) zurückzählen von 10 (20) bis 1, um die Hypnose zu beenden
- Abschließen der Hypnose mit Durchspannen des Körpers (zur Stabilisierung der orthostatischen Druckverhältnisse) und Öffnen der Augen.

Bausteine der zweiten Einheit
- Ich-Stärkung und Aufbau von Selbstvertrauen
- positive Konditionierung
- indirekte und metaphorische Kommunikation
- eventuelle Gründe auffinden, die das Rauchen initiierten, wie »dabei sein wollen«, »wichtig sein wollen«, dann in Trance abfragen, ob man das heute noch braucht (wird verneint)
- eventuell Aufarbeiten und Verändern bzw. Auflösen der Erfahrung, in der das Rauchen begann
- Ermutigung und Bestätigung des Patienten, Selbstwertaufbau
- Versuchungssituationen begegnen
- Anleitung zur Selbsthypnose zu Hause mit aufgezeichneten Anleitungen des Therapeuten oder Übungen auf den CDs von Kaiser Rekkas wie Sammeln und Loslassen, Lichtersee, Magischer Schwamm, Tropischer Wasserfall
- Visualisation des Therapiezieles, Arbeit mit Altersprogression, d. h. detailliertes Ausmalen des Therapiezieles in Hypnose (Fantasiereise in die Zukunft), dabei Wahrnehmen der Vorteile des Nichtrauchens (körperliches Wohlbefinden)
- posthypnotische Suggestionen und Aufträge
- Finden eines ganz persönlichen Slogans, möglichst in Reimform
- Integration der Selbstliebe.

Bausteine der dritten Einheit
- Rückfallprophylaxe
- Abschied von der Zigarette
- Neuanfang und Neuorientierung
- Progression in die Zukunft
- Integration der Selbstliebe.

Altertümliche Suggestionen der Aversion möglichst wenig einsetzen, da Wirkung fraglich.

Feedback für den Therapeuten
- Langzeitkontrolle (nach vier, sechs oder zwölf Wochen).

Beispiel: Nach einer Sitzung Raucherentwöhnung im hypnotherapeutischen Sinn ging die Patientin nachts plötzlich auf ihren Balkon, zerknickte die Zigarette, die sie gerade anzünden wollte, zerknüllte auch das gesamte Päckchen, warf es »über Bord« und sagte sich: »Der Spuk ist vorbei!«

Sie ist seitdem ohne Zigaretten glücklich.

4.1.2 Raucherentwöhnung nach Stählin

»Gibt es noch Raucher im Landkreis Deggendorf?« war die interessierte Frage eines Teilnehmers des DGH-Curriculums in München an Dr. med. Friedrich Otto Stählin, der eine sehr interessante und erfolgreiche Art der Raucherentwöhnung mit Hypnose praktiziert, die hier von ihm dargestellt ist:

Beispiel einer Raucherentwöhnung durch Hypnose im Rahmen einer Probandenarbeit, bei der ein eigenes Konzept erprobt werden soll und gleichzeitig Hypnose trainiert wird.

Grundgedanken

Alles Verhalten leitet sich aus der Neurologie unserer Sinnesorgane ab. Wir geben unseren Sinneserfahrungen Bedeutung, bilden anhand deren ein Modell, ein Abbild der Welt und leiten daraus unser Verhalten ab. Die Welt ist unsere individuelle, einzigartige, subjektive Wirklichkeit. Diese kann sich als brauchbar (viabel) oder unbrauchbar erweisen. Im Laufe unserer Entwicklung wird die Landkarte, die wir uns von der Welt gemacht haben, immer weiterentwickelt, wobei allerdings nicht alle jemals getroffenen Entscheidungen an den aktuellen Erfahrungsstand angeglichen werden. Entscheidungen für ein bestimmtes Verhalten werden im Laufe unseres Lebens in der jeweiligen Situation oft spontan und unbewusst getroffen, sie entspringen auch den zu diesem Zeitpunkt des Lebens vorhandenen Ressourcen und Denkweisen, dem Entwicklungsstand der subjektiven Wirklichkeit dieser Zeit. Entscheidungen im Kindesalter entsprechen eben einer kindlichen Denkweise und nicht einer erwachsenen.

Alle unsere Methoden und Verhaltensweisen, mit der wir unser Leben aktuell meistern, stammen aus unseren jeweils bis heute erworbenen Lebenserfahrungen. Eine Mischung von Methoden aus den verschiedensten Zeiten, unterschiedlich gewichtet, bewährt oder untauglich, bunt gemischt.

4. Richtlinien der hypnotherapeutischen Behandlung

Alle Verhaltensweisen, ob tauglich oder untauglich, haben eine positive Absicht, die sich aus den Erlebnissen ableitet, in der sie das erste Mal eingesetzt wurden und sich auch – in irgendeinem Sinne – bewährt haben. Im Laufe des Lebens allerdings können sich schließlich Verhaltensweisen, trotz der dahinter stehenden guten Absicht, aufgrund der Veränderungen des Lebens in bestimmten Kontexten oder auch grundsätzlich als untauglich erweisen. Eine Veränderung kann schwierig sein, da der ursprüngliche Kontext dem Bewusstsein nicht mehr zugänglich ist. Dem könnte allerdings durch bewusste Arbeit ein anderes Verhalten gegenübergestellt werden, was allerdings das ehemalige und weiter etablierte grundlegende Entscheidungsmuster mit seiner positiven Absicht nicht verändern würde. P. Watzlawick hat einmal gesagt, dass das Symptom die Lösung des Problems sei.

Davon ausgehend, betrachte ich das Rauchen als die bisherige Lösung eines wichtigen Problems. Diese Lösung hat sich in einer bestimmten Zeit bewährt und wird von einer positiven Absicht gestützt. Der Lösungskomplex bzw. das Rauchen hat in unserem neuronalen Netz eine eigenständige aktive Struktur, die unterbewusst und auch möglicherweise nicht mehr verbalisierbar ist (»unspeakable level«, Korzybski 1933). Da all unsere geistige Aktivität letztlich aus unserer neuronalen bzw. synaptischen Aktivität stammt und gemäß der Vorstellung der aktuellen Neurowissenschaften in komplex miteinander zusammenarbeitenden Netzwerken repräsentiert wird, ist auch das Rauchen eine solche Struktur, die, einmal etabliert, so lange fortwirkt, bis sie auf dem entsprechenden Level, dem Level, auf dem sie plastisch ist, verändert wird.

Im Tranceprozess soll der Klient, der das Rauchen aufgeben möchte, an die das Rauchen auslösenden und unterstützenden Erlebnisse in seinem Leben durch Einsatz von Altersregression herangeführt werden, und es soll eine Umgestaltung im Sinne einer Redezison erreicht werden, sodass Rauchen keine Bedeutung mehr hat, also keine Lösung mehr für irgendeinen Problemkontext ist, da dieser durch Veränderung auf der entsprechenden Ebene und zur entsprechenden Zeit in der subjektiven Wirklichkeit nicht mehr existiert.

Der Problemkontext kann auch einer aus dem Kleinkindesalter sein, der durch verschiedene Lösungen in unterschiedlichen Entwicklungsstadien verändert und angepasst wurde, wobei Rauchen als letzte Lösungsalternative übrig geblieben ist. Eine Art Lösungsevolution mit Stillstand beim Rauchen. Dem Rauchen als Grundlösung können sich im Laufe des Lebens noch so genannte Sekundärgewinne zugesellen und Teile des entsprechenden neuronalen Komplexes werden.

Die unterstützende und aufrechterhaltende Energie der Sekundärgewinne kann untereinander unterschiedlich verkettet sein, sodass nach Umgestaltung der Grundsituation bereits ein Teil der Sekundärgewinne verschwindet, keine Bedeutung mehr hat, andere aber noch bestehen bleiben und einer eigenen Bearbeitung bedürfen.

Der Umgestaltungsprozess muss nicht verbalisiert und sollte auch nicht forciert werden, da der Spracheinsatz einen hohen Abstraktionsgrad erfordert, und die Distanz zum eigentlichen plastischen Level zu groß werden kann, als dass noch wirksame Arbeit geleistet werden könnte.

Konzept
- Durch Fragebogen vor der eigentlichen Hypnosearbeit sollen die entsprechenden Netzwerke bereits aktiviert werden.
- Hypnoseeinführung als Möglichkeit, aus der eigenen Vergangenheit zu lernen und dem Rauchen durch den Lernprozess seine Bedeutung zu nehmen
- Induktion einer tiefen Hypnose, gegebenenfalls Hypnosetraining
- Fingerzeichen zur Prozesssteuerung
- Altersregression in einer angenehmen Vision mit schützend etablierter primärer Dissoziation
- Regressionsreise in der inneren Zeit bis zur Geburt
- Suchauftrag für die Regressionsreise, auf alle Erlebnisse zu achten, die mit dem Rauchen zu tun haben, dieses stützen oder anderweitig irgendeine Bedeutung dafür haben, und Auftrag, sie mit einem Finger während des Regressionsdurchlaufs anzuzeigen
- Mit der Regression bis zur Geburt soll sichergestellt werden, dass wichtige frühkindliche Prints, die eventuell einen Lösungswandel erfahren haben, den später dann das Rauchen übernommen hat, aufgespürt und verändert werden können.
- Durch Progression aus der frühkindlichen Position in Richtung Zukunft werden alle gefundenen Ereignisse abgearbeitet.

Lösungsorientierte Hypnoseintervention mit Altersregression
- innere Repräsentation des Ereignisses in Dissoziation in allen Sinnesqualitäten

- erkennen, was in diesem Ereignis mit dem Rauchen zu tun hat
- Entwickeln von Umgestaltungsalternativen, sodass nach diesem Ereignis ein gesunder Lebensstil (ohne Rauchen) folgt
- Die gefundene Alternative wird szenisch ca. fünfmal in Dissoziation durchlaufen.
- Es wird abgefragt, ob es dieser jungen Person in dieser Szene gut geht, ob alles o. k. ist und, vor allem, ob gemäß den eigenen »inneren Kritikern« diese Szene auch wirklich so sein darf.
- Bestehen keine Einwände aus dem Innersten des Klienten, wird die Szene nun in Assoziation fünfmal durchlebt, und alle Sinnesqualitäten werden wahrgenommen. Reimprint
- erneute Dissoziation und nochmaliges Reflektieren nach der nun gemachten assoziativen Erfahrung, gegebenenfalls Korrektur in gleicher Weise
- Bearbeiten weiterer Szenen bis zum heutigen Tag
- Würdigung der Lernerfahrung und Anregen, Ideen für die Umsetzung zu entwickeln, Traumarbeit als Medium für das Unbewusste anbieten usw.

Hypnoseintervention mit Altersprogression
- Progression vom Ausgangstag in die nahe und die ferne Zukunft; Aufsuchen von Szenen, in denen der Klient früher geraucht hätte und er nun erleben kann, wie es anders ist, wenn er seine Lernerfahrung umgesetzt hat
- Jede Szene wird aus der Dissoziation betrachtet, und es wird abgefragt, ob es ihm in dieser Szene gut geht, ob er raucht.
- Wenn er nicht raucht, wird die Szene assoziiert fünfmal durchlebt in allen Sinnesqualitäten und als Print aus der Zukunft akquiriert und der Lernerfahrung aus der Vergangenheit zugefügt. (»Lass diese Erfahrung von deinem Unbewussten an der Stelle speichern, wo es dies immer zu tun pflegt, damit sie dir jederzeit zur Verfügung steht und die Umsetzung und Integration daraus in Zukunft erfolgen können.«) Wenn er raucht, wird in der Dissoziation die Szene genau betrachtet, und es wird erforscht, ob ein Grund erkannt werden kann. Wenn ein Grund erkannt wird, wird nach einer Lösungsmöglichkeit gefragt. Existiert diese spontan, so wird sie gleich umgesetzt, und die Szene wird, wenn keine Einwände gegen die Änderung bestehen, assoziiert fünfmal durchlebt.
- Findet sich ein Grund, der wiederum in der Vergangenheit liegt, werden eine spontane rasche Regression induziert und ein Umgestaltungsprozess wie oben beschrieben durchgeführt und die Lernerfahrung wieder in die zukünftige Szene zur Umgestaltung mitgenommen. In der Regel gelingt dies gut. Die umgestaltete Szene wird wieder überprüft und dann assoziiert fünfmal durchlebt.

- In gleicher Weise wird mit einer Szene in der fernen Zukunft verfahren.
- Nach Abschluss der Progression wird die Lernerfahrung mitgenommen, gespeichert und zum Ausgangstag regrediert.
- Würdigung der Lernerfahrung aus der Zukunft und der Vergangenheit und Betonung dessen, dass jetzt bereits erlebt werden konnte, was es bedeutet, gesund zu leben, frei durchzuatmen, sich einfach gesund zu fühlen und zu wissen, etwas ganz Wichtiges für sich erledigt zu haben
- Suggestionen zur Anregung einer baldigen Umsetzung, ohne aber einen zu großen Druck auszuüben
- Induktion einer Vision eines schönen Ortes real oder fantastisch, Genießen dieser Situation, Auftanken von Energie, Zuversicht usw.
- Selbsthypnose anregen
- gegebenenfalls Codewort für weitere Hypnosen
- Rückführung aus der Trance
- Gespräch und posthypnotische Suggestionen
- in weiteren Sitzungen Aufspüren eventuell noch nicht bearbeiteter Erlebniskomplexe oder Lernerfahrungen zur Akquisition notwendiger Ressourcen etc.

4.2 Die Behandlung der Angst mit Hypnose – »Mit geblähten Segeln«

4.2.1 Kriterien, die in der Hypnosebehandlung zu beachten sind

Die natürlich auftretende Angst vor einer gefährlichen Situation, einem körperlichen Schmerz oder seelischem Trauma unterscheiden wir von einer Angst, die pathologische Züge im Sinne der Qualität, Quantität und Auslösemomente aufzeigt. Dazu zählen unbezähmbar erscheinende Angst (wie z. B. vor einer Prüfung oder Zahnbehandlung) und frei fluktuierende Angstzustände, Panikattacken, soziale Phobien, isolierte Phobien, Flashbacks mit stark ängstigenden Inhalten (s. Kaiser Rekkas 2002, *Hypnotherapie bei Frauen mit Missbrauchserfahrung*) bis hin zu schweren, angsterfüllten Dissoziationszuständen und Deprivationssymptomen, alles Reaktionen, die dem Auslöser *(trigger)* objektiv nicht angemessen sind und den betreffenden Menschen schwer beeinträchtigen können. Die Angst kann für sich alleine das Krankheitsbild darstellen oder als Begleitsymptom einer psychischen Erkrankung (Depression) auftreten, was die Komplexität der Behandlung bestimmen wird.

Die Angstsymptomatik ist mit überflutenden Gefühlen der Erregtheit, des Ausgeliefertseins, der Ohnmacht und Hilflosigkeit verbunden und geht mit zum Teil starken vegetativen Reaktionen einher.

Dieses Krankheitsbild kann und muss behandelt werden, da es die Tendenz hat, sich mit der Zeit zu verschlimmern und zu manifestieren; die Fessel der Einschränkung zieht sich immer enger um die betreffende Person, die verständlicherweise mit einem schädlichen Vermeidungsverhalten reagiert.

Betrachten wir das Bild der Angstreaktion aus hypnotherapeutischem Blickwinkel, können wir – wie bei der Depression – pathologisch veränderte Hypnosephänomene feststellen (wobei sich ja oftmals die diagnostizierte Angststörung mit der diagnostizierten Depression überschneidet und dadurch eine Aggravierung der Symptomatik erzeugt). Und hier liegt nach der Erkennung des personenspezifischen Angstmusters des jeweiligen Patienten für uns auch der therapeutische Ansatz. Entsprechend dem eigenen Therapiestil (z. B. Hypnose und Verhaltenstherapie) kann jedes pathologische Hypnosephänomen aufgelöst werden.

4.2.2 In typischer Weise veränderte Hypnosephänomene bei Ängsten (in alltäglichen Lebenssituationen, einzeln oder in Kombination)

Die klassischen Hypnosephänomene noch einmal ins Gedächtnis gerufen:

1. Altersregression
2. Altersprogression
3. Amnesie
4. Hypermnesie
5. Analgesie
6. Anästhesie
7. Hyperästhesie
8. Katalepsie
9. Dissoziation
10. Halluzination
11. ideodynamische Reaktion
12. sensorische Veränderungen
13. veränderte Zeitwahrnehmung
14. mentale Fokussierung.

1. *Altersregression*
- Gefühl, jünger bzw. kleiner zu sein
- innere Präsenz von ängstigenden Erfahrungen aus der Vergangenheit

- Eindruck, in diesen Situationen von früher verfangen zu sein
- Gefühl, wie ein kleines Kind der Lage ohnmächtig ausgeliefert zu sein
- Wiedererleben alter Traumata in Flashbacks.

2. Altersprogression
- gedankliches Vermischen alter Traumata mit zukünftigen Situationen
- negativ gepolte Erwartungshaltung (sich selbst erfüllende Prophezeiungen)
- Projektion vergangener angsterfüllter Erlebnisse auf zukünftige Situationen.

3. Amnesie
- beeinträchtigtes (bewusstes) Erinnerungsvermögen bezüglich positiver Erlebnisse, bewältigter Konflikte, sinnvoller Entscheidungen, Erfolgen und Anerkennung
- Verlust des Kontakts zu kompetenten Persönlichkeitsbereichen
- Gefühl, wie ferngesteuert zu handeln.

4. Hypermnesie
- häufiges Erinnern und innerliches Repetieren bzw. Wiedererleben von vergangenen Angsterlebnissen, Panikattacken.

5. Analgesie
- Schmerzunempfindlichkeit durch Vorherrschen des Angstgefühls.

6. Anästhesie
- fehlende Schmerzreaktion oder Taubheit z. B. bei Flashbacks, Out-of-Body-Situation.

7. Hyperästhesie
- Überempfindlichkeit gegenüber normalerweise nicht schmerzhaften Reizen, Parästhesien
- allgemeine Verstärkung von Schmerz durch ängstliche Schmerzerwartung.

8. Katalepsie
- physische sowie mentale kataleptische Zustände, Antriebsschwäche, unflexible Erlebnisverarbeitung, eingefahrene Reaktionsmuster
- allgemeine Retardierung und somit Hemmung spontaner, neuer Reaktionen

- Unfähigkeit der Reaktion (Totstellreflex)
- Redundanz, d. h. sich wiederholende Verhaltensschleifen.

9. Dissoziation
- selektive Wahrnehmung von ängstigenden Inhalten, während beruhigende ausgegrenzt werden
- kontextunabhängige, logisch nicht nachvollziehbare Triggersituationen
- Out-of-Body-Phänomene.

10. Halluzination
- Wahrnehmung (auf einem Sinneskanal oder auch auf mehreren) real nicht vorhandener negativer Auslöser (triggers)
- dagegen kein Wahrnehmen von positiven Auslösern und guten Umständen.

11. Ideodynamische Reaktionen
- sich automatisch einstellende angstauslösende Gedanken, Gefühle, Bilder, Empfindungen und Verhaltensweisen.

12. Sensorische Veränderungen
- Beeinflussung aller fünf Sinne in unterschiedlichem Maße und unterschiedlicher Auswirkung
- veränderte Körperwahrnehmung bis hin zu ihrem Verlust
- Ausgrenzung von Körperbereichen
- starke physiologische Reaktionen (Herzklopfen, Zittern, Schweißausbrüche, Hyperventilieren), die besonders wahrgenommen werden und das Angstniveau nochmals erhöhen.

13. Veränderte Zeitwahrnehmung
- Verlust des objektiven Zeitmaßes
- Erleben von Zeitverlust bzw. Rasen der Zeit
- Erleben von quälendem Stillstand der Zeit, vor allen in Krisen und Panikattacken.

14. Mentale Fokussierung
- negative Interpretation von Erlebnissen in Bezug auf Angsterregung
- negative Selbstbewertung in Bezug auf Angstbewältigung
- negative Erwartungshaltung
- negative einseitige Selbstsuggestion, die das Angsterleben verstärkt.

4.2.3 Behandlung der Angstsymptomatik mit klinischer Hypnose und Hypnotherapie

Wir können bei jedem hier aufgezeichneten Symptom therapeutisch ansetzen und die pathologische Trance auflösen, wobei der Therapeut sein eigenes Repertoire an Techniken ausbauen wird.

Folgende Ziele behalten wir dabei im Auge:

- Bereicherung der Wahrnehmung und des Erlebens (Intensivierung einer positiven Körperwahrnehmung durch Atmung und vorgestellte Bewegung u. a. mit *Raggedy Ann*)
- Erkennen von Fähigkeiten und ihre Übertragen in andere Kontexte (Technik: Mobilisation von Ressourcen)
- Förderung der Flexibilität (Erweiterung der Bezugsrahmen durch Erleben neuer Bilder) durch Erfahrung von tiefer Hypnose (Übung *Die Nacht mit dem Wunder*)
- Unterbrechung der pathologischen Muster und Aufbau sinnvoller Varianten von Erlebnis- und Reaktionsweisen durch Anregung des Therapeuten (Technik: *Purple Rose of Cairo*)
- Symptombeeinflussung, -reduzierung, -auflösung durch direkte ideomotorische Arbeit (»Ihr ›Ja-Finger‹ wird anzeigen, wenn das Symptom auf die Hälfte reduziert ist!«)
- Integration der verschiedenen Ich-Zustände (Kennenlernen und Zusammenführen verschiedener Persönlichkeitsteile wie in *Melonenbonbon* oder mit der Technik Part's Party)
- Erlernen von gezielter Dissoziation und Assoziation
- Umorientierung, Angstverarbeitung, Verändern der alten und Treffen neuer Entscheidungen mithilfe der Altersregression
- eventuell Technik Arbeit am Kindheitstrauma zur Auflösung alter Angsterfahrungen (Altersregression)
- Experimentieren mit Alternativen und Wahlmöglichkeiten auf der inneren Lebensbühne in Hypnose (Technik: Familienskulptur in Hypnose)
- Erweitern des Bezugssystems, unbewusste Suche nach Alternativen, anderen Optionen (Metaphern, Fantasiereisen, Patientenbeispiele).

Nach der diagnostischen Abklärung im jeweiligen therapeutischen Arbeitskontext (Medizin, Zahnmedizin, Psychotherapie) erfolgt die Aufklärung des Patienten bezüglich der Angstphysiologie, was auch eine allgemeine Beratung, wie z. B. im Hinblick darauf, Kaffee und Zigaretten zu meiden, beinhaltet.

In der ersten Stunde ist prinzipiell nach dem Schema *Die 20 Schritte der ersten Hypnotherapiesitzung* (Kaiser Rekkas Klin H u. Hth

Abschnitt III.2 S. 242) vorzugehen. Nach der Einschätzung der momentanen Befindlichkeit auf einer Skala von 0 bis 10 kann gleich mit der eigentlichen »Begegnung« mit der Symptomatik begonnen werden. Dabei sollten wir immer zuerst symptomorientiert arbeiten, um dem Patienten Erleichterung zu verschaffen und ihn Mut schöpfen zu lassen.

Die therapeutische Hypnose an sich wirkt schon ent(eng)ängstigend und offeriert eine Menge an »Handwerkszeug«. Dabei ist das Phänomen der sich alleine vollziehenden Veränderungen eine wichtige Erfahrung: »Beobachten Sie mal, wie es von alleine besser wird, wenn Sie ruhiger atmen ...«

4.2.4 Konzept für eine rein symptomatisch orientierte Hypnoseanleitung bei Angst ohne Berücksichtigung einer eventuellen Hintergrundfunktion der Symptomatik

Diese Anleitung entspräche einer allgemeinen Ruhehypnose, die in die Übung *Der sichere Ort* übergeht, falls sinnvoll: mit einer anschließenden Konfrontation mit der angstauslösenden Situation in Trance.

Induktion
- Augenfixation, d. h. Konzentration mit offenen Augen auf einen Punkt (Nutzung der Farbtafel), um Denkvorgänge zu reduzieren und eine Absorption mit Gedankenstille hervorzurufen
- Lehren einer ruhigen Bauchatmung (eventuell Hände oder ein kleines Kissen auf den Bauch), Achten auf Atemrhythmus, Betonung der Ausatmung
- eventuell mesmersches Streichen
- eventuell Berührung durch den Therapeuten, mit der einen Hand an der Stirn, mit der anderen am Hinterhaupt
- Vertiefung durch Zählmethode.

Utilisation
- Wiederholung von Ruheformeln (Ruhe, Geborgenheit, Sicherheit)
- Fantasie eines persönlichen, sicheren Refugiums, das jederzeit wieder erreichbar ist, seine genaue Erkundung
- Verankerung dieses inneren Raumes z. B. durch Zusammendrücken von Daumen und Zeigefinger.

Option
- Wird ausreichend Schutz erlebt, animiert der Therapeut eine Konfrontation mit der angstauslösenden Situation in Trance. Dabei wird

zuerst von der Situation dissoziiert, man sieht und hört sich selber von weitem. Danach schlüpft man in die eigene Person und fühlt und hört sich von innen, man assoziiert sich wieder. Dabei behält man durchgehend Ruhe und Gelassenheit. So koppelt diese Erfahrung die Situation automatisch mit Ruhe und Gelassenheit.

Posthypnotische Suggestion
- kräftige direktive Suggestionen in Richtung Standfestigkeit und Ich-Stärkung.

Hypnoseausleitung
- zurückzählen, klare Rücknahme der Trance.

4.2.5 Weitere allgemein gehaltene Übungen zur symptomorientierten Behandlung

Sammeln und Loslassen (Kaiser Rekkas 2001b), *Rageddy Ann, Kraftfäuste, Wolkenschloss, Igel-Ei, Bodyscan, Sonnenstrahldusche* (Kaiser Rekkas 2001a).

»Mit geblähten Segeln«
Die Arbeit mit *Metaphern* ist entlastend und animiert den Patienten, seine eigenen Lösungswege zu finden. Auch der Gebrauch von Symbolen kann bei Angstsymptomen vor allem für Kinder ergiebig eingesetzt werden. Was kann ein Schiff zum Beispiel nicht alles bieten: den sicheren Schiffsbauch, den zuverlässigen Anker, das Rettungsboot, das Fernrohr für den Blick in die Weite, das dirigierende Steuer, den Mast mit dem Mastkorb, Morseapparat oder Radar zur Verständigung mit der Außenwelt, die tüchtige Schiffsschraube oder das geblähte Segel für die Vorwärtsbewegung, die Angel für die Mahlzeit und Aussicht auf spielende Delfine zur Freude und – den sicheren Hafen, der auf einen wartet. In Hypnose eignet man sich alles an, was einem weiterhilft.

In weiteren Sitzungen gilt es, die für den Patienten typischen Hypnosephänomene seiner Angstsituation aufzudecken und sie ganz personenspezifisch zu behandeln, falls nicht schon durch die allgemeinen Anleitungen genug Erfolg erzielt worden ist.

4.2.6 Behandlung von Panikattacken

Im Anfall
- im Akutzustand (auch bei Hyperventilieren): direktive Suggestionen der langsamen, verzögerten Ausatmung, die Aufmerksamkeit auf

gesunde Körperfunktion (Halt der Füße auf dem Boden, langsamer werdender Herzschlag etc.) lenken
- auf Körperwahrnehmung zentrieren
- »Optik« korrigieren, d. h. entspanntes Schauen, Wahrnehmung der Dinge um einen herum
- direktive Anleitung für tiefe Hypnose mit beidseitiger Handlevitation und ideomotorisches Zusammenführen der Hände auf der Brust
- »inneren sicheren Ort« aufsuchen.

Zur Aufarbeitung
- Selbstberuhigungstechniken lehren
- Auflösen der Symptomtrance mithilfe der Zeitlinie, um das pathologische Reaktionsmuster genauer zu erkennen und aufzulösen (s. S. 123)
- Technik Mobilisation von Ressourcen zur Prävention (z. B. *Die kleine Spinne*)
- Finden eines inneren Begleiters (Das magische Tier)
- Auffinden des ursprünglichen Auslösers und Auflösen der Symptomatik mit ideomotorischer Technik (ähnlich wie Arbeit am Kindheitstrauma).

Wir können rein symptomatisch behandeln, aber auch kausal eruieren, wodurch die Symptomatik verursacht wurde. Dafür empfiehlt sich die ideomotorische Arbeit der Hypnose. Wir erhalten über den *Diagnostischen Fragenkatalog* Auskunft über den innerpsychischen Zusammenhang von Angst, Herkunft, Sinn und eventuell Funktion der Störung. So können wir an einer tiefer liegenden Dramatik und bei Bedarf sogar an einer eventuellen systemischen Einbettung der Angst (z. B. der Funktion des Symptoms innerhalb der Partnerschaft) systemtherapeutisch (auch mit Hypnose) weiterarbeiten.

Bei Widerstand oder sehr zögerlicher Veränderung kann die Technik *Außenposition* eingesetzt werden (s. 2001b 7 und 2.3.7).

Bei der Behandlung der Angst werden neben der Überwindung der akuten Beschwerden immer die Ich-Stärkung, die Selbstbehauptung, die positive Abgrenzung (»Sich zugewandt abgrenzen«) und Selbstwertaufbau im Vordergrund stehen.

Nicht zu unterschätzen ist aber auch die Lebensführung mit gesunder Ernährung, ausreichendem Schlaf, körperlichem Training und eine von uns gut supervidierte Selbsthypnose.

4.3 Asthmatherapie in Trance – »Das Kätzlein im Mondlicht«

»... und auf dem Dach badet sich ein Kätzlein im Mondlicht ...« Eine arglose Formulierung der hypnotherapeutischen Gruppenanleitung während eines Ausbildungsseminars für Ärzte. Dieses »Kätzlein« als Detail der wunderbaren Wunderübung, während der man in hypnotischer Fantasie einen Tag in vollkommenem Wohlbefinden, also ohne Schmerz, ohne Probleme und Konflikte, durchläuft. Man nimmt sozusagen das Therapieziel vorweg und leitet damit über unbewusste Kanäle Heilung durch Traumabearbeitung, Konfliktlösung und Verhaltensänderung ein.

Bei einem Teilnehmer sieht das aber gar nicht danach aus. Er öffnet die Augen und fühlt sich sichtlich unwohl. Er fühlt einen Asthmaanfall nahen, die »verflixte Katz« hat ihn aus der schönen Trance katapultiert. Anders gesehen: Allein die imaginierte Katze hatte beinahe einen Asthmaanfall ausgelöst.

Was ist passiert? Die Imagination wurde real, so real, dass er psychisch – und natürlich auch körperlich – darauf reagierte (Lazarus 1993).

Aber, wenn das möglich ist, kann man dann nicht gezielt auch das Gegenteil bewirken und die erhöhte Vorstellungskraft in Hypnose zum Guten nutzen? Sehr wohl. Mit einer guten Hypnoseführung lässt sich die Auflösung bzw. Verminderung einer allergischen Symptomatik und/oder ihrer psychischen Komponente erreichen. Wie in einer »Erlebnistherapie« (Kaiser Rekkas 2001a) wird das innere Erleben deutlicher erfahren als die äußere Realität.

So offeriert die Hypnotherapie dem psychosomatisch erkrankten Menschen – und somit auch dem Asthmapatienten – ein breites therapeutisches Angebot. Von Anbeginn der Therapie beeinflusst die hypnotische Tiefenentspannung durch positive vegetative Stimulierung den somatischen Befund. Die körperlichen Abwehrkräfte können sich aufbauen und stabilisieren. Wird tiefe Hypnose mit sinnvollen bildlichen Vorstellungen angereichert, entfalten sich Selbstheilungspotenziale, die Linderung und idealerweise die Auflösung der Symptomatik in Gang setzen.

Auf der psychischen Ebene werden mögliche Funktion der Krankheit, in Zusammenhang stehende traumatische Erfahrungen und systemische Verstrickungen schonend aufgedeckt und bewältigt. Hierfür ermöglicht das unbewusste Antwortsystem der ideomotorischen Signale Einblick in psychische Abläufe, die auf einmal verständlich werden. Anschließend kann das Repertoire an vielseitigen ideomotorischen Interventionen ausgeschöpft werden. Metaphorische Fantasiereisen gewähren dagegen den magischen Rahmen für Ruhe, Schutz, Wachstum und Körper-Seele-Heilung im Stillen. Seelische Neuorientierung und Entwicklung werden dadurch mit sanfter Hand geführt. Die damit automatisch einhergehende Ich-Stärkung verbessert das Allgemeinbefinden, und die offensichtlichen Fortschritte und Erfolge motivieren den Patienten zur aktiven Mitarbeit, wie zur Ausübung der Selbsthypnose. Alle Fassetten der Hypnotherapie kommen ins Spiel, womit sich das Geschehen auf mehreren Bühnen gleichzeitig, aber vor allem hinter den Kulissen im Verborgenen abspielt. Hinzu kommt, dass psychosomatisch Erkrankte nach ihrem oft langen Leidensweg meist gut hypnotisierbar sind. Sie sehen Hypnose als Chance und versprechen sich etwas Besonderes. Diese Erwartungshaltung erzeugt eine produktive Suggestibilität. Zugleich findet sich hier eine besondere, aus der Lebensgeschichte resultierende Fähigkeit, zu dissoziierten Bewusstseinszuständen zu gelangen. Beides Faktoren, die sowohl für die Einleitung als auch Nutzung der Hypnose dienlich sind.

In der symptomatischen Behandlung hat der Gebrauch von direktiven Suggestionen durchaus seine Berechtigung. Für die psychotherapeutische Arbeit sind dagegen nondirektive Techniken wie Metaphern, Fantasiereisen und ideomotorisches Signalisieren zu bevorzugen. Ebenso kann aber – der Spezialisierung des Therapeuten entsprechend – die Therapie zur »Therapie in Trance« werden, wenn die jeweilige Qualifikation in persönlichem Stil mit Hypnose kombiniert wird.

Nach Klußmann (1996) sind bei einem Drittel der Asthmapatienten psychische Faktoren vorherrschend, bei einem Drittel infektiöse und bei dem weiteren Drittel allergische Faktoren. Eine Disposition ist meistens vorhanden, aber nicht abschätzbar. Wenn wir uns mit der Krankengeschichte vertraut gemacht haben und dem Menschen begegnen, wissen wir meistens aus Erfahrung, auf welcher Seite die asthmatische Symptomatik ihr Schwergewicht hat. Auf jeden Fall beginnen wir in der hypnotherapeutischen Intervention auf der somatisch-funktionellen Ebene.

In der ersten Sitzung wird das Fundament für die Therapie gelegt. Deshalb ist, wenn möglich, hier etwas mehr Zeit zu investieren. Auf dem Programm stehen nicht nur Exploration, Anamnese und psychologische Diagnose auf dem Hintergrund des medizinischen Befundes, sondern auch:

- Darstellung des Therapieansatzes und -konzeptes
- Aufklärung über Hypnose
- Neuorientierung, Gewinnung und Engagierung des Patienten für aktive Mitarbeit
- Formulierung des (vielleicht zuerst vorläufigen) Therapiezieles, sowohl somatisch als auch psychisch
- erste Einweisung in Hypnose (Kurzintervention von fünf Minuten)
- »therapeutische Hausaufgabe«
- Arbeitskontrakt und Verabredung für die nächsten Sitzungen.

Bei der Erläuterung des Therapieplanes wird darauf hingewiesen, dass wir vorerst symptombezogen arbeiten und Hypnosetechniken für das Praktizieren zu Hause lehren, zu gegebener Zeit aber das Augenmerk auch auf mögliche psychische Gründe der Erkrankung richten werden.

Als Erstes erhält der Patient eine Anleitung zur hypnotischen Tiefenrelaxation. Die hypnotische Tiefenentspannung sollte täglich praktiziert werden, da sie erwiesenermaßen (W. Bongartz 1990) alle physiologischen Vorgänge unterstützt, die Abwehrkräfte stärkt und somit das Immunsystem stabilisiert. In Ruhe und Stille tankt der Patient auf, fühlt sich erfrischt und erholt. Hat er Mühe, sich von Anfang an zu konzentrieren, sollte er mit der Augenfixation beginnen, der Atmung Aufmerksamkeit schenken und sich im Stillen beim Ausatmen eine Ruheformel (»Ich lasse los und entspanne mich!«) vorsagen, die er selber findet und die ihm hilft, die Hypnose zu vertiefen. Das weitere Ziel lautet dann ausschließlich: Ruhe, Stille, Entspannung; keine großartigen Bilder und Szenarien, keine Psychotherapie. Die Ruhe eines Klostergartens, die Stille eines Tannenwaldes, die Entspannung in einem Pool warmen Wassers.

Wir können Musik verwenden, »mesmersches Streichen« ausführen.

Unschlagbar aber ist die Übung mit »Lumpenpüppchen«, der kleinen Gliederpuppe namens *Raggedy Ann* (als »Raggedy Ann« wird eine möglichst selbst gemachte Gliederpuppe aus Stoffresten bezeichnet) – eine besonders zu empfehlende, aus dem Amerikanischen entlehnte (Jencks 1973) und von mir modifizierte Übung für Patienten.

Der Patient braucht des Weiteren am Anfang der Therapie Anleitungen, Richtlinien: Einen kleinen »Spickzettel«, der ihn ermahnt, den inneren Dialog zu überprüfen, die Erlebnisebene zu beachten, die Verhaltensebene zu entstören und die Selbsthypnose auszuüben.

Dazu geben wir ihm vor allem zwei wichtige Regeln mit:

1. Leisten Sie sich mehrfach täglich kleine »Auszeiten«. Nehmen Sie dabei achtsam körperliche Gefühle wahr. Lösen Sie immer wieder und überall unnötige körperliche Spannungen, die sich oft unwillkürlich aufbauen. Dafür einige ruhige und tiefe Atemzüge machen, die Energie fließen lassen und einfach »bei sich sein«. Achten Sie stets auf guten Kontakt zu allen Körperbereichen!
2. Praktizieren Sie Selbsthypnose, zweimal täglich ca. 15 Minuten zu festgelegten Zeiten.

Die *Selbsthypnose* ist am besten einmal am Morgen auszuüben, damit sich die Auswirkung über den gesamten Tag ermöglicht. Und die Probleme von gestern können geklärt werden, was einen frischen Start in den Tag gestattet. Aber es kann auch erlernt werden, Signale und Vorboten eines eventuellen Anfalles zu erkennen und ihm schon im Vorfeld zu begegnen. Posthypnotische Auslöser können gesetzt werden zu dem Zweck, das Eintreten des Anfalles zu verhindern.

Zum Beispiel kann der Patient sich zunächst auf die *Aus*atmung konzentrieren und dabei innerlich ein »U« sprechen, das sich wie eine weite, ruhende Schale in seinen Körper senkt (nach Middendorf 1991). »U« wie »gut«, wie »Ruhe«. Als Nächstes soll beim *Ein*atmen im Stillen ein »E« gesprochen werden, um die innere Weite zu verspüren. »Alles wird leer, unendliche Weite, bis in jede Faser meines Körpers, der Kopf weit und frei.« Jetzt kommt das »A«, wieder beim *Aus*atmen. Es atmet alle Spannung ab, aaah ... »Der Kopf klaaar, ein Zustand tiefer Zufriedenheit, aaah ...«

Anschließend wird nach Belieben auf einer flauschigen Wattewolke durch das Universum geschwebt ... »nur noch Wohlbefinden ist wichtig, Wohlbefinden und angenehme Weite, Ruhe und Sicherheit ...« In der therapeutischen Visualisation fließt heilsame Farbe oder wohltuendes Licht in die Lungen, beruhigt sie, und frische, klare Luft reinigt die Atemwege von Schleim und störenden Partikeln.

Das effektivste Vorgehen bei der asthmatischen Reaktion ist das Üben der Selbsthypnose (Alman u. Lambrou 1996) in der symptomfreien Phase. Erkennt der Patient aber, dass ein Anfall droht, kann er folgende Technik ausprobieren:
Die Augen schließen und langsam bis 50 zählen. Bei jeder Zahl einen Atemzug nehmen und dabei die Fäuste ballen. Beim langsamen Ausatmen die Fäuste lösen und den übrigen Körper tief entspannen und sich innerlich das Wort »Ruhe« sagen. Dabei allmählich einen hypnotischen Zustand hervorrufen (nach Gibbons 1990).

Ist der Anfall schon eingetreten, werden der Einsatz von Selbsthypnose und die therapeutische Intervention fast unmöglich. Ruhige Ausstrahlung, ein positiver, bildhafter Sprachgebrauch mit guten Suggestionen (zusätzlich zur medizinisch notwendigen Versorgung) mindern jetzt die Symptomatik.

Hypnoseanleitungen für psychosomatisch erkrankte Patienten zeichnen sich durch die gleichzeitige Arbeit auf zwei Ebenen aus: das Induzieren tiefer Trancezustände zur physischen Erholung und die parallel erfolgende (indirekte) psychotherapeutische Arbeit. Klagen des Patienten werden aufgegriffen und in einen positiven Rahmen gesetzt. Das Gerüst einer Hypnoseanleitung stellt sich folgendermaßen dar.

1. *Vorspiel*
- Den Patienten in eine bequeme Position bringen, Schuhe ausziehen, eventuell Brille ablegen, Beine nebeneinander stellen bzw. legen, Kopf und Knie mit Kissen unterstützen. Liegen ist für die Tiefenhypnose wegen der vermehrt kinästhetischen Vorgänge zu bevorzugen. (Sitzen ist zumeist für psychotherapeutische Arbeit, die eine gewisse Wachheit und Ansprechbarkeit erfordert, günstiger.)

2. *Hypnose-Einleitung (Induktion)*
- die Aufmerksamkeit nach innen richten
- Selbstrespekt, Anerkennung und innere Wertschätzung betonen
- Hypnose als natürliches Phänomen deklarieren, eine Feststellung, die suggestiv wirkt
- Erzählen einer allgemein gültigen Erfahrung zur Erzeugung von »Ja-Haltung« und assoziativem »Mitschwingen«. Der Patient surft auf der »Ja-Welle«, während der Therapeut unbemerkt eine gute Suggestion einschieben kann.
- Hervorrufen einer automatischen Hypnoseinduktion mittels Erinnerung an eine frühere Hypnose. (»Der Körper kann sich an die wohltuende Ruhe der letzten Hypnose erinnern.«)

- betonen, dass alles von alleine geschehen kann, selbst der Stimme des Therapeuten muss man nicht bewusst zuhören
- Aufmerksamkeit auf die Vertiefung der Ausatmung lenken, was vegetative Umstellung auf Ruhe, Erholung und Regeneration bewirkt. (»Dies ist ein rein physiologischer Reflex und passiert somit von alleine.« »Das Gurgeln im Bauch ist eine natürliche Reaktion und gutes Zeichen von zunehmender Entspannung.«)
- Lenken der Beobachtung auf die Hände und eventuell Provokation einer Handlevitation
- Anregen der räumlichen und zeitlichen Dissoziation, »... an einem anderen Ort, in einer anderen Zeit ...«

3. Vertiefung der Trance und Aufbau von Sicherheit
- Zählen von 1 bis 10 (bzw. 20), das Fließen zeitlicher Prozesse aussprechen
- Sinnbild für physische Stabilität und Stärke sowie seelische und geistige Öffnung anbieten
- Bei Erreichen der Zahl 10 (bzw. 20) den inneren Freiraum und Zugang zu Erinnerungen, Ressourcen und Talenten ansprechen
- die Tiefe der friedlichen Hypnose betonen.

4. Nutzung (Utilisation) der Hypnose für den somatischen Bereich
- entweder allgemein: »sich gelassen, entspannt, warm, wohl fühlen«
- oder: dem Therapieziel entsprechend
- Angebot, ein anderes, eigenes Bild zu entwickeln, falls das des Therapeuten als nicht passend empfunden wird.

5. Nutzung (Utilisation) der Hypnose für die psychische Ebene
- entweder allgemein: »innerlich frei und selbst bestimmt«
- oder: dem Therapieziel entsprechend eingebettete Suggestionen für psychische Befreiung und Weiterentwicklung
- eventuell: Aufgreifen einer Redewendung des Patienten aus dem vorangegangenen Gespräch und Erwähnen einer neuen Option
- ideomotorisches Zeichen zur Bestätigung der unbewussten Zustimmung für Weiterentwicklung
- oder: auffordern, innere Vorgänge wahrzunehmen.

6. Integrationsphase
- anregen, die Erfahrung der Trance im »inneren Safe« o. Ä. zu verwahren.

7. **Posthypnotische Suggestionen**
   - Verankerung des Wohlbefindens durch »Fingerschluss« (dafür sind Daumen und Zeigefinger zu einem kleinen Kreis zu schließen)
   - Den Effekt der Hypnose vertiefen und für die kommende Zeit nachwirken lassen (Depoteffekt).

8. **Ausleitung mit Verbleiben heilender Trance in bestimmten Körperbereichen**
   - Ausklang. Zählen von 20 bzw. 10 bis 1 mit Suggestionen von Frische und Wachheit. Dann zuerst den Körper sich bewegen, sich strecken und recken lassen. Danach erst werden die Augen aufgeschlagen.

9. **Nutzen der nach der Hypnose bis zu 20 Minuten andauernden erhöhten Suggestibilität**
   - über Erfolg, Depoteffekt und Sinn der unbewussten Reaktionen reden.

Zur »Therapie in Trance« gehören aber auch metaphorische Reisen in ein Märchenland, in dem sich Wunden schließen und Dinge von selber enträtseln. Kräftiger und selbstbewusster erwachen die Patienten aus diesen Fantasien.

4.4 Hypnotische Imagination bei neurologischen Krankheitsbildern

»Er sollte in Trance beobachten, wie der Panther beim Laufen Kraft und Entspanntheit miteinander verbindet – er sollte sehen, dass die Beinmuskulatur des Tiers sich nur im Moment der Kraftanwendung anspannt und sich beim Abheben des Beins vom Boden wieder entspannt und wie geschmeidig die Katze läuft. Ich forderte den Läufer auf, die Empfindung zu entwickeln, er laufe selbst, und dann allmählich mit dem Panther zu verschmelzen – diese Kraftmobilisierung und die gleichzeitig Entspannung nachzuempfinden, mit dem Panther zu verschmelzen und zu spüren, wie er mit der für die Raubkatze charakteristischen Kombination von Kraft und Entspannung geschmeidig läuft. Dies tat er zunächst in Zeitlupe und beschleunigte dann allmählich den Ablauf.« (Ligget 2004, S. 71).

Hier geht es nicht um Gesundung, hier, in der Sporthypnose, geht es »nur« um Geschwindigkeit, Ausdauer, Kraft, Befähigung. Das Prinzip ist das gleiche. Die Verschmelzung mit dem Panther. Und die schrittweise Annäherung an das Ziel.

Ebenso wie für den Sportler unter Betreuung des Sporthypnosefachmanns Donald R. Ligget kann die Kraft der Vorstellung – und zwar unter Hypnose – mit ihrer unerschöpflichen Ressource an unterstützenden Bildern für den neurologischen Patienten mit seiner erlittenen Beeinträchtigung und der daraus resultierenden Einschränkung der Leistungsfähigkeit bzw. des Erlebens ungemein hilfreich sein.

Die medizinisch orientierte klinische Hypnose ebenso wie die mehr psychisch stimulierende Hypnotherapie bieten dem neurologisch traumatisierten oder erkrankten Menschen Möglichkeiten positiver Beeinflussung sowohl auf der körperlichen als auch geistig-seelischen Ebene: das Etablieren eines körperlichen Wohlgefühls, das Entwickeln von Aufmerksamkeit, Vertrauen und Bereitwilligkeit *(responce)*, die Platzierung direkter und indirekter Suggestionen, die Kommunikation auf verschiedenen Bewusstseinsebenen, das Vorausdenken, Utilisieren und leichthändige Umgehen mit Widerstand.

In einer durch Hypnose schnell zu erreichenden tiefen Entspannung wird es dem Patienten einfacher, sich auf Aspekte zu konzentrieren, die seinem Befund entsprechend hilfreich sind. Dabei können alle Hypnosephänomene zur Entfaltung kommen und wahlweise vom Therapeuten begünstigt werden: mentale Fokussierung, Dissoziation, Halluzination, Suggestibilität, ideodynamische Reaktion, sensorische Veränderung, veränderte Zeitwahrnehmung, Altersregression, Altersprogression, Amnesie, Hypermnesie, Analgesie, Anästhesie, Hyperästhesie, Katalepsie, Einfluss auf das Traumerleben.

Bewegungen und Entwicklung von Sensibilität in den unteren oder oberen Extremitäten nach erlittenen Paresen können leichter angebahnt werden. Kognitive Leistungen (z. B. Abruf von Gedächtnisinhalten, Förderung des Lernens und Behaltens neuer Informationen, divergentes Denken, Kreativität) werden durch die Nutzung der imaginativen Fähigkeiten und der assoziativen Suchprozesse des Unbewussten unterstützt.

Als Erstes wird deshalb die hypnotische Entspannung mit all ihren guten Auswirkungen wie u. a. tiefere Atmung, bessere Durchblutung, Entkrampfung (Beeinflussung von Spastizität), Selbstberuhigung und Anxiolyse, Förderung guten Schlafes und, ganz herausragend: die Schmerzbeeinflussung gelehrt. Denn besonders gut lassen sich Schmerzen und Missempfindungen (z. B. Parästhesien, Neuralgien, zentrale Schmerzsyndrome wie der so genannte thalamische Schmerz) i. S. der Schmerzbewältigung und der Schmerzkontrolle lindern. Das allgemeine Wohlbefinden wird durch Hypnose angehoben, was mit einer erhöhten Immunabwehr und besseren Heilungstendenz einhergeht (Untersuchung Universität Konstanz 1989, s. W. Bongartz 1990). Der Bedarf an Anxiolytika, Analgetika und Anästhetika wird reduziert.

Nehmen wir ein weiteres Beispiel aus der Sporthypnose und erleben dabei einen Großteil der oben genannten Phänomene:
»Er sah seinen Körper als stark, schnell und strotzend vor Energie und seinen Geist als klar, fokussiert und selbstsicher. Ich fasste seinen Ellbogen an und sagte, diese Berührung werde ihn an die genannten Gefühle erinnern. Dann forderte ich ihn auf, sich erneut zu entspannen, und erklärte ihm, das Signal für die Wiederherstellung dieses Zustandes bestehe in ein paar tiefen Atemzügen, wobei er die Bauchmuskulatur einsetze und bei jedem Atemzug ›Fokus‹ sage.« (Ligget 2004, S. 55).

Auch der neurologische Patient ist – seinem Weltbild, seinen Vorlieben und seinen körperlichen Fähigkeiten angepasst – auf diese Weise in Hypnose zu stärken. Dabei können wir auch das »Körpergedächtnis« mobilisieren und in der Altersregression gute Erinnerungen hervorrufen, die körperliche und geistige Fähigkeiten wieder lebendig werden lassen und reaktivieren (»Finden Sie jetzt bitte im inneren Erleben eine Situation in Ihrer Vergangenheit auf, in der ihr Körper vollkommen gesund war und Ihnen gut gehorchte.« Pause. »Spüren Sie bitte nach, wie sich Ihr Körper nun anders anfühlt und was Sie beobachten können!«). Aber auch märchenhafte Vorstellungen, wie z. B. ein Flug ins All, lösen den Patienten, wie das unten beschriebene Fallbeispiel von Karin Görz eindrucksvoll erzählt, aus seiner rigid fixierten Einstellung und mobilisieren ungeahnte Energien.

Fallbeispiel einer Einzelintervention
Ein 60-jähriger Patient leidet unter den Folgen einer Apoplexie mit Hemiparese rechts. Da weder Gehen noch Stehen möglich ist, besteht vollständige Rollstuhlabhängigkeit. Wegen depressiver Verstimmungen ist er zur »Entspannungstherapie« bei mir angemeldet worden. Der Patient hat jahrzehntelang in einer Sternwarte gearbeitet und lässt deutlich erkennen, dass ihn

die damalige Tätigkeit vom Inhalt her auch heute noch außerordentlich beeindruckt und weiter interessiert.

Nach Einleiten der Trance wurde das Bild eines »inneren Raumes« suggeriert. Von diesem so genannten Entspannungszimmer aus sollte der Patient sich vorstellen, einen Flug in den Weltraum zu machen und sich dort der körperlichen Erfahrung von Schwerelosigkeit überlassen. Unmittelbar nach der Tranceübung erhebt sich der Patient plötzlich ohne erkennbare Mühe aus dem Rollstuhl und steht etwa eine halbe Minute schweigend da. Nach dem Hinsetzen wirkt er nachdenklich und in sich gekehrt. Da er keinerlei Interesse an der Aufnahme des Kontakts mit mir erkennen lässt, vereinbare ich mit ihm nur den nächsten Termin für die darauf folgende Woche.

Der Patient berichtet noch am gleichen Tage den Krankengymnasten von seinem erstmaligen Stehen. Als habe ein »höheres Wesen« ihn hochgezogen. Ein Stehen war ihm zum damaligen Zeitpunkt völlig undenkbar erschienen. Einige Tage später vermag der Patient nun überall zu stehen, beginnt zu gehen und übt unter krankengymnastischer Anleitung das Treppensteigen.
(Görz 2000)

Eine erfolgreiche Methode ist es auch, den Patienten mit dem erkrankten oder eingeschränkten Körperteil in hypnotischer Trance eine Art von Kommunikation aufbauen zu lassen. Auf der inneren Bühne spielt sich zum Beispiel eine Begegnung mit der Hand ab, die freimütig ›erzählt‹, was sie braucht, um sich besser bewegen zu können. Meistens handelt es sich dabei um eine Art liebevoller Zuwendung oder Integration, da oftmals Enttäuschung, Kränkung, Wut oder sogar Hass die Beziehung zu dem nicht mehr wie gewohnt funktionierenden Körperteil stört. Ein Ausbildungsteilnehmer berichtete von einer Multiple-Sklerose-Patientin, die begann, eifrig mit ihrem Bein »Bübele« zu reden, das sie anfangs als gar garstig und widerborstig empfand, aber späterhin mit liebevoller Aufmerksamkeit bedachte, worauf das »Bübele« doch tatsächlich friedlicher wurde.

Mit welch einfachen Techniken schon große Entlastung erzielt werden kann, schildert folgende Falldarstellung.

Fallbeispiel eines Therapieverlaufes *(aufgezeichnet von Dr. med. Christa Karst-Bolz, Fachärztin für Neurologie, Teilnehmerin im Ausbildungscurriculum der Deutschen Gesellschaft für Hypnose, DGH)*

35 Jahre alte Patientin mit Multipler Sklerose, seit ca. zwölf Jahren erkrankt, sekundäre progrediente Verlaufsform, seit mehreren Jahren im

4.4 Hypnotische Imagination bei neurologischen Krankheitsbildern

Rollstuhl, kommt wegen ausgeprägter spastischer Tonuserhöhung, unter herkömmlicher Therapie starke Nebenwirkungen (Müdigkeit, Schwäche in der Muskulatur unter Lioresaltherapie); Schmerzen; Wunsch: nicht nur medikamentöse Behandlung, sondern aktiv etwas gegen die Erkrankung unternehmen können; Motto: »Lieber den Tiger umarmen, als immer davonlaufen.«

Sitzung 1
- *Therapieplanung, Ziele ergeben sich aus der oben angegebenen Symptomatik*
- *Kurzhypnoseanleitung im Liegen, Induktion über Atmung (Patientin bringt bereits Erfahrung in progressiver Muskelrelaxation nach Jacobsen mit)*
- *Finden eines angenehmen, sicheren Ortes: Patientin berichtet über Schwimmen im warmen Meer, Freiheit, Schwerelossein, Sich-ungehindert-bewegen-Können*
- *Auf Handlevitation wird bei ausgeprägter Spastik in der Hand verzichtet, um Enttäuschung schon am Anfang zu vermeiden.*

Sitzung 2
- *Hypnose: erneut Induktion über Atmung, angenehmer Ort (Schwimmen im Meer), tiefe Hypnose im Liegen*
- *Visualisierung: Beine bewegen sich, lockern sich, Arme auch, warmes Wasser umspielt die Extremitäten*
- *Anleitung zur Selbsthypnose über Atmung.*

Sitzung 3
- *Selbsthypnose zum Teil schwierig, kann sich nicht vorstellen, dass sie sich wieder bewegen kann, setzt sich zu viel unter Druck*
- *Hypnoseeinleitung: Visualisierung: Hände, die die Muskeln durchkneten, lockern, entspannen, bis sie immer lockerer werden, angenehme Gefühle, sich den »magischen Händen« anzuvertrauen.*

Sitzung 4
- *Selbsthypnose mit knetenden Händen viel besser, deutlich weniger Schmerzen und subjektiv weniger Spastik, weniger Bedarfsmedikation, positive Rückmeldung aus Krankengymnastik*
- *Wunsch, erneut Visualisierung der Hände in Hypnose zu machen, beim letzten Mal auch nach Sitzung noch länger positive Gefühle der Beweglichkeit.*

Sitzung 5
- *Wunsch, auch weiter mit Hypnose zu arbeiten, nicht nur auf Spastik bezogen, Klagen über ewige Müdigkeit, Energielosigkeit, fehlenden Antrieb und Schwung.*

- *Hypnoseinduktion: Übung Lichtbogen mit abschließend positiven Suggestionen (Energie, Kraft, Schwung, auch über Therapie hinaus).*

Sitzung 6

- *weiterhin sehr aktiv bei Selbsthypnose, hilft auch bei einschießender Spastik, Muskeln seien deutlich entspannter*
- *habe gutes Gefühl, jetzt auch aktiv gegen ihre Beschwerden etwas machen zu können, fühle sich dann freier, selbstbewusster, auch aus der Physiotherapie positive Rückmeldungen*
- *Hypnose: Massagehände, Patientin deutlich entspannter, Muskeltonus viel lockerer, auch Mimik entspannt, keine Schmerzangaben*
- *heute Handlevitation und Fingerzeichen, Installierung der Fingerzeichen*
- *Frage, ob das Unbewusste noch mehr Dinge (auch psychischer Art) angehen möchte, wird mit »Ja« beantwortet, ob schon heute, mit »Nein.«*

Sitzung 7

- *primäres Ziel, Reduktion der Spastik, ist subjektiv deutlich näher, Patientin kann Selbsthypnose anwenden*
- *Hypnosearbeit heute an Ich-Stärkung, dafür die Übung Nacht der Wunder, dabei absichtlich sehr vage positive Suggestionen, keinerlei Hinweise auf Krankheit, Bewegung, Muskulatur*
- *Patientin danach sehr optimistisch, fast euphorisch.*

Sitzung 8

- *Patientin verschiebt Termin, mache Kurzreise zu Freundin, was eigentlich schon seit Jahren geplant gewesen sei, sie habe sich das jedoch nie zugetraut, sei ja abhängig von Medikamenten, Ärzten und Therapeuten gewesen wegen plötzlicher Schmerzen, habe jetzt aber selbst eine Möglichkeit der Behandlung.*
- *Patientin wirkt sehr ausgeglichen, deutlich ruhiger und entspannter, keine neue Bedarfsmedikation rezeptiert, deutlich geringere Medikamenteneinnahme.*
- *vorerst weiterhin ca. ein Termin pro Woche als Fortsetzung der Therapie geplant, um den erreichten Erfolg stabil zu halten.*

Dr. med. Karin Kastner, Zürich, lässt ihre Patienten mit dem Krankheitsbild multiple Sklerose sich an einen (imaginierten) Kraftbaum anlehnen. Die Äste dieses Baumes verbinden sich mit dem Körper und ersetzen nach und nach die kranken Nerven.

Metaphorische Fantasiereisen, wie sie in der Therapie von Karst-Bolz mit Erfolg angewendet wurden (*Lichtbogen, Nacht der Wunder, Die knetenden Hände* – und eigentlich fehlt ja noch eine schöne *Tigergeschichte* ...), führen den Patienten völlig unbelastet und sozusagen auf leisen Sohlen in lichtdurchflutete Gefilde von Kraft, Lebendigkeit, Energie und Zukunftsvisionen, in denen Kräfte neu erobert oder zurückgewonnen werden. Diese Hypnoseanleitungen verlangen dem Patienten nichts ab, verzaubern ihn und lassen heilsame, lebensvolle Bilder in ihm erstehen. Sei es das Bad im *Lichtersee*, unter der *Sonnenstrahldusche* oder das Reinigen mit dem *Magischen Schwamm*. Es gilt, dem Körper gut zu tun, und ganz nebenbei können Suggestionen von Heilung und Wachstum der Seele eingeflochten werden. Dies unterstützt indirekt auch die Krankheitsverarbeitung. Der Mensch, der ein Trauma, eine Läsion erlitten hat oder sich einer progredienten Krankheit mit neurologischen Ausfällen stellen muss, erlebt Gefühlszustände von schwerer Beunruhigung und Angst, von Trauer und gar Verunsicherung, denn sein Lebensplan ist umgeworfen. Körperfunktion und manchmal auch geistige Kapazität scheinen nicht mehr unter Kontrolle zu sein, was sich als massive Kränkung auswirken kann. Diese seelisch-geistige Verfassung beeinträchtigt und überlagert das rein somatische Bild negativ. Diese Gefühle, gepaart mit der Frage »Wie geht es weiter?«, verbrauchen Energie und können zusätzlich – bis zur Depression hin – destabilisierend wirken.

Die Unterstützung bei Verlusterfahrung (z. B. Verlust der Leistungsfähigkeit, des Berufes, der Lebensperspektiven, des Selbstbildes oder des Körperschemas) und Trauerreaktion muss ebenso gewährleistet sein wie die Suche nach neuen Perspektiven für die zukünftige Lebensgestaltung, die Ich-Stärkung und Entwicklung von (Selbst-)Vertrauen. Leisten Fantasiereisen nicht mehr ausreichende Arbeit, kann direkte psychotherapeutische Arbeit in Hypnose (Hypnotherapie) eingesetzt werden. Die sekundäre Depression, die sich häufig bei chronischen Erkrankungen einschleicht, wird dann durch hypnotherapeutische Methoden der Ich-Stärkung gemindert. Die Erziehung des Patienten zu mehr Selbstständigkeit und Verantwortung in Bezug auf das Ausüben von Selbsthypnose bewirkt weiterhin einen Gewinn an Selbstvertrauen und Selbstrespekt.

Nun, dann machen wir doch noch einen kleinen Ausflug, einen Ausflug mit dem *Hüpfenden Ball* oder dem Fisch, der die Muschel erkundet (s. S. 87).

4.5 Hypnotherapie bei Frauen mit Missbrauchserfahrungen in der Kindheit und Jugend

Ist es den Menschen möglich, einander zu lieben, zu beschützen und zu helfen, oder überschreiten sie Grenzen, beherrschen, kontrollieren und tun Gewalt und Leid an? Cloé Madanes eröffnet ihr Buch *Sex, Liebe und Gewalt* (Madanes 1997) mit dieser Fragestellung, die für sie das Dilemma zwischen Liebe und Gewalt darstellt und das therapeutisch aufzulösen ist.

Sexuelle Gewalt am Kind ist immer Gewalt an seiner Seele und verursacht ein nachhaltiges Psychotrauma. Die körperlich und seelisch als extrem bedrohlich empfundene Situation übersteigt die Bewältigungsmöglichkeiten des Kindes, das meistens unfähig ist, sich zu verbalisieren und zu offenbaren. Das Gefühl schutzloser Preisgabe mit überbordenden Gefühlen von Hilflosigkeit bewirken eine dauerhafte Erschütterung und eine tief greifende Störung des Selbstverständnisses und der Ich-Bildung.

Während passagere Belastungen und allfällige Krisen in der Kindheit zu einem gewissen Maß, vor allen Dingen bei ansonsten stabilen familiären Verhältnissen, von einem funktionierenden somatophysischen Apparat seelisch und körperlich aufgefangen und ausgehalten werden, kommt es durch das Erlebnis des Missbrauchs zu einer traumatischen Extrembelastung mit dem Zusammenbruch der physiologischen Abwehr. Das kompensatorische psychophysische System erleidet an dieser Stelle eine punktuelle Zerstörung eines umschriebenen Gebietes der seelischen Landschaft, kann aber an anderen Stellen erhalten bleiben. So wird auch verständlich, dass die traumatisierten Patientinnen – oft zum Erstaunen und Unglauben der Umgebung – in weiten Bereichen ihrer Persönlichkeit (bzw. in einigen Ich-Formen bzw. Ich-Zuständen) stabil und erhalten wirken, punktuell (bezüglich anderer Ich-Formen bzw. Ich-Zustände) aber völlig zusammenbrechen. Das Zusammenspiel von Soma und Psyche in der Gesamtabwehr erklärt die besondere Art der Traumaspeicherung. So werden Flashbacks und Krisen mit pathogener Dissoziation nicht nur durch bewusst-unbewusste mentale Prozesse ausgelöst, sondern auch über das Körpergedächtnis, z. B. über eine bestimmte Art der Berührung (s. Kaiser Rekkas 2002), weshalb man auch von einer »Traumaphysiologie« spricht.

Symptomatisch finden sich breitfächrige Störungen mit häufig überbordenden psychovegetativen Zuständen. Nicht selten kommt es zu autoaggressiven Handlungen, die aus der Wut über sich selber resultieren, aus dem Bedürfnis, sich zu spüren oder sich irgendwie zu entlasten, und immer Ausdruck von Verzweiflung sind. Anhaltende Symptome einer erhöhten psychischen Sensitivität und Erregung bedingen ständige hohe Energieverluste mit anschließenden Erschöpfungszuständen und einer gefährlichen, da suizidalen Sehnsucht, endlich mal vollkommene Ruhe vor sich selbst und allem anderen zu haben. Zu diesen Symptomen, die oftmals als Syndrome gekoppelt auftreten zählen:

> Ein- und Durchschlafstörungen mit sich repetierenden Albträumen, Konzentrationsschwierigkeiten bei erhöhter Schreckhaftigkeit und allgemeiner Reizbarkeit, unkontrollierte Wutausbrüche und andere Formen von Übererregungssymptomen.
>
> In der *Gefühlswelt* äußern sich anhaltende Niedergeschlagenheit, Minderwertigkeitsgefühle, Depression, Überflutung durch Angst und Hilflosigkeit wie auch eine latente Suizidalität.
>
> Besonders auffällig sind *dissoziative Störungen*. Sie finden sich häufig bei Opfern von Gewalt, da die Dissoziation ursprünglich eine natürliche Art der produktiven Begegnung mit einem traumatischen Auslöser ist, die aber als verbleibende Gewohnheitshaltung stark beeinträchtigt. Dazu zählen: Erinnerungsausfälle (auf der bewussten Ebene), was die traumatischen Ereignisse anbelangt, oder im Gegensatz dazu sich aufdrängende, belastende Traumaerinnerungen, Verkennung der Realität oder der eigenen Person, sich wiederholende Flashbacks (Nachhallerinnerungen, Intrusionen) durch bestimmte Auslöser, Unwirklichkeitsgefühle, Gefühl, manchmal wie ferngesteuert zu handeln, oder auch emotionale Taubheit, die dissoziative Identitätsstörung mit der Ich-Spaltung in verschiedene Personen der multiplen Persönlichkeit (Phillips u. Frederick 2003).
>
> Die *Selbstwahrnehmung* ist geprägt von Ohnmachtsgefühlen, Scham- und Schuldgefühlen, vom Gefühl, sich von anderen grundlegend zu unterscheiden, vom Gefühl, schmutzig zu sein, von Depersonalisationsgefühlen, von der Tendenz, die ganze Persönlichkeit als die eines Opfers zu definieren, und insgesamt einer defizitorientierten Sicht.
>
> In *Beziehungen zu anderen Menschen* leiden die Frauen oft an anhaltendem Misstrauen, wiederholt erfahrener Unfähigkeit zum Selbstschutz mit dem Drang, zu viel zu geben und zu tun, um eine scheinbar nötige Existenzberechtigung zu erwirken. Aber auch Vermeidungsverhalten, sexuelle Schwierigkeiten und sozialer Rückzug bis zur Isolation sind typisch.

In der Ursprungsfamilie der betroffenen Frauen finden sich spezifische Konstellationen: Es gibt Geheimnisse und Schuldgefühle im Familiensystem und oft auch schon in früheren Generationen Vorfälle von Inzest. Meist hat die Mutter eine schwache Position (Fall Marie-José, s. S. 129) inne und ist nicht imstande, die Tochter zu beschützen. Die Familienmitglieder stellen sich blind und taub (dissoziieren ebenfalls), wollen nicht wahrhaben. Zudem herrscht ein mangelhaftes Vertrauensverhältnis in der Familie, weshalb das betroffene Mädchen nicht nach Hilfe und Beistand suchen kann. Oftmals empfindet der Täter seine Tat paradoxerweise nicht als Gewaltanwendung (nach Madanes 1997 sogar als »Romanze«) – was der Therapeut anerkennen muss, da er sonst das System des Täters und seiner »missverstandenen Liebe« nicht verstehen kann – oder beschuldigt das Opfer sogar (zu Unrecht) der Provokation.

Für die Heilung von der erlittenen sexuellen Gewalt in Kindheit und Jugend ist die Hypnotherapie mit ihrer ideomotorischen Technik ohne Zweifel das einfühlsamste und entlastendste Verfahren. Retraumatisierungen können bei Beachtung gewisser Regeln vermieden und es können gute Fortschritte erzielt werden. Der gesamte Therapieprozess bedarf einer sehr strukturierten, Halt gebenden und führenden Technik vonseiten des Therapeuten. Immer und immer wieder müssen Ressourcen entdeckt und verfügbar gemacht werden, aber Hauptziel bleibt der Gewinn der Kontrolle über sich und das Leben. Neue Augenblicke kreieren, die die alten Erfahrungen auslöschen (in Hypnose das innere Kind vor der Feuersbrunst retten oder in der Wirklichkeit die Geysire besuchen), Heilung der Seele, die Kindheit aus einer anderen Perspektive sehen und den guten Erfahrungen Gewicht geben – das sind wichtige Momente der wie immer lösungs- und ressourcenorientierten Hypnotherapie. Nach der Phase des Wachstums und der Integration der Persönlichkeit geht es darum, auf die schönen Seiten des Lebens zu fokussieren.

Als Schrittfolge der Hypnotherapie hat sich bewiesen:

1. Vertrauensbildung am Anfang, das heißt, auch Berichten von unglaublichem Geschehen Glauben zu schenken und bei Gewalt immer Stellung zu beziehen
2. Bei Selbstmordgefahr: die Patientin in Ruhe bringen und sehr direktiv lebenserhaltende Suggestionen geben sowie motivieren, weiter in die Therapie zu kommen

3. Stabilisierung z. B. durch hypnotische Visualisation eines innerlich repräsentierten Schutz gebenden Raumes sowie eines inneren Helfers
4. Auflösung von Albträumen, Aufheben von Schlafstörungen, Initiieren therapeutischer Träume
5. Lehren von hypnotischen Selbstberuhigungs-, Entspannungs- und Stressbewältigungstechniken
6. Stärkung des Selbstwertgefühls und der Selbstbehauptung
7. Kindheitserfahrungen erinnern und als wahr akzeptieren, verstehen, bearbeiten, bewältigen
8. Auflösung von seelisch-körperlichen Belastungssyndromen
9. Auflösen von Flashbacks (nach Perren-Klingler 2001)
10. Anleiten in heilsamer Zuwendung zum inneren Kind
11. Reintegration von traumatisch dissoziierten, abgespaltenen Ich-Anteilen und Auflösen automatischen Dissoziierens
12. Aufbau von Selbstrespekt und Ich-Stärkung mit Balancierung der Selbstregulation
13. Erhöhung der Selbstakzeptanz, der Selbstkontrolle und des Selbstschutzes (Abgrenzen, »Nein«-Sagen)
14. Umgang mit Emotionen und Affekten
15. Bewusstmachen und Stärken der persönlichen Ressourcen und Kompetenzen (s. Kaiser Rekkas 2001a, S. 72 ff.) sowie das Herauslösen aus der Opferrolle (z. B. in der aktuellen Partnerschaft) und Anstreben einer neuen Identität in besserer Integration
16. Auflösung von Schuldgefühlen und inkongruenten inneren Botschaften, da sie der Grund für Handlungsunfähigkeit und Verzweiflung sind
17. Gefühle gegenüber dem Täter und der übrigen Familie erkennen und neu einordnen (Familienskulptur in Trance)
18. eventuellen positiven Gefühlen gegenüber dem Täter Raum geben (s. *Der Schrein*, s. S. 271)
19. sich von der Vergangenheit lösen und einen Schlussstrich ziehen
20. vermehrt positive Dinge sagen lassen, um sich besser zu fühlen.
21. Beendigung des Themas, auch im Sinne eines Beitrages zu Bewältigung des allgemeinen Schmerzes von missbrauchten Frauen (Frauen mit einer solchen Geschichte verstehen dieses Motiv sehr gut).

Ob alle diese Punkte berücksichtigt werden sollen, hängt natürlich von der individuellen Voraussetzung jeder einzelnen Frau ab.

Als Therapeut muss man selber sehr stabil sein und über einen gesunden emotionalen Schutzmantel verfügen, um der Herausforderung gewachsen zu sein und der Patientin übergangsweise auch

immer wieder als Ideal im Sinne von Integration und Selbstakzeptanz zu dienen und ihre Gefühle spiegeln zu können.
Strikt ist auf die Vermeidung einer Retraumatisierung zu achten. So ist die Exploration der traumatischen Ereignisse nur in kleinen Dosen angesagt, und das auch erst nach Aufbau einer stabilen therapeutischen Beziehung. *Ego-strengthening* – das Finden von Ressourcen und Selbstberuhigungstechniken – ist vorrangig, da meist ein Mangel an Reizschutz aufgrund einer ungenügenden Bemutterung in der Kindheit herrscht. Klare Grenzen (Zeit, Geld, klare Abmachungen), auch mal direkte Suggestionen, aber keine Konfusionstechniken, die pathologische Dissoziationen auslösen könnten.

Konnten wir mit unserer Patientin erfolgreich hypnotherapeutisch arbeiten, haben wir nicht nur Heilung und Ich-Integration, sondern auch ein neues Verhältnis gegenüber der Sexualität bewirkt. Anstelle von Leid, Erniedrigung, Grausamkeit und Zerstörung eröffnet sich eine Quelle von Wachstum, seelischer Verbindung und Kreativität. Kindhafte Neugier, Menschlichkeit, Humor, Liebe und Spiritualität auch im sexuellen Erleben der Patientin zu etablieren heißt, sie seelisch zu befreien.

Nachwort: Spektakulär?

Nein, eher im Stillen. Ich bat jemanden, mit dem ich gearbeitet hatte (s. 2.3), zu beschreiben, wie er die Hypnotherapie empfunden hatte. Er könne es doch viel besser beurteilen als ich. Hier der kleine Briefwechsel:

> Lieber Herr ..., Sie haben das so wunderbar formuliert, wie Sie die Wirkung der Hypnose empfunden haben. Meinen Sie, Sie können das eventuell noch mal schriftlich niederlegen?? Wäre nicht furchtbar eilig. Schönes Wochenende, Ihre AKR

> Liebe Frau Dr. Kaiser, das ist ja interessant, dass Sie das fragen. Ich habe mir gerade heute Gedanken dazu gemacht und wollte Ihnen das ohnehin demnächst zumailen. Ich bin wirklich glücklich, dass ich mit Ihnen arbeiten konnte, so »souverän« gut, wie mir's jetzt geht!
> Also, eine weitere Mail folgt bald.
> Mit herzlichen Grüßen, und auch Ihnen ein schönes Wochenende.

»Die weitere Mail«:

Bei den ersten Hypnosesitzungen versuchte ich einfach, gemäß der Instruktion aufmerksam zu sein – und neugierig, was da Spannendes kommen mag. Ich wartete darauf, dass etwas Spektakuläres mit mir passieren würde. Doch es gab keinen »Knall«, kein geheimnisvolles geistiges Wegtreten, scheinbar nichts Sensationelles also. Nun aber stelle ich fest, dass dennoch Sensationelles mit mir passiert ist: Ich habe den Eindruck, dass mein Leben enorm in Bewegung geraten ist – positiv in Bewegung. Dass es, zunächst fast unbemerkt, emotional viel lebendiger geworden ist. Ich fühle mich gelassen, innerlich souverän, sicher und stark. Mit dieser guten Erfahrung weiß ich jetzt auch, dass ich mit Hypnose – und der gleichen Neugier und Aufmerksamkeit – alle noch ungelösten persönlichen Probleme bewältigen werde.

Und Markus? Geht er noch zur Schule? Ja, er geht. Er hatte noch ein kleines Zwischentief und kam am vierten »schulfreien« Tag. Die Mutter entnervt, er schuldbewusst, aber eigentlich vernünftig. Er will aufpassen, er will gut sein, und natürlich will er in die Schule gehen. Als er auf der Hypnosewolke schwebt, frage ich sein Unbewusstes, ob sein Verhalten irgendeine systemische Funktion in der Familie erfülle. Nein!, zeigt der Finger eindeutig an. Und ist es für alle in der Familie gut, wenn er geht? Ja! Umso besser!

Nun, da müssen wir mit *dem* Teil in ihm Freundschaft schließen, der ihn ausbremst und ihn zu Hause hält, mit dem anderen Markus. Mit diesem schweben wir nun gemeinsam auf der Wolke zur Terrassentür hinaus, über die Dächer hinweg in fernes Land, bis wir von weitem einen Tempel erspähen können. Genau dort schweben wir hin, um den Tempelmeister aufzusuchen und um Rat zu bitten. Das Tor des Tempels öffnet sich nicht jedem, aber den beiden (!) Jungen. Es knarrt laut und geheimnisvoll *(über dem Wiener Platz kreist ein Hubschrauber)*. Da thront er, der Tempelmeister. Ihm ist bekannt, worum es geht. Er schaut den Jungen fest in die Augen und beschreibt ernst, dass der eine Junge in die Zukunft strebe, der andere aber zurück in die Pampers wolle, wo's so schön kuschelig warm und feucht ist. Und so ein Tempelmeister redet natürlich mit altertümlichen Beispielen: »Das ist so, wie wenn du eine Kutsche hast, und da werden vorne Pferde angeschirrt, die in die Zukunft laufen möchten, und gleichzeitig auch hinten Pferde, die zurück in die Vergangenheit wollen. Nichts geht voran, alles wird nur schlechter.« Zu dritt beraten sich nun die drei »Männer«, was am besten zu tun sei. Denn in der Zukunft locken

Abenteuer, Erfolg, Unabhängigkeit, in der Vergangenheit nur lahme Pampers. Der Tempelmeister spricht weise, Markus' Finger antworten. Markus' Lippen formen Worte, die ich nicht hören kann. Er verhandelt. Er weiß, es geht um seine Zukunft.

Rätsel

Und der Kopf? Allegro!

Fühlen Sie noch mal nach, ob Sie gut atmen können, gut und bequem liegen und ob alles in Ordnung ist.

Schön, und wir nehmen uns jetzt Zeit, etwa 20 Minuten. Es wird Ihnen anders vorkommen vielleicht kürzer, vielleicht auch länger, lang wie ein ganzer Urlaubstag Es ist immer unterschiedlich. Und jedes mal, wenn Sie die Hypnoseübung machen und dieses Tonband, was wir jetzt aufnehmen, anhören werden, kann es wiederum anders sein. Vielleicht werden Sie sogar manchmal das Gefühl haben, Sie hätten kurz geschlafen oder Sie wären ganz woanders gewesen oder auch ganz aufmerksam dabei oder es war wie in Ferien, wo sich irgendetwas getan hat, was gut ist für Sie. Auf jeden Fall ist die therapeutische Hypnose immer eine Phase des Lernens, aber Sie brauchen nichts Besonderes zu tun, Sie brauchen nichts zu verstehen. Sie können sich einfach zurück lehnen und sich erlauben sich zu entspannen und bei jedem Ausatmen kann innerlich erklingen: ich lasse los und ich entspanne mich, ich lasse los und ich entspanne mich. Und Sie machen ruhige und tiefe und befriedigende Atemzüge, damit die Atmung gleichmäßig fließt. Wenn Sie nun langsam ausatmen, stellt sich das vegetative Nervensystem auf Ruhe um, sehr schön.

Und Sie haben einen langen Leidensweg hinter sich – ein viertel Jahrhundert sozusagen – und Sie wollen etwas verändern und Sie können und werden es verändern und vielleicht geht es leichter als sie denken und vielleicht hat die Veränderung sogar schon angefangen, einfach, weil Sie jetzt hier sind und mit der therapeutischen Hypnose beginnen.

Mag sein, Sie spüren auf einmal, wie es warm und ruhig im Bauch wird. Ich berühre Sie jetzt an den Schultern, sie können zurücksinken, ganz gut, ganz schwer absinken, sodass es in der Brust ganz weit wird, damit Sie richtig gut atmen können. Der Bauch hebt sich und sinkt wieder zurück, bei jedem Atemzug. Sie machen das sehr gut. Im Kopf können Sie auch vollkommen ruhig werden, denn alle Gedanken und eventuelle Fragen, ob und wie die Hyxpnose Ihnen wohl helfen wird, wie schnell sie Ihnen helfen wird – sehr gut –, können sich einfach wie Perlen auf einem Faden auffädeln und irgendwo anders ablegen. Der Kopf wird weit und leer und frei, damit neue Bilder Einzug halten und die alten Bilder, die das Symptom immer wieder aufrecht erhielten, erlöschen können.

Und innerlich, ganz in Ruhe, jedes mal beim Ausatmen kann eine Zahl von 1–10 erklingen, bei jedem Ausatmen: 1..., 2 ... und so gehen Sie tiefer und tiefer in Hypnose und der Geist kann sich erinnern an den Zustand der tiefen Meditation, wie sich das so schön anfühlt, wenn sich diese ungemein tiefe Ruhe ausbreitet, eine wunderbare Gelassenheit und eine Stille ... tiefer und tiefer mit jeder Zahl ... und gehen Sie nicht ganz tief in Hypnose, bevor Sie nicht bei 10 angekommen sind.

Und Ihr Unbewusstes wird Sie hinführen zu einem Ort, der Ihnen jetzt besonders gut tut, für das Anfangen mit der Therapie und Aufhören der Symptomatik. Sie machen das sehr, sehr gut und sind auf einmal dort an diesem Ort, der besonders schön ist und nicht nur besonders schön, sondern heilsam, zutiefst heilsam. Vielleicht in den Bergen – ein wunderbares hügeliges Mittelgebirge –, ein schöner lauer Sommertag, ein See, der in einer Waldlichtung still daliegt, und von weitem hört man die Glocke des Dorfkirchleins schlagen und dabei wird Zeit vollkommen unwichtig für Sie, denn der Klang der Glocke birgt etwas Schwebendes.

So wird bald Interessantes geschehen und zwar, dass eine Hand oder sogar beide Hände leichter werden. Sie werden sich erst mal leichter anfühlen, leichter und leichter und dann leichter werden und vielleicht fliegen ja dort ein paar Luftballons rum und Sie können mal schauen, ob Sie sie entdecken und welche Farbe sie haben.

Die Ballons haben unten Bändchen dran und schweben jetzt direkt über Ihren Handgelenken, und die Bändchen binden sich um die Handgelenke und ziehen die Handgelenke ganz sanft in die Höhe. Es ist ein solches Gefühl von Leichtigkeit und Ruhe und Wohlbefinden und die Hände heben sich tatsächlich von dem Bauch ab und Sie beobachten – vielleicht etwas verblüfft – was von alleine passiert, lehnen sich zurück, schauen auf den ruhigen See, klar ...

Ich berühre mal Ihre rechte Hand, tatsächlich, sie ist ganz leicht. Das ist so etwas! Denn je leichter die Hand wird und je höher sie kommt, um so tiefer gehen Sie – wie es für Sie richtig ist – in einen Zustand des Wohlbefindens, wo der Körper sich erinnert, wie er bis zu Ihrem 18. Lebensjahr vollkommen gesund gearbeitet hat!

Und diese Hand kann hier bleiben, wie wenn sie einen Torflügel aufmacht, einen Flügel des Tores zu Ihrem inneren, unbewußten Wissen. Die linke Hand kann nun auch leichter werden, ach ja, die ist auch schon ganz leicht, sie kann noch leichter und leichter werden und höher und höher kommen. Sie öffnet den anderen Torflügel zum unbewussten Wissen. So mobilisiert sich das tiefe Wissen um gesunde Körperfunktion. So kann sich etwas verändern und ausheilen, körperlich, seelisch, Funkstille herstellen zwischen Gehirn und Darm. So dass das Gehirn sich erholt und ausheilt und Bilder von Ruhe und Ausgeglichenheit aufnimmt, wie das Zwitschern der Vögel, die kühlende Linderung des Windes. Und dass das gesamte Nervensystem des Verdauungstraktes seine Empfindlichkeit senkt und somit widerstandsfähiger wird; keine falschen Signale mehr, nur gesunde Information. Der Darm heilt in aller Ruhe aus, die Schleimhäute werden rosig gesund durchblutet, die Bewegung dem Inhalt der Nahrung angemessen ... und alles in der Stille.

Ein Finger kann sich mal ganz von alleine heben, rechts oder links, wenn der Darm sich an gesunde Funktion erinnert, daran, wie es damals war, bevor Sie 18 Jahre alt wurden: natürlich-gesunde Verdauung und Bewegung, gesunde Signale, Wärme und Wohlbefinden. Das kann eine deutliche Bewegung sein, ein Finger hat sich schon geregt, das war der rechte Zeigefinger. Wie schön! Ein Bild der Ruhe und Ausgeglichenheit, mental und physisch.

Und da, wo Sie gerade sind, greifen Sie in der inneren Vorstellung zu Ihrem Instrument und auch wenn es in Waldesnähe ist, ist es vielleicht nicht das Horn, sondern die Trompete und im ruhigen Adagio spielen Sie sehr besinnlich *die* Melodie, die für Sie heilsam ist. Sogar der See gerät in diese heilsame Schwingung und wellt sich in rhythmischem Takt. Und die heilsame Schwingung breitet sich aus, erfüllt in wohltuender Frequenz die Luft, ja die ganze Landschaft und auch Ihre Person. Spüren Sie mal nach, wo Sie es am intensivsten erleben!

Und die Schwingung löst alles Ihnen heraus, was Ihnen nicht gut tut.

Die Hände können dabei höher und höher wandern und sich dann ganz von alleine auf Ihre Brust legen, während Sie in dieser Schwingung verbleiben und heilen, Ihr inneres System befrieden und auf einmal vielleicht den jungen Dieter bei sich haben, der Junge von damals, der es gebraucht hätte, dass man an ihn glaubt und ihn ernst nimmt und ihn bestärkt. Aber das tun Sie jetzt, wo Sie die Hände auf Ihrer Brust liegen haben, dass Sie dem Jungen in sich, dem 10-jähri-

gen, dem 12-jährigen, dem 15-jährigen – ich weiß nicht genau, wie alt er gerade ist – sagen:
»Ich glaube an dich, du bist in Ordnung, du bist richtig!«
Und das Symptom mit allem Druck und Stress kann abnehmen, die Ruhe kann wachsen, die Gelassenheit, der Glaube an sich, und immer, wenn Sie etwas Unruhe verspüren sollten, nehmen Sie den Jungen an Ihr Herz und sagen Sie ihm Worte wie: »Ich glaube an dich, du bist richtig, du bist in Ordnung, ich mag dich, bin bei dir.«
Da kann der Körper sich beruhigen, weil die Seele sich beruhigt und heilt und das System gesund arbeitet; nicht zu schnell, nicht zu langsam, nicht zu viel, nicht zu wenig. Sondern im gesunden Maß und in gesunden Rhythmen: mal andante, mal vivace, mal ritardando.
Und der Kopf? Allegro!
Und jetzt lassen Sie sich einfach alle Zeit, die heilende Trance noch zu genießen und dann, wenn es für Sie richtig ist, vielleicht in 2 Minuten äußerer Zeit, werden Sie ganz in Ruhe und langsam, Schritt für Schritt wieder hierher kommen, in dem sie von 10 bis 1 zurück zählen und sich bei 1 dann durchstrecken, durchspannen, in einen gesunden Tonus kommen und darauf die Augen aufschlagen und merken, dass etwas angenehm anders ist.

Fragen:
- Die wievielte Sitzung wird hier wiedergegeben? ....
- Welche Konzentrationstechnik beherrscht der Patient schon? ....
- Was ist seine bevorzugte Entspannungssituation, sein Ruhebild? ....
- Welches Außengeräusch wird utilisiert? ....
- Wie alt ist der Patient? ....
- Was ist er von Beruf? ....
- Was war sein (bislang unerfüllt gebliebener) Traum? ....
- Seit wann leidet er unter der Symptomatik? ....
- Worin besteht die Symptomatik? ....
- Wie heißt die Diagnose? ....
- Was war sein Kindheitsdrama? ....
- Was ist seine tiefere seelische Problematik? ....
- Was ist das Therapieziel? ....
- Welches sind die ersten wichtigen Therapieschritte? ....
- Welche hypnotherapeutischen Techniken empfehlen sich? ....
- Mit wieviel Sitzungen ist zu rechnen? ....
- Was wird er Deiner Einschätzung nach über den Effekt dieser Sitzung berichtet haben ....

(Die Lösung kann per E-Mail bei der Autorin angefragt werden. Adresse siehe »Über die Autorin«.

Literatur

Alman, B. M. u. P. T. Lambrou (1996): Selbsthypnose. Ein Handbuch zur Selbsttherapie. Heidelberg (Carl-Auer), 5. Aufl. 2003.
Auster, P. (1999): Timbuktu. Reinbek (Rowohlt).
Bauer, J. (2003): Das Gedächtnis des Körpers. Wie Beziehungen und Lebensstile unsere Gene steuern. Frankfurt a. M. (Eichborn).
Bodenhamer, B. G. u. M. L. Hall (2000): Time-Lining in Aktion. Abenteuerreisen in der Zeit. Paderborn (Junfermann).
Bongartz, W. (1990): Hypnose und immunologische Funktionen. In: D. Revenstorf (Hrsg.): Klinische Hypnose. Heidelberg/Berlin (Springer).
Bongartz, W. u. B. Bongartz (1998): Hypnosetherapie. Göttingen (Hogrefe).
Boscolo, L. et al. (1988): Familientherapie – Systemtherapie. Das Mailänder Modell. Dortmund (Modernes Leben).
Boszormenyi-Nagy, I. u. G. Spark (1981): Unsichtbare Bindungen. Die Dynamik familiärer Systeme. Stuttgart (Klett)
Brouck, J. van den (1993): Handbuch für Kinder mit schwierigen Eltern. Stuttgart (Klett-Cotta).
Cheek, D. B. (1994): Hypnosis. The application of ideomotor techniques (Allyn and Bacon).
Cheek, D. B. a. E. L. Rossi (1988): Mind-body therapy. Methods of ideodynamic healing in hypnosis. New York (Norton).
Derrida, J. (1988): Feuer und Asche. Berlin (Brinkmann und Bose).
Elman, D. (1977): Hypnotherapy. Glendale, CA (Westwood).
Erikson, E. H. (1982): Kindheit und Gesellschaft. Stuttgart (Cotta).
Foucault, M. (1991): Die Ordnung des Diskurses. Frankfurt a. M. (Fischer).
Gibbons, D. E. (1990) in: C. Hammond (ed.) (1990): Handbook of hypnotic suggestions and metaphors. An American Society of Clinical Hypnosis. New York/London (Norton).
Gilligan, S. (1991): Therapeutische Trance. Das Prinzip Kooperation in der Ericksonschen Hypnotherapie. Heidelberg (Carl-Auer), 4. Aufl. 2005.
Görz, K. (2000) in: B. Peter u. D. Revenstorf (Hrsg.): Hypnose in Psychotherapie und Psychosomatik (Springer).
Haley J. (1977): Direktive Familientherapie. Strategien für die Lösung von Problemen. München (Pfeiffer).
Jencks, B. (1973): Exercise manual for J. H. Schultz's standard autogenic training. Salt Lake City, UT (Jencks).
Kaiser, G. (1966): Stücke, Erzählungen, Aufsätze, Gedichte. Köln/Berlin (Kiepenheuer & Witsch).
Kaiser Rekkas, A. (2001a): Die Fee, das Tier und der Freund – Hypnotherapie in der Psychosomatik. Heidelberg (Carl-Auer).
Kaiser Rekkas, A. (2001b): Klinische Hypnose und Hypnotherapie – Praxisorientiertes Lehrbuch für die Ausbildung. Heidelberg (Carl-Auer), 3. Aufl. 2005.
Kaiser Rekkas, A. (2002): Hypnotherapie bei Frauen mit Mißbrauchserfahrungen in Kindheit und Jugend. *Experimentelle und Klinische Hypnose* 18 (1/2).
Kaiser Rekkas, A. (2004): Aufrecht wie eine Palme. Hypnotherapie bei Skoliose mit chronifiziertem Schmerz. In: H. Ebell u. H. Schuckall (Hrsg.): Warum Hypnose? Aus der Praxis von Ärzten und Psychotherapeuten. München (Pflaum).

Kleinsorge, H. u. G. Klumbies (1961): Technik der Hypnose für Ärzte. Jena (Fischer).
Klußmann, R. (1996): Psychosomatische Medizin. Berlin/Heidelberg/New York (Springer).
Korzybski, A. (1958): Science and sanity. Lakeville, CO (The International Non-Aristotelian Library Publishing Company).
Lazarus, A. (1993): Innenbilder. Imagination in der Therapie und als Selbsthilfe. München (Pfeiffer).
Ligget, D. R. (2000): Sport Hypnosis, Champaign, IL (Human Kinetics). [Dt. (2004): Sporthypnose. Eine neue Stufe des mentalen Trainings. Heidelberg (Carl-Auer).]
Oswald, G. M. (2003): Im Himmel. Reinbek (Rowohlt).
Madanes, C. (1997): Liebe, Sex und Gewalt. Heidelberg (Carl-Auer).
Middendorf, I. (1991): Der erfahrbare Atem. Paderborn (Junfermann).
Minuchin, S. (1977): Familien und Familientherapie. Freiburg (Lambertus).
Perren-Klingler, G. (2001): Posttraumatische Belastungsstörung. In: D. Revenstorf u. B. Peter (Hrsg.): Hypnose in der Psychotherapie, Psychosomatik und Medizin. Heidelberg (Springer).
Phillips, M. a. C. Frederick (1995): Healing the divided self. Clinical and Ericksonian hypnotherapy for post-traumatic and dissociative conditions. New York/London (Norton). [dt. (2003): Handbuch der Hypnotherapie bei posttraumatischen und dissoziativen Störungen. Heidelberg (Carl-Auer).]
Rossi, E. L. (1995–1998): Gesammelte Schriften von Milton H. Erickson. 6 Bde. Heidelberg (Carl-Auer).
Rüegg, J. C. (2001): Psychosomatik, Psychotherapie und Gehirn. Stuttgart (Schattauer).
Satir, V. (1990): Kommunikation, Selbstwert, Kongruenz. Paderborn (Junfermann).
Schlippe, Arist v. u. J. Schweitzer (1998): Lehrbuch der systemischen Therapie und Beratung. Göttingen (Vandenhoeck & Ruprecht).
Selvini Palazzoli, M. et al. (1977): Paradoxon und Gegenparadoxon. Stuttgart (Klett).
Shazer, S. de (1985): Keys to solution in brief therapy. New York (Norton). [Dt. (1989): Wege der erfolgreichen Kurztherapie. Stuttgart (Klett-Cotta).]
Shazer, S. de (1989): Der Dreh. Überraschende Wendungen und Lösungen in der Kurzzeittherapie. Heidelberg (Carl-Auer), 8. Aufl. 2004.
Stierlin, H. (1978): Delegation und Familie. Frankfurt a. M. (Suhrkamp).
Stierlin, H. u. R. Grossarth-Matricek (1998): Krebsrisiken – Überlebenschancen. Wie Körper, Seele und soziale Umwelt zusammenwirken (Carl-Auer), 2. Aufl.
Tad, J. u. W. Woodsmall (1998): Time Line. Paderborn (Junfermann).
Tomatis, A. A. (2000): Der Klang des Lebens. Vorgeburtliche Kommunikation – Die Anfänge der seelischen Entwicklung. Reinbek (Rowohlt).
Watkins, J. G. u. H. H. Watkins (2003): Ego-States. Theorie und Praxis. Ein Handbuch. Heidelberg (Carl-Auer).
White, M. (1992): Therapie als Dekonstruktion. In: J. Schweitzer et al. (Hrsg.): Systemische Praxis und Postmoderne. Frankfurt (Shurkamp), S. 39–63.
Whitaker, C. (1991): Das David-und-Goliath-Syndrom. Manifeste eines Familientherapeuten. Paderborn (Junfermann).
Yalom, I. D. (2002): Der Panama-Hut oder Was einen guten Therapeuten ausmacht. München (Goldmann).
Yapko, M. D. (1994): When living hurts. Directives for treating depression. New York (Brunner & Mazel).
Yapko, M. D. (1996): Depression und Hypnose. München (Pfeiffer).

Über die Autorin

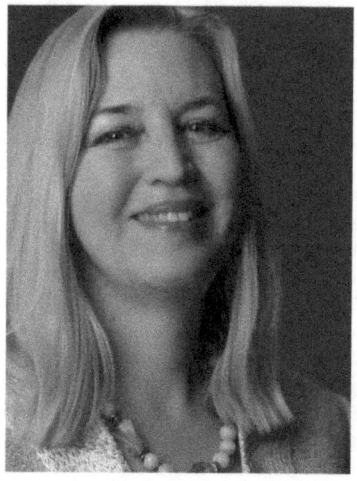

Agnes Kaiser Rekkas, Dr. rer. biol. hum., Diplom-Psychologin, Psychologische Psychotherapeutin, Physiotherapeutin; Zertifikat in Systemischer Therapie und Klinischer Hypnose; Vizepräsidentin, Dozentin und Supervisorin der Deutschen Gesellschaft für Hypnose und Hypnotherapie (DGH), Leiterin des Fortbildungszentrums Süd. Privatpraxis in München; internationale Lehr- und Forschungstätigkeit, wissenschaftliche Publikationen und mehrere Fachbücher, u. a. *Die Fee, das Tier und der Freund. Hypnotherapie in der Psychosomatik* (4. Aufl. 2014), *Wie man ein Krokodil fängt, ohne es zu verletzen. Innovative Hypnotherapie* (als Hrsg., 2. Aufl. 2013), *Der Bär fängt wieder Lachse. Ideomotorische Arbeit in klinischer Hypnose und Hypnotherapie* (2013), *Klinische Hypnose und Hypnotherapie. Praxisbezogenes Lehrbuch für die Ausbildung* (7. Aufl. 2016) und *Vollmond am Strand. Hypnotische Sprache in 70 Tranceanleitungen* (2015).

Kontakt: www.kaiser-rekkas.de